谨以此书纪念我的恩师，冯华先生。

——张 辉

积水潭医院运动损伤教程系列

膝关节运动损伤
与下肢力线不良

Knee Sports Injuries and Lower Extremity Malalignment

主　　编　冯　华　张　辉

副主编　李　旭　宋关阳

编　　者（以姓氏笔画为序）

　　　　　冯　华　李　旭　李　岳

　　　　　宋关阳　张　辉　张志军

编写秘书　李　悦　张　爽　刘　颖

　　　　　张　谦

绘　　图　刘国华

人民卫生出版社

·北　京·

图书在版编目（CIP）数据

膝关节运动损伤与下肢力线不良/冯华，张辉主编
. —北京：人民卫生出版社，2021.3（2023.6重印）
ISBN 978-7-117-31388-9

Ⅰ.①膝… Ⅱ.①冯…②张… Ⅲ.①膝关节-运动
性疾病-关节损伤-诊疗 Ⅳ.①R684

中国版本图书馆 CIP 数据核字（2021）第 048889 号

| 人卫智网 | www.ipmph.com | 医学教育、学术、考试、健康，
购书智慧智能综合服务平台 |
| 人卫官网 | www.pmph.com | 人卫官方资讯发布平台 |

膝关节运动损伤与下肢力线不良
Xiguanjie Yundong Sunshang yu Xiazhi Lixian Buliang

主　　编：冯　华　张　辉
出版发行：人民卫生出版社（中继线 010-59780011）
地　　址：北京市朝阳区潘家园南里 19 号
邮　　编：100021
E - mail：pmph @ pmph. com
购书热线：010-59787592　010-59787584　010-65264830
印　　刷：北京华联印刷有限公司
经　　销：新华书店
开　　本：889×1194　1/16　　印张：19
字　　数：451 千字
版　　次：2021 年 3 月第 1 版
印　　次：2023 年 6 月第 2 次印刷
标准书号：ISBN 978-7-117-31388-9
定　　价：218.00 元

打击盗版举报电话：010-59787491　E - mail：WQ @ pmph. com
质量问题联系电话：010-59787234　E - mail：zhiliang @ pmph. com

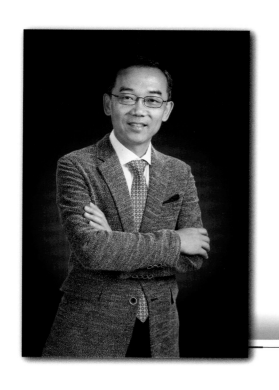

冯 华

　　北京积水潭医院运动医学科主任医师,北京大学医学部兼职教授,博士研究生导师。曾担任 2008 年北京奥运会、2012 年伦敦奥运会国家队特聘医疗专家,国家体育总局运动医学研究所膝关节运动损伤顾问,中华医学会运动医疗分会候任主任委员,中华医学会骨科学分会关节镜与运动医学学组副组长,北京医学会运动医学分会主任委员,中华医学会北京分会(北京医学会)骨科学分会关节镜学组委员,国际关节镜-膝关节外科-骨科运动医学学会(International Society of Arthroscopy,Knee Surgery and Orthopedic Sports Medicine,ISAKOS)会员,欧洲运动创伤-膝关节外科和关节镜学会(European Society of Sports Traumatology,Knee Surgery and Arthroscopy,ESSKA)会员,亚太膝关节-关节镜及运动医学学会(Asia-Pacific Knee,Arthroscopy and Sports Medicine Society,APKASS)顾问成员,*American Journal of Sports Medicine*(*AJSM*)、*Asia-Pacific Journal of Sports Medicine*、*Arthroscopy*、*Rehabilitation and Technology*(*AP-SMART*)、*Joints*,*Knee Surgery & Related Research*(*KSRR*)杂志编委,《中华外科杂志》《中华创伤骨科杂志》通讯编委,《中国运动医学杂志》编委。

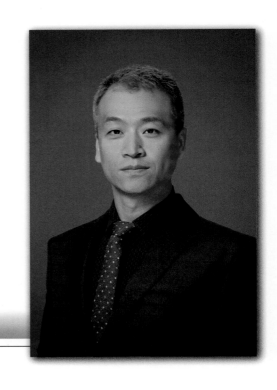

张 辉

医学博士,北京积水潭医院运动医学科主任医师,北京大学医学部兼职副教授,主要从事膝关节运动损伤专业的研究和临床工作。现任中华医学会运动医疗分会下肢运动创伤学组委员、中华医学会运动医疗分会青年委员会委员、北京医学会运动医学分会青年委员会委员、中国医药生物技术协会计算机辅助外科技术分会委员。

2004年至今,在北京积水潭医院运动医学科工作,专注于膝关节相关损伤的治疗和研究。在冯华主任的指导下进行了大量开创性工作,包括在国内率先开展计算机导航系统辅助关节镜下前、后交叉韧带重建术,计算机导航系统辅助双平面胫骨高位截骨术等。曾分别赴美国圣地亚哥、韦尔和法国里昂,师从 Don Fithian、LaPrade 和 David Dejour 学习髌股关节不稳定和膝关节复杂韧带损伤。回国后在北京积水潭医院开展了系统的髌股关节不稳定的临床诊断和治疗工作,针对髌股关节不稳定的多样性,强调进行个体化识别、系统性评估和有针对性的力学环境矫正。在膝关节复杂韧带损伤领域进行了系统的工作。尤其在后交叉韧带和后外复合体损伤方面,强调对膝关节复杂损伤进行系统分型、制订个性化治疗方案和手术治疗,重视力学环境对韧带及其他软组织的保护作用。

在国内外专业期刊上发表多篇文章,主编并参与编写了多部专业教材以及骨科专著。主持国家自然科学基金项目,并主持多项省部级科研项目,包括北京市科技新星计划、北京市优秀人才培养资助项目、"215"高层次卫生技术人才队伍建设工程培养计划。目前担任《中华创伤骨科杂志》特约审稿专家,《中国运动医学杂志》审稿专家。

前　言

随着时代的进步和科技的发展,人类对于运动生活和身心健康关系的理解也在不断加深。近年来,我国积极推广全民健身计划,以提高全民族身体素质、健康水平和生活质量。膝关节是人体重要的支撑结构,在日常活动和运动健身过程中,正常的膝关节功能是必不可少的。它直接影响着人们的日常生活质量。因此,帮助更多罹患膝关节运动损伤疾病的患者重新运动、重返美好生活是我们运动医学医师们孜孜以求的目标。

在临床工作中,高超的手术技巧是必不可少的,治疗理念的更新和提高也非常重要。

随着对膝关节运动损伤疾病研究的不断深入,我们发现,下肢力线不良与膝关节运动损伤有着极大的关系,针对下肢骨性力学环境的评估和对不良力学环境的纠正对于手术的决策和实施的影响是巨大的,它有可能决定了手术的成败。我们通过临床实践和患者随访证实,在治疗过程中,下肢骨性力学环境的评估对于膝关节运动损伤的治疗极为重要,一旦出现骨性力学环境不良,要优先考虑纠正力线,单纯进行软组织手术往往难以获得长久、满意的疗效。对于膝关节运动损伤疾病来说,良好的力学环境是手术成功的基石。

秉承着北京积水潭医院"精诚、精艺、精心"的文化精髓,我们将近 10 年来的研究成果和丰富的实践经验相结合,主编了这本专门阐述膝关节运动损伤与下肢力线不良的专著,以期对广大致力于膝关节运动损伤事业的各位同道有所帮助和启迪。

本书中集合了丰富的病例和精美的图片,将成熟的诊断和治疗方法全面详实地呈现给读者。本书通过半月板损伤与膝关节内翻,前、后交叉韧带与膝关节内翻、前交叉韧带合并骨关节炎的挽救性截骨、髌骨关节运动轨迹异常与下肢扭转畸形、多发韧带损伤后过伸膝的骨性矫正、股骨滑车发育畸形等专题的系统介绍,全面阐述了膝关节运动损伤与下肢力线的关系以及诊断和手术处理方法,使更多从事运动医学和关节镜外科专业的骨科医师能进行完整的学习和系统的提高。

在本书的编写过程中,各位编者在繁重的临床工作之余倾注了大量的精力,他们对文章字斟句酌,精益求精;他们从浩如烟海的病例资料中挑选、分类、整理,力求本书中的每一段话和每一张图片都对读者有所帮助。在此,感谢各位编者的辛勤付出。本书的出版是对他们最大的肯定!同时,希望本书的面世能为广大有志于从事关节镜和运动医学事业的医师的学习和提高提供帮助和指导,为进一步促进中国运动医学事业的蓬勃发展贡献力量!

北京积水潭医院

冯 华 张 辉

2020 年 4 月

目　录

视 频 目 录

14

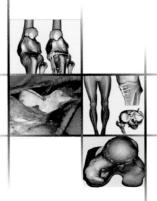

第一章
下肢生理力线及其临床意义

一、概述

近年来,膝关节运动损伤的临床诊疗工作取得了长足的进步。目前,已有大量年轻医师能够熟练掌握膝关节周围韧带及软组织重建手术。然而,仍有相当一部分患者的临床疗效不令人满意。

下肢承担了负重和运动两大功能,骨骼是负重的基础,其形态决定了下肢整体的力学环境。至今已有大量生物力学研究证实:良好的力学环境是韧带重建手术成功的基石。因此,对于运动医学医师而言,有必要在韧带重建的同时评估下肢力线状况。

本章旨在介绍下肢生理力线及其相应的临床意义,为运动医学医师的临床实践提供参考。

二、下肢冠状面生理力线

当考虑下肢力线时,有必要区分解剖轴和机械轴。

股骨和胫骨的解剖轴线构成一个向外侧张开的 173°~175° 角,称为解剖股骨胫骨角(anatomial femorotibial angle,aFTA)。股骨的机械轴自股骨头的中心到膝关节的中心,与股骨干解剖轴形成(6±1)°夹角,称为股骨机械轴与解剖轴夹角(anatomical mechanical femoral angle,aMFA)。胫骨的机械轴和解剖轴走行几乎一致,两条轴线平行。下肢力线是指股骨头中心和踝关节中心的连线。生理状态下,在冠状面上,下肢力线应该经过膝关节中心偏内侧(4±2)mm 的点,如果下肢力线经过这一点的外侧或内侧,则提示膝外翻或膝内翻(图 1-1)。

在生理状态下,膝关节基线(股骨内外侧髁的切线)和胫骨平台的切线形成向内侧汇聚的 0°~1° 的夹角,即关节线相交角(joint line convergence angle,JLCA)。胫骨的机械轴或解剖轴与胫骨平台切线的夹角即机械胫骨近端内侧角(mechanical medial proximal tibial angle,mMPTA)或解剖胫骨近端内侧角(anatomical medial proximal tibial angle,aMPTA),标准值为(87±3)°,踝关节水平的胫骨远端外侧角称为机械胫骨远端外侧角(mechanical lateral distal tibial angle,mLDTA)或解剖胫骨远端外侧角(anatomical lateral distal tibial angle,

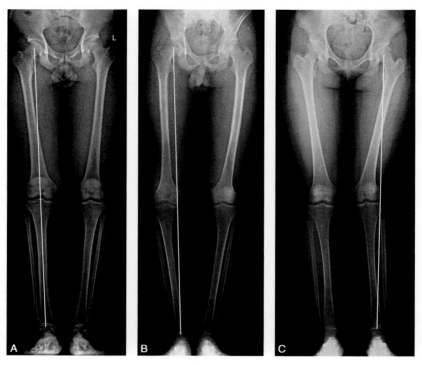

图 1-1　下肢冠状面力线的三种状态
A. 下肢冠状面生理力线（右下肢）；B. 右膝内翻；C. 左膝外翻。

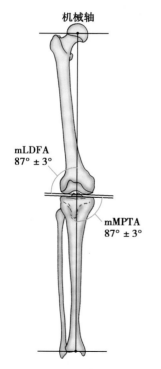

机械轴

mLDFA
87° ± 3°

mMPTA
87° ± 3°

**图 1-2　下肢冠状面
生理力线测量的基本
参数**
mMPTA：机械胫骨近
端内侧角；mLDFA：机
械股骨远端外侧角。

aLDTA），其标准值为（89±3）°。股骨的机械轴与膝关节基线相交的远端外侧角即机械股骨远端外侧角（mechanical lateral distal femoral angle，mLDFA），标准值为（87±3）°，股骨解剖轴与膝关节基线相交的远端外侧角即解剖股骨远端外侧角（anatomical lateral distal femoral angle，aLDFA），标准值为（81±2）°（图 1-2、表 1-1）。

表 1-1　下肢冠状面生理关节角度

下肢生理关节角度	缩写	标准值/°
解剖股骨胫骨角	aFTA	173～175
股骨机械轴与解剖轴夹角	aMFA	6±1
解剖股骨远端外侧角	aLDFA	81±2
机械股骨远端外侧角	mLDFA	87±3
解剖胫骨近端内侧角	aMPTA	87±3
机械胫骨近端内侧角	mMPTA	87±3
解剖胫骨远端外侧角	aLDTA	89±3
机械胫骨远端外侧角	mLDTA	89±3

三、下肢矢状面生理力线

近年来,冠状面力线得到学术界的广泛重视。传统的胫骨高位截骨术因而获得了"新生"。与之相比,矢状面力线却常常被忽略,但是它对于膝关节的稳定性和韧带的力学特性具有重要影响。

股骨和胫骨骨干均有前弓。在矢状面上,胫骨平台向后尾端倾斜,与水平线形成约 10°的后倾角(图 1-3)。目前,已有充分的生物力学研究证据表明,后倾角增大可导致胫骨前移,增加前交叉韧带张力,使之更容易遭受损伤。近期也有相关临床研究发现,后倾角增大还会导致用于重建的移植物松弛,从而增加失效率,移植物也更易出现再损伤(图 1-4)。此

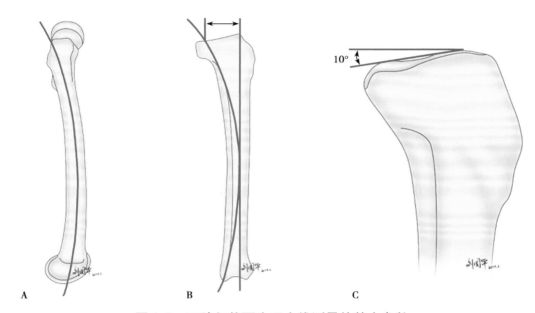

图 1-3　下肢矢状面生理力线测量的基本参数
A. 矢状面上股骨干生理前弓;B. 矢状面上胫骨干生理前弓;C. 生理状态下,胫骨近端关节面与水平面相比,向后尾端倾斜约 10°。

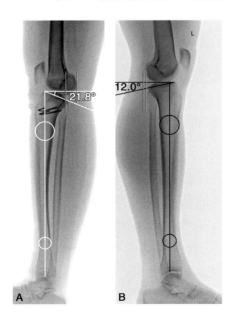

图 1-4　胫骨平台后倾角对胫骨前移距离的影响
A. 胫骨平台后倾角为 21.8°,相比生理状态显著增大,导致矢状面上胫骨相对股骨明显前移,前交叉韧带应力显著增大;B. 胫骨平台后倾角为 12.0°,矢状面上胫骨相对股骨未见明显前移。

外,后倾角增大与轴移试验结果的严重程度密切相关。前交叉韧带损伤后,高度轴移的病例中后倾角增大的比例明显大于低度轴移病例。

四、下肢水平面生理力线

下肢水平面生理力线主要包括股骨前倾和胫骨外旋。水平面力线的测量主要依靠影像学,目前以 CT 扫描作为金标准。

股骨前倾角的测量平面为描记股骨头和股骨颈中点的连线。参照平面为股骨髁罗马拱门扫描平面,即描记两股骨后髁最后端两点的连线。将两者叠加,所得夹角即为股骨前倾角。

既往研究中,Dejour 等测得股骨前倾角正常值为(10.8±8.7)°。Murphy 等测量该角度的均值为 13°,Yoshioka 等测得的均值为 13.1°,Teitge 等将 13°作为矫正股骨前倾角的目标值(图 1-5)。

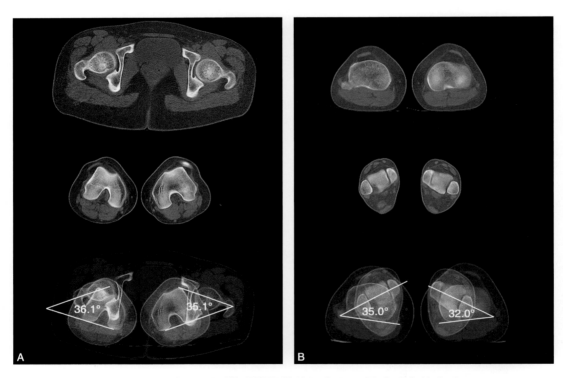

图 1-5　二维 CT 扫描测量股骨前倾角及胫骨外旋角的方法
A. 测量股骨前倾角右侧为 36.1°,左侧为 35.1°;B. 测量胫骨外旋角右侧为 35.0°,左侧为 32.0°。

胫骨外旋角的参照平面为描记胫骨内、外侧平台最后缘的连线。测量平面为描记内、外踝中点的连线。两个平面叠加之后所得夹角即为胫骨外旋角。

Teitge 等认为,胫骨外旋角的正常值为 23.7°。Strecker 等的测量结果为 34.8°。Yoshioka 等测量的均值为 24.0°,其中男性为 21.0°,女性为 27.0°,两者差异有统计学意义(图 1-5)。

骨性结构是髌股关节生物力学环境的重要组成部分,下肢水平面力线异常是导致髌股关节不稳定的高危因素。股骨前倾角和胫骨外旋角异常增大是髌股关节不稳定的危险因素,同时也是髌股关节痛的致病因素。股骨前倾角的过度增大导致患肢在步态的负重期出现代偿性大腿内旋,将大转子由后方旋转至侧方以增大臀中肌的力臂。而胫骨过度外旋可导致足行进角增大,同样通过大腿内旋进行代偿,结果造成髌骨承受向外的过度应力而出现髌股关节不稳定(图1-6)。

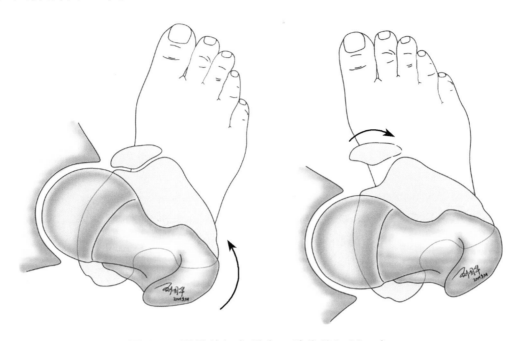

图 1-6　股骨前倾角增大下肢代偿机制示意
可见髌骨相对股骨滑车向外倾斜,容易造成髌骨外侧间室压力增大,进一步导致髌股关节不稳定。

【小结】

以往对于运动损伤相关疾病的诊疗,仅仅强调了软组织因素。然而,大量的生物力学实验及临床研究已经证实,骨性因素的异常容易导致运动损伤相关疾病的发生,倘若误诊或漏诊,则容易造成软组织手术的早期失效。下肢整体力线的评估是一个系统化工程,需要扎实的骨科基础知识作保证。本章介绍了下肢三个平面的生理力线及其临床意义,能够为广大运动医学医师考虑矫正骨性畸形手术时提供必要的参考。

(宋关阳)

参 考 文 献

[1] DEJOUR D,BYN P,NTAGIOPOULOS P G. The Lyon's sulcus-deepening trochleoplasty in previous unsuccessful patellofemoral surgery[J]. Int Orthop,2013,37(3):433-439.

[2] TEITGE R A. Patellofemoral syndrome a paradigm for current surgical strategies[J]. Orthop Clin North Am,2008,39(3):287-311.

[3] DIEDERICHS G,KÖHLITZ T,KORNAROPOULOS E,et al. Magnetic resonance imaging analysis of rotational alignment in patients with patellar dislocations[J]. Am J Sports Med,2013,41(1):51-57.

[4] ARENDT E A,DEJOUR D. Patella instability:building bridges across the ocean a historic review[J]. Knee

Surg Sports Traumatol Arthrosc,2013,21(2):279-293.

[5] DEJOUR H,WALCH G,NOVE-JOSSERAND L,et al. Factors of patellar instability:an anatomic radiographic study[J]. Knee Surg Sports Traumatol Arthrosc,1994,2(1):19-26.

[6] MURPHY S B,SIMON S R,KIJEWSKI P K,et al. Femoral anteversion[J]. J Bone Joint Surg Am,1987,69(8):1169-1176.

[7] YOSHIOKA Y,SIU D,COOKE T D. The anatomy and functional axes of the femur[J]. J Bone Joint Surg Am,1987,69(6):873-880.

[8] STRECKER W,KEPPLER P,GEBHARD F,et al. Length and torsion of the lower limb[J]. J Bone Joint Surg Br,1997,79(6):1019-1023.

[9] TEITGE R A. Osteotomy in the Treatment of Patellofemoral Instability[J]. Tech Knee Surg,2006,5(1):2-18.

[10] YOSHIOKA Y,SIU D W,SCUDAMORE R A,et al. Tibial anatomy and functional axes[J]. J Orthop Res,1989,7(1):132-137.

[11] STEVENS P M,ANDERSON D. Correction of anteversion in skeletally immature patients:percutaneous osteotomy and transtrochanteric intramedullary rod[J]. J Pediatr Orthop,2008,28(3):277-283.

[12] BRUCE W D,STEVENS P M. Surgical correction of miserable malalignment syndrome[J]. J Pediatr Orthop,2004,24(4):392-396.

[13] PIRPIRIS M,TRIVETT A,BAKER R,et al. Femoral derotation osteotomy in spastic diplegia. Proximal or distal? [J]. J Bone Joint Surg Br,2003,85(2):265-272.

[14] DE MORAISFILHO M C,NEVES D L,ABREU F P,et al. Does the level of proximal femur rotation osteotomy influence the correction results in patients with cerebral palsy[J]? J Pediatr Orthop B,2013,22(1):8-13.

[15] PAULOS L,SWANSON S C,STODDARD G J,et al. Surgical correction of limb malalignment for instability of the patella:a comparison of 2 techniques[J]. Am J Sports Med,2009,37(7):1288-1300.

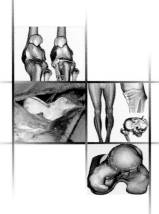

第二章
半月板损伤与力线不良

第一节 概　　述

半月板和骨性力线之间存在密切相关性,彼此可互为因果关系。如先天性膝内翻患者容易出现内侧半月板后角退变性损伤(后角水平撕裂);再如,盘状软骨切除后导致膝外翻的形成(图2-1)。

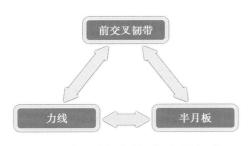

图2-1　半月板-力线-前交叉韧带三者相互关系示意

半月板损伤的临床发病率较高,临床诊疗流程相对成熟。从关注局部扩展到关注整个下肢,临床医师"力线意识"的增强会对疾病的判断、帮助患者了解病情以及治疗方案的制订产生影响并带来改变。例如,当通过MRI观察到某些类型的半月板损伤时是否有必要进一步进行下肢力线的检查? 当合并力线不良时,单纯进行半月板的局部处理会获得满意疗效吗? 针对半月板和力线的相关性特点,是否有可能进行早期临床干预,在低龄患者群进行保膝治疗? 在进行半月板或软骨损伤的修复手术前,是否应该先期纠正异常的力线? 关节镜医师是否有必要掌握骨科基本的截骨术,从而提高对半月板相关病损的疗效?

本章将针对三种临床常见的半月板与力线不良类型进行介绍,希望对关节镜医师有所启迪。

第二节　半月板损伤与力线不良常见病损路径

一、内侧半月板损伤-膝内翻

该病损路径(图2-2)提示:内侧半月板损伤或切除后,应密切观察软骨病变和内侧关节间隙的进展状况,一旦出现力线改变,应及时进行截骨术(图2-3),终止上述恶性循环。病程的发展过程与年龄、运动水平、体重等因素有关。医师应向患者客观介绍预后情况并嘱

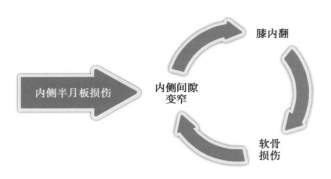

图 2-2　内侧半月板损伤继发膝内翻病损路径示意

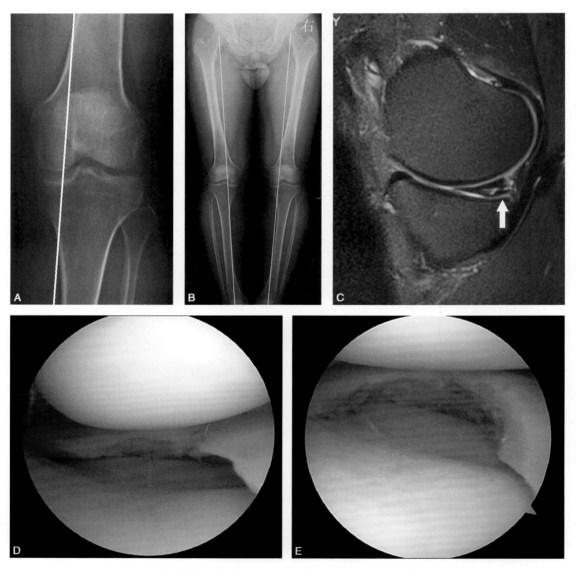

图 2-3　内侧半月板损伤继发膝内翻病例

患者男性,33 岁。主因"右膝内侧疼痛"入院。A. X 线片显示内侧间隙变窄;B. 力线 X 线片显示双膝不对称性膝内翻,右膝为著,提示为继发性;C. 矢状面 MRI 显示内侧半月板后角多重 3 级信号;D. 关节镜证实内侧后角复合型撕裂伴有组织缺损;E. 关节镜下清理病损半月板。

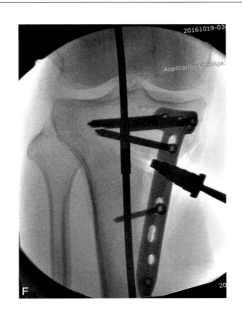

图2-3（续）　内侧半月板损伤继发膝内翻病例
F.同时行胫骨高位截骨术。由于外侧室完好,因此将力线转移至外侧髁间嵴位置,达到内侧室减压,缓解疼痛的目的。

患者定期进行检查。很多患者误以为半月板切除手术是"治愈"性手术,当多年后出现疼痛复发再来复诊时,内侧室退变已经进展到严重期,需要进行关节置换手术。更为棘手的是,这类患者群中有不少人的年龄处于40~50岁,并不适合进行关节置换手术,治疗上进退两难,医师和患者都难以抉择。如果能早期发现并及时干预,完全有可能达到"保膝"目的。

二、膝内翻-内侧半月板损伤

膝内翻患者的内侧室长期处于高应力状态,更容易出现内侧半月板和软骨损伤(图2-4)。针对这一病损路径,更应强调早期发现、及时纠正膝内翻。一旦中年患者(通常为40~55岁)出现慢性内侧间室疼痛,MRI诊断为内侧半月板后角退变性损伤(通常MRI表现为水平撕裂),即可实施截骨术。及时纠正力线,进行内侧室减压可有效缓解疼痛,终止或延缓恶性循环发生(图2-5)。

临床中这类患者较为常见,在诊断半月板损伤后,通过MRI、膝关节X线片和临床检查都可以提示膝内翻的存在,建议进一步行下肢力线X线片的检查。医师和患者都应该意识到膝内翻对病情的意义并应考虑以下问题:①单纯进行半月板手术是否能获得满意和长久的止痛效果?②患者是否会接受侵入性大、费用较高的截骨术?③半月板和截骨术,同期进

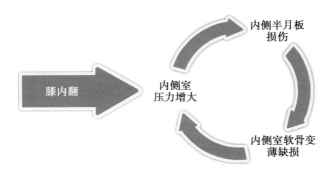

图2-4　膝内翻导致内侧半月板损伤病损路径示意

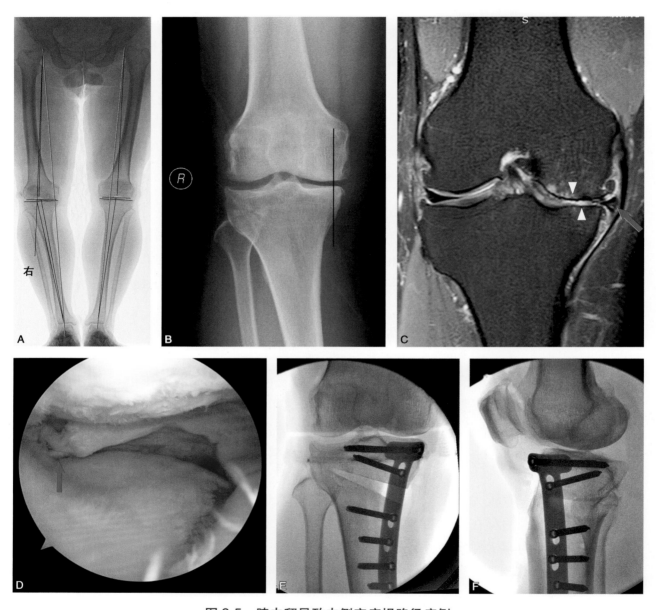

图 2-5　膝内翻导致内侧室病损路径病例

患者男性,48 岁。主因"右膝内侧疼痛"入院。A. 力线 X 线片显示双膝内翻,右侧为著;B. 正位 X 线片显示右膝内侧间隙变窄、骨赘形成(黑线显示力线位置);C. MRI 显示内侧室软骨退变(白色箭头),内侧半月板严重外凸(红色箭头);D. 关节镜显示内侧室软骨弥漫性退变,内侧半月板后根部损伤(红色箭头);E、F. 同时行内侧张开式胫骨高位截骨术。

行还是分期进行？④患者不接受截骨术时，选择保守治疗还是关节镜治疗？⑤内侧半月板后根部损伤进行修复时，是否有必要同时进行截骨术？⑥行内侧半月板修复或内侧室软骨修复手术时，是否应纠正异常的力线或调整力线至略偏外侧的位置（如从50%调整至55%～60%，前提是外侧室软骨条件理想）？

三、盘状软骨-膝外翻

盘状软骨切除或损伤后继发膝外翻的现象已经见于文献报道（详见第三章盘状软骨损伤与膝外翻）。针对这一病损路径（图2-6），在盘状软骨（或外侧半月板）损伤后或切除后期（通常在外侧半月板或盘状软骨缺损后10～15年）进行定期评估，一旦出现外侧间室疼痛，应进行X线及MRI检查。通常疼痛初始阶段的软骨尚处于退变早期，力线也没有发展到严重膝外翻的程度，此阶段如能进行半月板移植手术，能够有效挽救关节，中断上述恶性循环或延缓病变进展（图2-7、图2-8）。

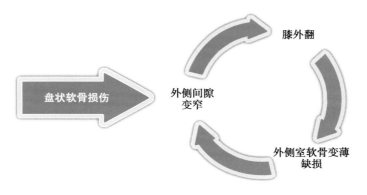

图 2-6 盘状软骨损伤导致膝外翻病损路径示意

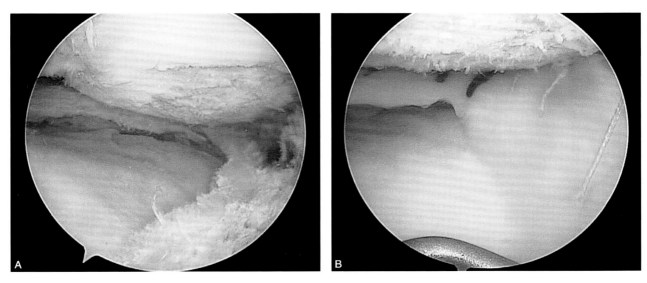

图 2-7 外侧半月板缺损后进行软骨损伤修复及半月板移植病例

患者男性，37岁，左膝外侧半月板切除术后。A.左膝外侧半月板切除术后，大部分缺损，股骨髁大面积软骨缺损；B.该患者进行了外侧半月板移植术，关节镜下显示半月板移植物。

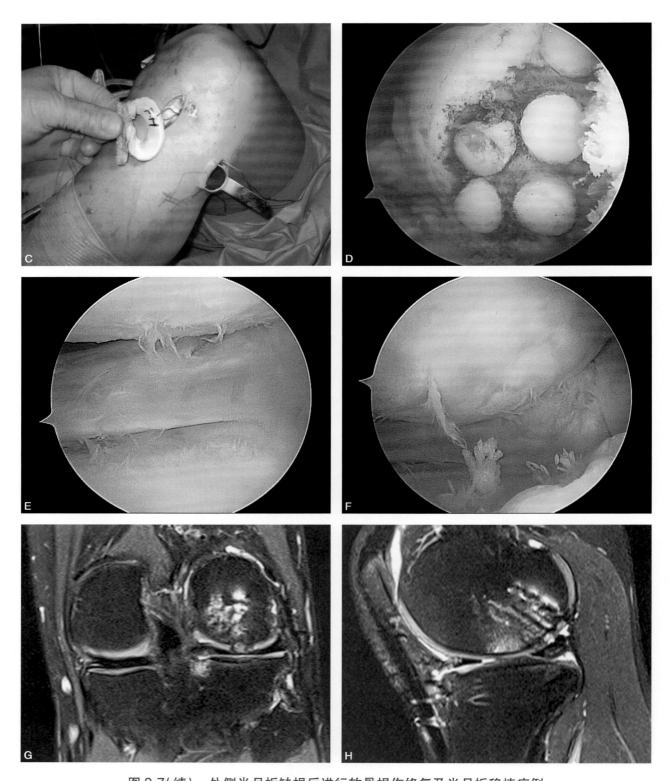

图 2-7(续)　外侧半月板缺损后进行软骨损伤修复及半月板移植病例

C. 采用小切口切开的骨栓技术进行半月板移植；D. 软骨缺损区采用自体软骨移植技术进行修补；
E. 二次关节镜探查显示外侧半月板移植物完整；F. 关节镜探查显示软骨缺损区已经被移植的软骨
完全覆盖；G、H. 术后 MRI 显示外侧半月板移植物形态完整，软骨修复区有完整的软骨移植物覆盖。
由于及时修复了半月板和软骨，使得关节状况没有继续恶化，力线维持原有状态。

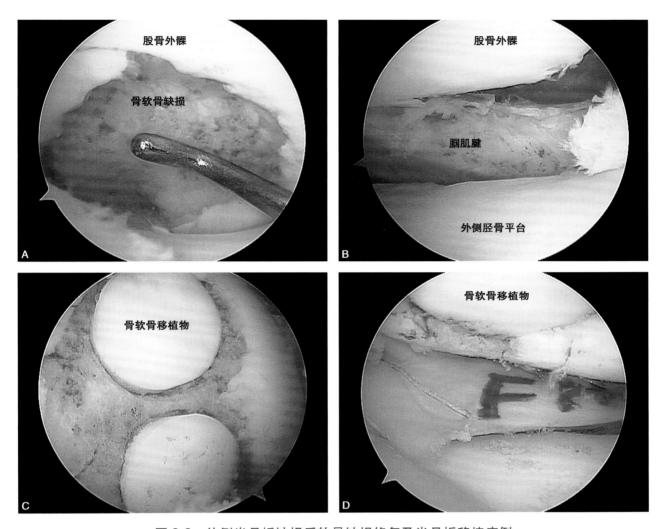

图 2-8 外侧半月板缺损后软骨缺损修复及半月板移植病例

患者女性,37 岁。A. 右膝股骨外侧髁大面积骨软骨缺损,软骨缺损面积约 2.0cm×1.5cm;B. 外侧半月板完全缺损;C. 自体骨软骨移植手术,使用两枚直径 10mm 的自体骨软骨柱填充软骨缺损区域;D. 同时进行外侧半月板移植术。该患者同时修复了软骨和半月板,终止了"半月板-软骨-力线"的恶性循环,挽救了膝关节。

【小结】

1. 半月板损伤与膝内、外翻可互为因果关系。
2. 半月板损伤的临床诊治中应关注力线。
3. 尽量保全半月板与及时纠正力线都是"保膝"的重要措施。

(冯 华)

参 考 文 献

[1] 冯华,洪雷,耿向苏,等.关节镜下全内缝合法修补内侧半月板后角损伤[J].中国运动医学杂志,2006,25(2):138-141.

[2] 冯华,洪雷,耿向苏,等.半月板大桶柄样撕裂的关节镜下联合修补技术[J].中国运动医学杂志,2007,26(1):10-16.

［3］冯华,洪雷,耿向苏,等.外侧半月板腘肌腱区损伤的缝合方法［J］.中国运动医学杂志,2007,26(2)：159-163.

［4］冯华,张辉,洪雷,等.半月板移植的早期临床疗效分析［J］.中华骨科杂志,2010,30(4)：351-356.

［5］张晋,冯华,洪雷,等.无移位半月板桶柄样撕裂的诊断与可修复性判断［J］.中国运动医学杂志,2008,27(5)：593-596.

［6］吴关,冯华,洪雷,等.半月板桶柄样撕裂修补失效原因分析［J］.中华骨科杂志,2010,30(2)：182-187.

［7］李旭,张晋,洪雷,等.外侧半月板桶柄撕裂联合缝合技术的应用［J］.中华骨科杂志,2012,32(2)：101-105.

［8］沈杰威,洪雷,张辉,等.半月板股骨韧带对外侧半月板外突的影响-回顾性病例对照研究［J］.中国运动医学杂志,2015,34(6)：544-547.

［9］张晋,陈星佐,宋关阳,等.不同辐照剂量下兔同种异体半月板移植的大体和组织学研究［J］.中国运动医学杂志,2016,35(1)：11-17.

［10］张海龙,冯华,洪雷,等.内侧撑开胫骨高位截骨骨性合页与胫骨平台后倾角改变的三维CT模型研究［J］.中国运动医学杂志,2017,36(11)：941-944.

［11］FENG H,HONG L,GENG X S,et al. Second-look arthroscopic evaluation of bucket-handle meniscus tear repairs with anterior cruciate ligament reconstruction：67 consecutive cases［J］. Arthroscopy,2008,24(12)：1358-1366.

［12］ZHANG H,LIU X,WEI Y,et al. Meniscal allograft transplantation in isolated and combined surgery：a short-term second-look follow-up study of 18 patients［J］. Knee Surg Sports Traumatol Arthrosc,2012,20(2)：281-289.

［13］冯华.半月板损伤与修复［M］.北京:人民卫生出版社,2018:336-354.

［14］冯华.半月板损伤修复与重建［M］.北京:人民军医出版社,2013:83-102.

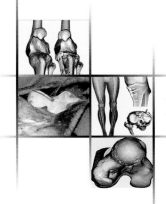

第三章
盘状软骨损伤与膝外翻

第一节 概　　述

　　膝关节盘状软骨为异常发育的半月板软骨,亚洲人高发,其中外侧盘状软骨较内侧盘状软骨更多见。

　　盘状软骨在形态上与正常半月板软骨存在差异(图3-1),其胶原纤维排列也与正常半月板不同,没有正常半月板的环形纤维来抵抗膝关节负荷的作用,因此较正常半月板更容易损伤。

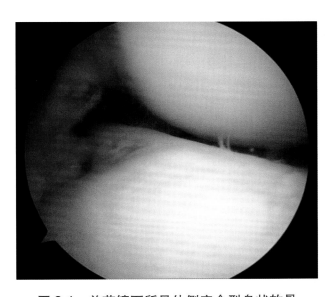

图3-1　关节镜下所见外侧完全型盘状软骨

　　膝关节MRI检查可明确盘状软骨损伤的诊断(图3-2),膝关节X线检查也可提示膝关节是否存在盘状软骨,主要影像学表现包括:外侧关节间隙增宽、股骨外侧髁发育不良、外侧胫骨平台呈杯状、外侧髁间嵴发育不良和腓骨头高位(图3-3)。

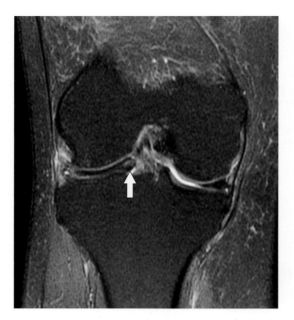

图 3-2　外侧盘状软骨 MRI 表现

冠状面显示外侧盘状软骨的游离缘延伸至髁间窝，异常增宽；游离缘异常增厚（白色箭头）。

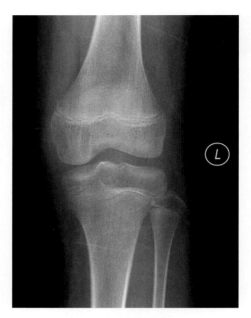

图 3-3　外侧盘状软骨 X 线表现

第二节　外侧盘状软骨手术与膝外翻

膝内翻与无症状的内侧半月板后角损伤有关，考虑是由于膝内翻患者膝关节内侧间室压力过大导致。目前对外侧盘状软骨与下肢力线的关系研究较少，但 Kim 等发现存在外侧盘状软骨的患者，可能因为盘状软骨的占位作用，其膝关节内翻和关节内侧间室骨关节炎发生率更高；而且在对外侧盘状软骨撕裂进行关节镜下次全切除后，患者膝内翻趋势有所下降。他们的结论是，外侧盘状软骨的存在可能与膝内翻相关，且外侧盘状软骨次全切除手术可能影响下肢力线。

Habata 等对外侧盘状软骨进行全部切除后随访 14.5 年，发现所有患者的膝内翻程度减轻，下肢力线外翻程度加重，尤其对手术时年龄在 20 岁以上的患者，这个加重趋势更为明显。

外侧盘状软骨手术甚至可以造成膝外翻。王骏飞等对 20 岁以下外侧盘状软骨撕裂患者进行成形术后，发现患者膝关节内翻程度在术后即刻显著减轻，部分患者甚至表现为膝外翻。

笔者的经验显示，对外侧盘状软骨撕裂的患者进行关节镜下全切除术后，不仅术后即刻患者即出现膝外翻，且外翻趋势可能逐渐加重（图 3-4）。

虽然外侧盘状软骨全部切除或大部分切除手术可能影响下肢力线，降低膝内翻程度，甚至出现膝外翻，减少膝内翻造成的膝关节内侧间室退变；但由此造成的膝外翻也可能降低患者的术后满意度。Lee 等对有症状的外侧盘状软骨撕裂进行关节镜下成形手术，他们对患者进行平均 10 年的随访，发现膝外翻越严重的患者，其临床评分越低，关节炎改变也越为严重，残余盘状软骨的组织质量也越差。

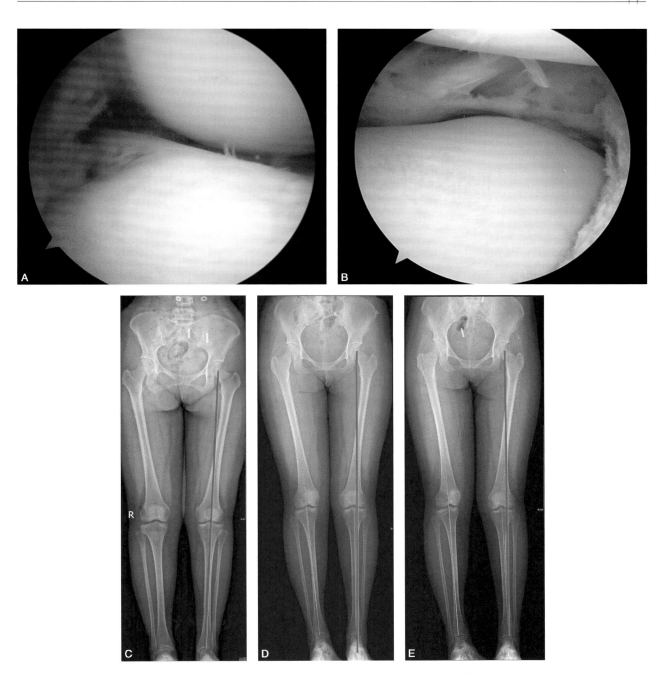

图 3-4　外侧盘状软骨全切除术及下肢力线变化

A.关节镜下见完全型外侧盘状软骨;B.外侧盘状软骨全切术术后即刻的关节镜所见;C.术前机械轴通过胫骨平台中点;D.术后即刻,机械轴向外侧移位;E.术后 1 个月,机械轴向外侧移位趋势加大。

　　盘状软骨成形手术后,残余组织仍然不具备正常外侧半月板的生物力学作用,且术后出现的膝外翻也会加重外侧间室的磨损;但残余的类半月板组织仍可能有一定的占位作用,可延缓膝外翻的趋势。

【小结】

　　外侧盘状软骨对下肢力线有一定的影响,外侧盘状软骨的存在可能与膝内翻相关,外侧盘状软骨手术可以造成膝外翻的发生。但仍需长期随访结果证实外侧盘状软骨全切除术和成形术对下肢力线的影响及此种下肢力线的改变是否需要进行干预,以探究对患者最适合的手术方式。

（李　旭）

参 考 文 献

［1］ PRAKASH J,SONG E K,LIM H A,et al. High tibial osteotomy accelerates lateral compartment osteoarthritis in discoid meniscus patients［J］. Knee Surg Sports Traumatol Arthrosc,2018,26(6):1845-1850.

［2］ WANG J,XIONG J,XU Z,et al. Short-term effects of discoid lateral meniscectomy on the axial alignment of the lower limb in adolescents［J］. J Bone Joint Surg Am,2015,97(3):201-207.

［3］ KIM S J,BAE J H,LIM HC. Does torn discoid meniscus have effects on limb alignment and arthritic change in middle-aged patients?［J］. J Bone Joint Surg Am,2013,95(22):2008-2014.

［4］ HABATA T,UEMATSU K,KASANAMI R,et al. Long-term clinical and radiographic follow-up of total resection for discoid lateral meniscus［J］. Arthroscopy,2006,22(12):1339-1343.

［5］ LEE C R,BIN S I,KIM J M,et al. Arthroscopic partial meniscectomy in young patients with symptomatic discoid lateral meniscus:an average 10-year follow-up study［J］. Arch Orthop Trauma Surg,2018,138(3):369-376.

［6］ LEE Y S,TEO S H,AHN J H,et al. Systematic review of the long-term surgical outcomes of discoid lateral meniscus［J］. Arthroscopy,2017,33(10):1884-1895.

［7］ KIM S J,CHUN Y M,JEONG J H,et al. Effects of arthroscopic meniscectomy on the long-term prognosis for the discoid lateral meniscus［J］. Knee Surg Sports Traumatol Arthrosc,2007,15(11):1315-1320.

［8］ ATAY O A,DORAL M N,LEBLEBICIOĞLU G,et al. Management of discoid lateral meniscus tears:observations in 34 knees［J］. Arthroscopy,2003,19(4):346-352.

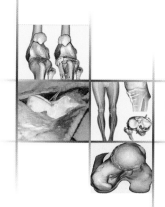

第四章
前交叉韧带损伤与膝内翻

第一节 概 述

前交叉韧带、半月板和骨性力线，三者间存在较为密切的相关性。每一项都可能成为"触发因素"而导致其他两项出现继发性损伤。胫骨平台后倾角异常增大（矢状面力线）可以增加前交叉韧带损伤的易患性；前交叉韧带损伤后，关节不稳定继发内侧半月板后角损伤，进一步出现膝内翻。三者间可以互为因果关系（图4-1）。

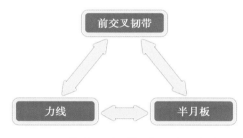

图4-1 前交叉韧带-半月板-力线三者相互关系示意

陈旧性前交叉韧带损伤与膝内翻，其病理演变是通过"前交叉韧带损伤-内侧半月板损伤-膝内翻"这一路径形成的，触发因素是前交叉韧带损伤，而膝内翻则是进展阶段。

对于原本力线正常（无先天性膝内翻）的患者，前交叉韧带损伤后长期未得到有效治疗而继发内侧半月板反复损伤直至缺损或手术切除，内侧间隙变窄，最终形成膝内翻（图4-2）。这一过程持续时间较长，通常5~10年。如果能在伤后及时发现韧带损伤并实施有效的重建手术、最大限度保存内侧半月板功能，就能及时阻止恶性循环的发生。

对于前交叉韧带损伤、内侧半月板无法保留的情况，医师和患者都应该意识到前交叉韧

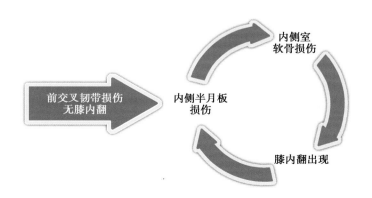

图4-2 力线正常患者前交叉韧带损伤后继发膝内翻的病损路径

带重建并非"一站式治疗",要警惕将来出现内侧室退变、膝内翻的可能性,并嘱患者定期随访。当出现内侧室疼痛时应及时通过 MRI 观察软骨状况并排查力线,早期实施截骨术不仅会缓解疼痛,还有助于延缓内侧室退变的进展。

临床实践中发现,前交叉韧带损伤合并外侧半月板缺损、外侧室软骨退变同样常见,但继发膝外翻和实施截骨术的指征少于内侧。

对于先天性膝内翻患者的前交叉韧带损伤,更应该注重早期发现膝内翻并及时进行手术修复。多数轻度先天性膝内翻的年轻患者并无临床症状,前交叉韧带损伤成为膝内翻的触发因素,"前交叉韧带损伤-内侧半月板损伤-原有膝内翻加重"这个病损路径的进展速度相比于力线正常者会更快(图 4-3)。

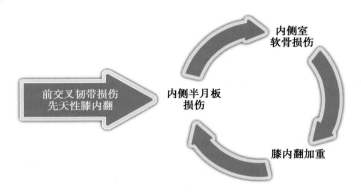

图 4-3 先天性膝内翻患者前交叉韧带损伤后膝内翻加重的病损路径

陈旧性前交叉韧带损伤、内侧半月板不可修复的先天性膝内翻患者,应更为积极地考虑进行膝内翻矫正手术,同期或分期手术都是可行和合理的。

急性前交叉韧带损伤、内侧半月板不可修复性损伤、先天性膝内翻患者,通常不考虑一期行截骨术,但应向患者交代未来实施截骨术的可能性。

临床中常遇到陈旧性前交叉韧带损伤合并膝内翻患者,其症状包括以下三类:单纯不稳定、不稳定+疼痛、单纯疼痛(图 4-4)。

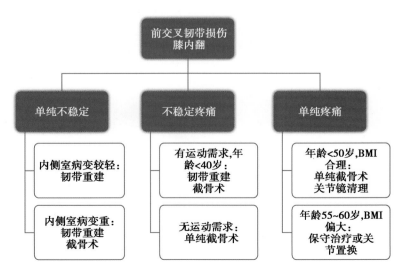

图 4-4 陈旧性前交叉韧带损伤合并膝内翻的治疗流程

从临床治疗角度分析,无论是上述哪种类型的症状,膝内翻矫正手术都是值得考虑的,特别是对于年轻或中年患者。即使是单纯不稳定的患者,在进行了韧带重建手术以后,膝内翻矫正手术也可以有效地降低未来内侧室退变的风险。而对于疼痛的患者,纠正力线是要优先考虑的,因为单纯的软组织手术(韧带修补和半月板清理)难以获得长久、满意的减轻疼痛的疗效。

对于以疼痛为主、不稳定不明显、无运动需求的患者(年龄<50 岁),治疗的重点已经从解决不稳定转移至缓解疼痛。这种情况下,笔者习惯于进行单纯的截骨手术(同时行关节镜内侧室清理术)(本章第二节病例 1);对于有韧带重建指征的患者(年龄<40 岁),则进行同期的截骨术及韧带重建手术。这种"一站式"的治疗可以减少患者接受手术的次数(本章第二节病例 2)。

对于病程较短的前交叉韧带损伤、无疼痛、无软骨退变的年轻患者(年龄<30 岁),不提倡进行预防性膝内翻截骨矫正术。但需要提醒的是,对于内侧半月板不可修复性损伤的病例,需要密切观察内侧室的疼痛症状和软骨状况,必要时及时进行截骨手术(本章第二节病例 3)。

值得注意的是,已经出现膝内翻的前交叉韧带陈旧损伤,半月板多为复合型损伤且组织退变明显,不具备修补性,甚至已经部分或完全缺损,内侧室软骨有不同程度的病变,从小面积的Ⅱ度退变直至广泛的双极软骨缺损。此时,实施截骨术进行内侧室减压、改善力学环境就成为治疗的重点。

综上所述,前交叉韧带损伤合并膝内翻是临床常见的现象,关节镜医师在治疗前交叉韧带和半月板损伤时,要关注已有和继发的力线问题。及时治疗前交叉韧带损伤、最大限度地保护内侧半月板、关注膝内翻患者的运动损伤是防止膝内翻形成或加重的有效手段。从前交叉韧带损伤的全面治疗角度考虑,关节镜医师仍然有必要掌握截骨手术技术。本章第二节内容将通过一些典型的临床病例进一步展示笔者的治疗经验。

第二节　典型病例

病例 1

患者女性,31 岁。主因"膝关节疼痛,无不稳定"入院(图 4-5)。

该患者不做体育运动,也没有不稳定主诉,因此没有进行前交叉韧带重建。通过截骨术将力线由内侧室转移至相对健康的外侧室,有效地对内侧室进行了减压,缓解了疼痛,延缓了关节退变。

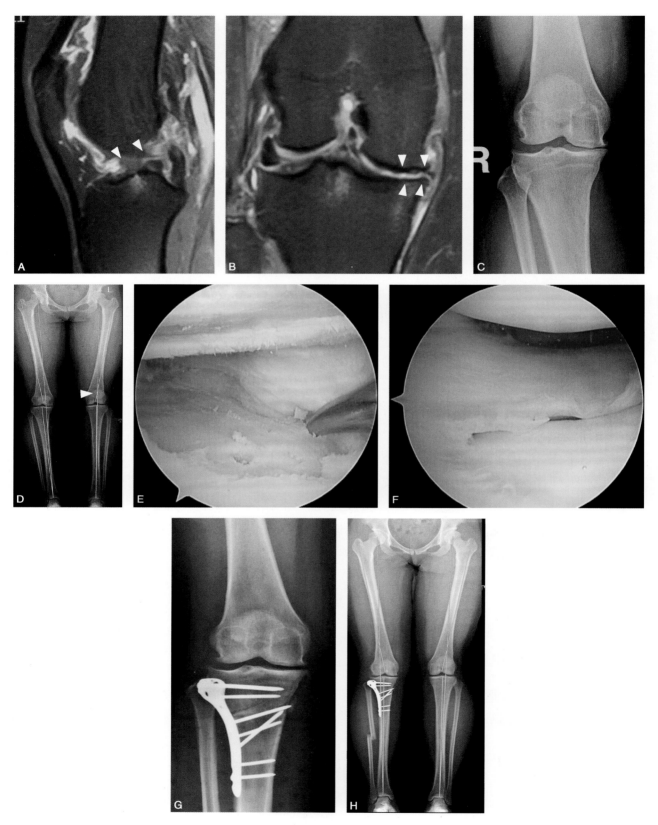

图 4-5　前交叉韧带损伤后膝内翻示例

A、B. MRI 显示前交叉韧带陈旧性损伤（图 A 白色箭头所示），内侧室退变，关节间隙狭窄（图 B 白色箭头所示）；C. X 线片显示右膝内侧骨室退变明显；D 双下肢全长 X 线片显示健侧膝（白色箭头）力线正常，无膝内翻；E. 关节镜证实内侧室软骨大面积缺损，双极病变，内侧半月板缺损；F. 关节镜确认外侧室软骨及半月板正常；G. 外侧闭合式胫骨高位截骨术；H. 术后力线 X 线片显示患侧力线转移至 62.5% 的位置。

病例 2

患者男性,31 岁。主因"前交叉韧带陈旧性损伤,膝关节不稳定,疼痛"入院。该患者体育运动较为活跃。入院术前麻醉下检查 Lachman:2+,pivot shift:2+,KT-1000 侧-侧差值 6mm(图 4-6)。

该患者有运动需求,疼痛伴有明显不稳定(轴移试验 2+),因而同期进行了截骨和韧带重建手术。

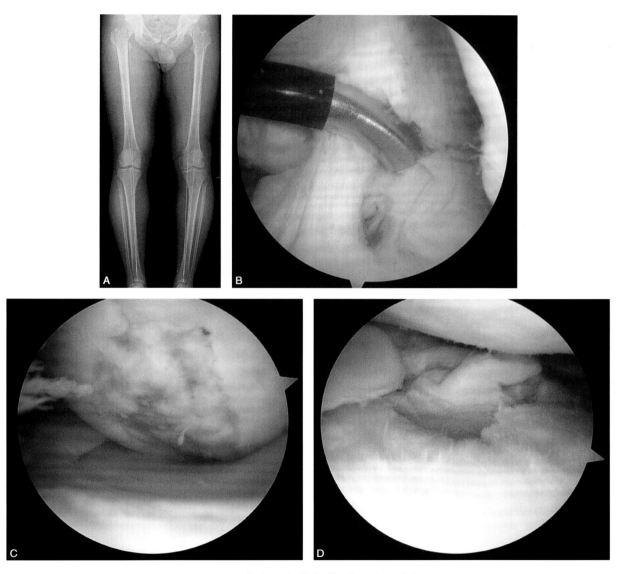

图 4-6　前交叉韧带损伤后膝内翻病例

A. 双下肢力线 X 线片显示患侧(左侧)膝内翻,健侧(右侧)力线正常,提示膝内翻继发于前交叉韧带损伤;B. 关节镜下证实前交叉韧带大部分缺损;C. 股骨内侧髁负重区软骨大面积缺损;D. 胫骨后内侧平台软骨大面积Ⅳ度缺损,内侧半月板后角缺损。

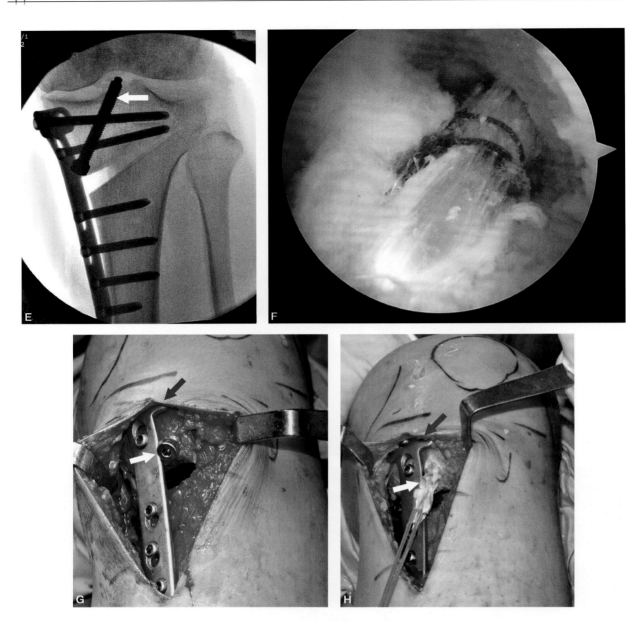

图 4-6（续）　前交叉韧带损伤后膝内翻病例

E. 该患者接受了内侧张开式胫骨高位截骨术,同时进行了前交叉韧带重建。白色箭头显示螺栓位置为前交叉韧带胫骨隧道;F. 关节镜下显示前交叉韧带移植物;G. 为避免胫骨隧道与接骨板螺钉冲突,用螺栓(白色箭头)临时占据胫骨隧道,同时接骨板 A 孔(蓝色箭头)处螺钉空置;H. 大体照片显示前交叉韧带移植物(白色箭头)邻近接骨板 A 孔位置(蓝色箭头)。

病例 3

患者男性,18 岁。主因"左膝前交叉韧带陈旧损伤,先天性膝内翻,不稳定、无疼痛,内侧半月板缺损"入院(图 4-7)。

该病例治疗的成功之处在于:在内侧室软骨没有出现退变之前及时纠正了膝内翻畸形,减轻了内侧室的压力,延缓了内侧室软骨退变。进行了前交叉韧带重建,稳定了关节,也有利于软骨的保护。

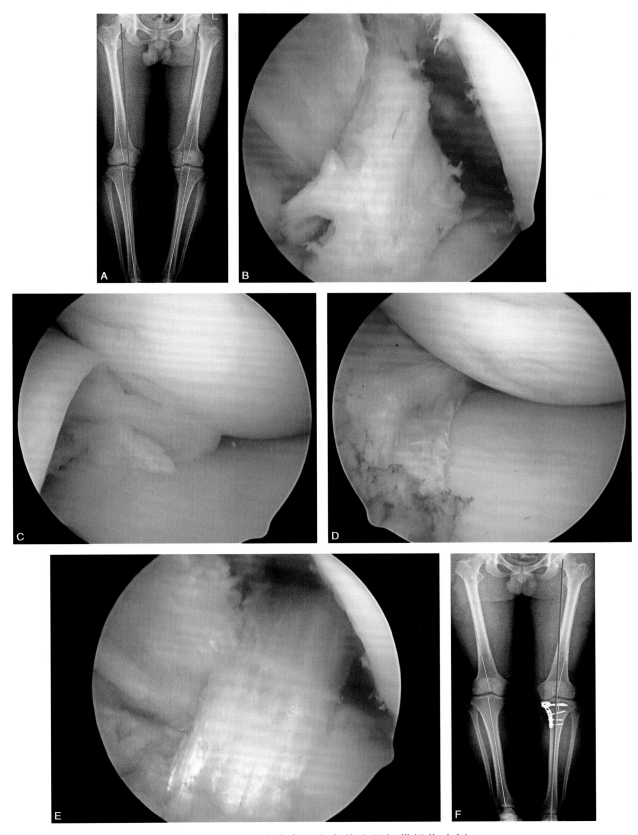

图 4-7 先天性膝内翻患者前交叉韧带损伤病例

A. 双下肢全长力线 X 线片显示双膝对称性膝内翻,左膝为著;B. 术中证实前交叉韧带大部分缺损;
C. 内侧半月板为不可修复性桶柄撕裂;D. 术中行内侧半月板部分切除术;E. 同时行前交叉韧带重建
术;F. 术后 3 年,因持续性内侧疼痛再次手术行胫骨高位截骨术,矫正左侧膝内翻。

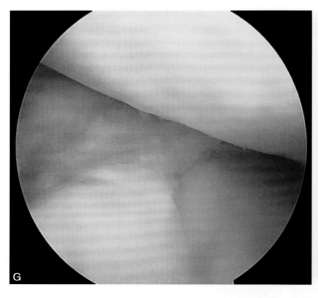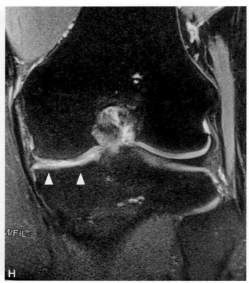

图 4-7(续)　先天性膝内翻患者前交叉韧带损伤病例

G.术后疼痛缓解,半月板切除术后 5 年二次关节镜探查显示关节软骨无明显退变;H.半月板切除术后 6 年复查 MRI 显示内侧关节间隙维持良好,软骨无明显退变(白色箭头)。

【小结】

1. 合并膝内翻的前交叉韧带损伤较为常见。

2. 合并膝内翻的前交叉韧带损伤可视为前交叉韧带损伤中的一个特殊类型,治疗中有特殊性。

3. 关节镜手术并非能够治疗全部的前交叉韧带损伤,关节镜医师需要掌握截骨术技术。

4. 截骨术和韧带重建手术同期进行具有优势,具有可以减少手术次数等诸多优点,但技术要求较高。由于空间限制,要避免胫骨隧道和截骨线及固定物冲突,需要进行细致的规划。

(冯　华)

参 考 文 献

［1］ LI Y,ZHANG H,ZHANG J,et al. Clinical outcome of simultaneous high tibial osteotomy and anterior cruci-ate ligament reconstruction for medial compartment osteoarthritis in young patients with anterior cruciate lig-ament-deficient knees:A systematic review［J］. Arthroscopy,2015,31(3):507-519.

［2］ AJUIED A,WONG F,SMITH C,et al. Anterior cruciate ligament injury and radiologic progression of knee osteoarthritis:a systematic review and meta-analysis［J］. Am J Sports Med,2014,42(9):2242-2252.

［3］ LI Y,HONG L,FENG H,et al. Posterior tibial slope influences static anterior tibial translation in anterior cruciate ligament reconstructio n:a minimum 2-year follow-upstudy［J］. Am J Sports Med,2014,42(4):927-933.

［4］ NOYES F R,BARBER-WESTIN S D,HEWETT T E. High tibial osteotomy and ligament reconstruction for varus angulated anterior cruciate ligament-deficient knees［J］. Am J Sports Med，2000，28（3）：282-296.

［5］ZAFFAGNINI S，BONANZINGA T，GRASSI A，et al. Combined ACL reconstruction and closing-wedge HTO for varus angulated ACL-deficient knees［J］. Knee Surg Sports Traumatol Arthrosc，2013，21（4）：934-941.

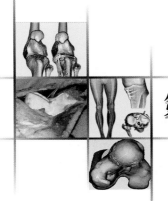

第五章
前交叉韧带与胫骨平台后倾角

第一节 概 述

随着"保膝"观念的普及,冠状面力线得到重视,传统的胫骨高位截骨术因而获得了"新生"。与之相比,矢状面力线却常常被忽略,但是它对于膝关节的稳定性和韧带的力学特性有着重要影响。

近年来,胫骨平台后倾角(以下均称为"后倾角")与前交叉韧带损伤易患性之间的关系受到广泛关注。胫骨平台后倾角是指胫骨骨干纵轴的垂线与胫骨平台关节面切线之间的夹角。对于其他骨性因素,如股骨后髁及胫骨平台前、后径等多项骨性参数都有不同程度的研究,但在胫骨平台后倾角与前交叉韧带的相关问题方面所达成的共识最多。

有充分的研究证据表明,后倾角增大可导致胫骨前移,并增大前交叉韧带张力,使之更容易遭受损伤。有研究显示,女性后倾角普遍较男性偏大,因而韧带损伤的发病率更高;另有研究进一步证实,外侧胫骨平台后倾角增大是更为重要的易患因素。

近期的临床研究显示,后倾角增大还会导致重建的移植物松弛甚至失效率增高,同时移植物容易出现再损伤。

后倾角增大与轴移试验(旋转不稳定)的严重程度相关,高度轴移(2°+和3°+)的前交叉韧带损伤病例中后倾角增大的比例明显大于低度轴移(1°+)病例。

后倾角与前交叉韧带密切相关这一观点已经成为共识,目前尚待进一步解决的问题是后倾角异常增大需要手术纠正的阈值尚未明确,较为认可的程度是>12°。

本章节将针对前交叉韧带合并胫骨平台后倾角异常增大提出临床诊断和外科治疗方案。后倾角减小截骨术是针对性治疗手术。应该指出,传统的胫骨高位截骨术也可以在一定程度上减小后倾角,特别是外侧闭合式截骨。本章节将介绍前方闭合式胫骨高位截骨术(anterior closing wedge high tibia osteotomy,ACW-HTO)。

第二节 手术适应证

1. 前交叉韧带初次损伤,后倾角>20°,胫骨前移明显,高度轴移(图5-1)。
2. 前交叉韧带翻修,后倾角>15°,胫骨前移明显(图5-2)。
3. 前交叉韧带再翻修,后倾角>15°,胫骨前移明显(图5-3)。

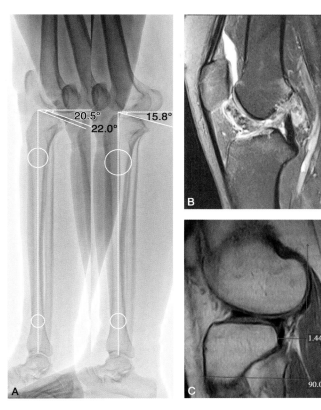

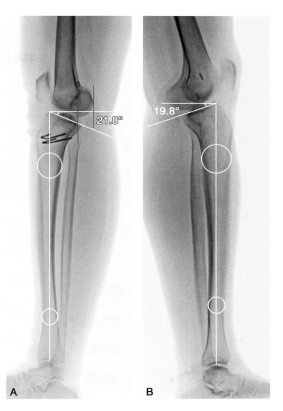

图 5-1　前交叉韧带初次损伤,后倾角增大,高度轴移(麻醉下 2°+)示例
A. EOS 技术拍摄双侧胫骨全长 X 线片测量患侧膝关节后倾角>20°;B. MRI 显示前交叉韧带连续性中断;C. 负重位 MRI 显示胫骨前移明显(绿线),为 1.44cm。

图 5-2　前交叉韧带重建术后失效翻修示例
A. 病例 1,小腿全长 X 线片显示后倾角近 22°,胫骨前移明显(双红线所示);B. 病例 2,后倾角近 20°,胫骨前移明显。

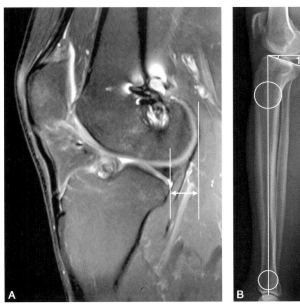

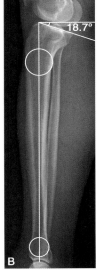

图 5-3　前交叉韧带翻修术后再失效(再翻修)示例
A. MRI 显示胫骨前移明显(白色双箭头所示);B. 全长像测量胫骨后倾角 18.7°。

第三节　胫骨平台后倾角的影像学评估

胫骨平台后倾角的测量方法包括 X 线片和 MRI 测量,两者之间的测量数值差异较大。内、外侧平台后倾角并不相同,外侧大于内侧。

一、X 线片

X 线片测量后倾角是目前最为广泛应用的测量方法,通过拍摄负重位全长侧位 X 线片(图 5-4)测量胫骨骨干轴线及胫骨平台关节面,这种方法有时由于胫骨内外侧平台在 X 线片上重叠,无法区分外侧和内侧后倾角(EOS 技术,图 5-4)。

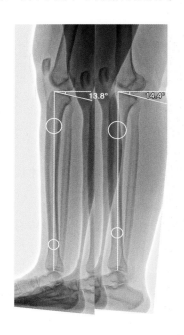

图 5-4　全长侧位 X 线片测量平台后倾角
通过 EOS 技术拍摄标准全长侧位 X 线片,通过近端和远端的"双圆法"确定胫骨骨干轴线,另外标记胫骨平台的切线,切线与胫骨骨干轴线的垂线之间的夹角,即为胫骨平台后倾角。

二、MRI

MRI 测量方法的优点是可以将外侧和内侧后倾角进行分别测量,同时不需要进行胫骨全长扫描。

1. 确定胫骨近端轴线　见图 5-5。
2. 选取测量平面　见图 5-6。
3. 测量胫骨平台后倾角　见图 5-7。
4. 胫骨前移的 MRI 测量　可以分别测量内侧或外侧胫骨平台前移的数值,本章节介绍外侧胫骨平台前移的测量方法。测量可以通过常规的 MRI 进行(图 5-8),如有条件,可以进行负重位 MRI 测量(图 5-9)。

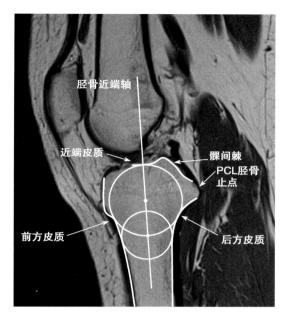

图 5-5　确定胫骨近端轴线

选取平面需满足以下三个要求：①可见髁间棘；②可见后交叉韧带止点；③胫骨近端呈倒凸字形。画一圆，与胫骨近端、前后侧皮质相切，在该圆的圆周上找一点作为圆心，画一个与前后侧皮质相切的圆，两圆圆心的连线为轴线。

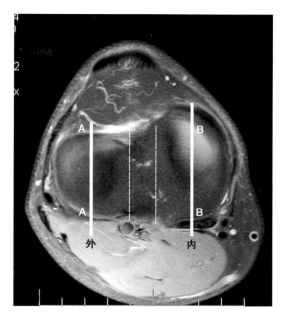

图 5-6　选取测量平面

分别选取内侧平台或外侧平台中间层面测量内侧或外侧平台后倾角，AA 为外侧，BB 为内侧。

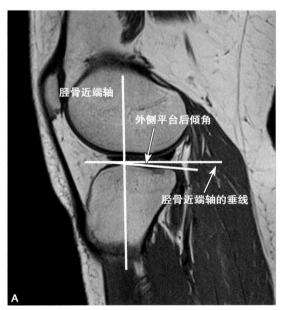

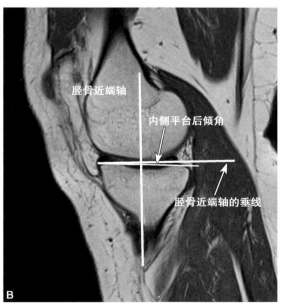

图 5-7　测量胫骨平台后倾角

胫骨平台前后缘最高点的连线与胫骨轴线垂线的夹角为胫骨平台后倾角。前后缘连线位于垂线下方为正值，否则为负值。A. 外侧后倾角；B. 内侧后倾角。

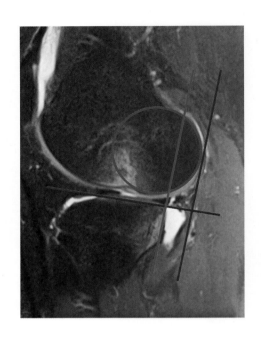

图 5-8　外侧胫骨平台前移的 MRI 测量
选择腓骨头显影的第一个层面,或股骨外侧
髁后方正圆(红色)的层面;测量股骨后髁
(蓝线)与胫骨平台后缘(绿线)软骨下骨之
间的距离。

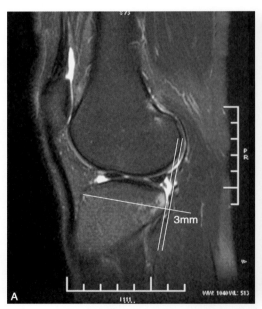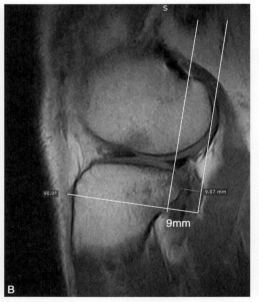

图 5-9　常规 MRI 与站立位 MRI 测量胫骨前移数值的比较
A. 常规平卧位 MRI 测量胫骨前移数值为 3mm;B. 同一患者站立位 MRI 测量胫骨前
移数值为 9mm。

第四节　术前准备与规划

一、手术设备与器械

1. 手术设备　包括关节镜和 C 臂。

2. 手术器械　包括前交叉韧带重建器械与胫骨近端截骨器械（图 5-10A）。截骨专用器械中除了截骨动力和专用系列骨刀外，力线杆必不可少，便于调整和监控冠状面力线（膝内、外翻）。

二、内固定物

常用内固定物包括接骨板和门形钉。笔者更习惯于使用长的锁定接骨板以期获得牢靠的固定效果（图 5-10B）。根据需要放置于胫骨内侧或外侧，可选用不同类型的接骨板。

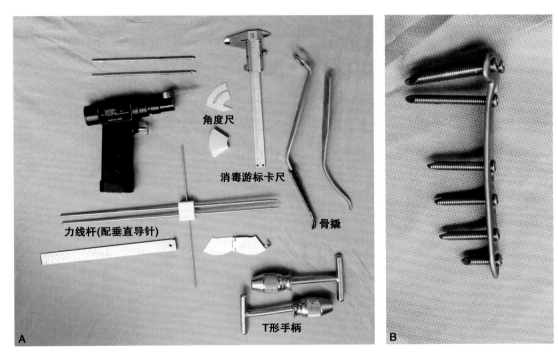

图 5-10　胫骨近端截骨专用器械和接骨板
A. 消毒游标卡尺、力线杆（配垂直针）、骨撬；B. 胫骨近端接骨板及锁定螺钉。

三、后倾角减小截骨术与前交叉韧带重建的关键步骤

1. 大角度纠正的截骨术　前方闭合式截骨术（图 5-11A）。

2. 小角度纠正的截骨术 传统的胫骨高位截骨术(内侧张开式或外侧闭合式),该术式减少后倾角的最大限度为5°(图5-11B)。

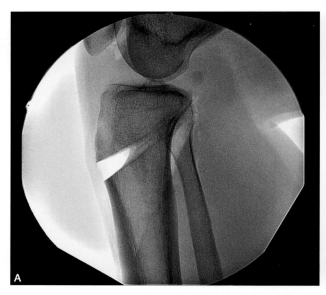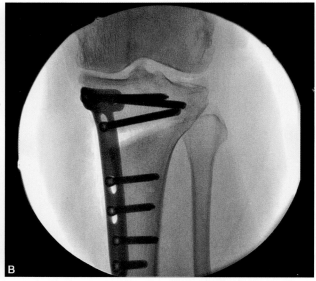

图5-11 两种后倾角减小截骨术
A.前方闭合式截骨术;B.传统的胫骨高位截骨术(内侧张开或外侧闭合式)。

3. 前方闭合式截骨术与前交叉韧带同时重建的规划(图5-12)。

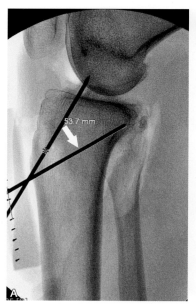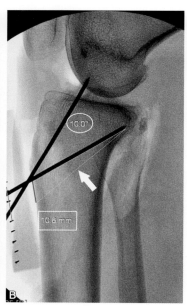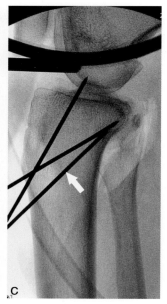

图5-12 胫骨前方闭合式截骨术与前交叉韧带同时重建的规划
A.截骨第1枚导针(白色箭头)自胫骨结节最高点(髌韧带胫骨结节附着点以远2cm处)指向后交叉韧带胫骨附着点。同时打入前交叉韧带胫骨隧道导针(红色 * 所示);B.拟减小后倾角10.0°(白色圆圈),规划截骨第2枚导针的位置(白色箭头),截骨楔形骨块厚度为10.8mm(红色直线);C.根据规划打入截骨第2枚导针(白色箭头)。

第五节 手 术 技 术

一、麻醉下查体

麻醉下查体,特别是轴移试验的检查和分级,可以准确地评估膝关节的不稳定程度。同时,记录并测量术前膝关节被动伸膝的不同状态(过伸、0°或伸膝受限)对于截骨角度设计、术中控制及术后随访都非常重要(图 5-13)。

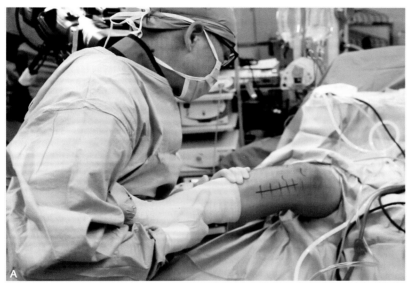
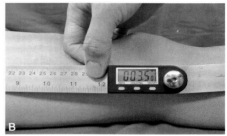
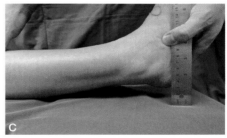

图 5-13 前交叉韧带重建与截骨手术前的麻醉下查体

A.麻醉下进行轴移试验并分级;B.膝关节过伸的术前测量;C.足跟高度测量,可用于量化膝关节过伸程度。

二、手术体位及切口

手术体位采用平卧位、屈膝 90°、大腿外侧和足侧分别放置挡板和足档。该体位便于术中进行膝关节各种屈、伸角度的转换,可兼顾关节镜手术和截骨手术。在消毒铺单前应注意确认 C 臂能够方便地移动,可以充分投照患肢自髋关节至踝关节的全长。手术切口采用胫骨内侧长切口,便于同时进行前交叉韧带重建和截骨手术(图 5-14)。

三、关节镜检查

手术开始后首先进行关节镜检查(图 5-15)。使用常规关节镜入路检查关节内的一般情况(如滑膜、软骨)及病损结构(前交叉韧带和半月板)。

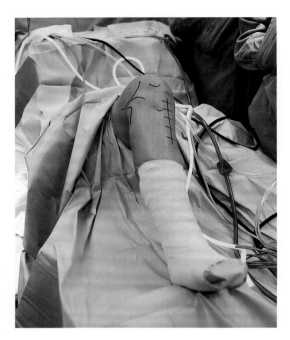

图 5-14　手术体位和手术切口

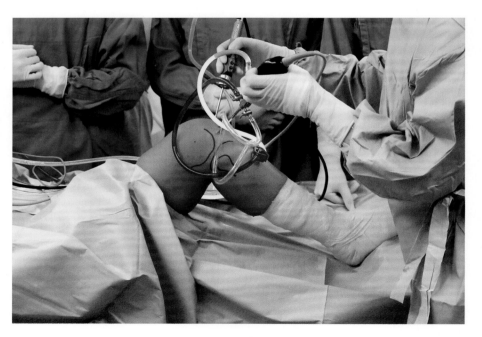

图 5-15　关节镜检查

四、截骨区域显露

截骨区域显露应以胫骨结节最高点为中心进行：近端起自髌韧带的胫骨结节附着点；远端至接骨板末端；内侧显露至内侧副韧带后缘并行切开与剥离；外侧钝性剥离肌肉，充分显露胫骨近端外侧皮质部分；胫骨后侧用手指可容易触及自胫骨结节水平（截骨起始点）至后交叉韧带附着点（截骨终止点及骨性合页位置）之间的区域，便于术中保护后侧血管（图 5-16）。

截骨平面起于胫骨结节最高点或略远侧，距髌韧带远端止点 2cm，斜向近端至后交叉韧带足印区下缘。截骨平面的设计还要同时考虑前交叉韧带胫骨隧道外口的位置和截骨板的放置（图 5-16）。

五、截骨平面与前交叉韧带胫骨隧道定位

（一）截骨平面

位于胫骨结节最高点，距离髌韧带胫骨结节附着点 2cm，同时确定前交叉韧带胫骨隧道外口位置（图 5-17）。

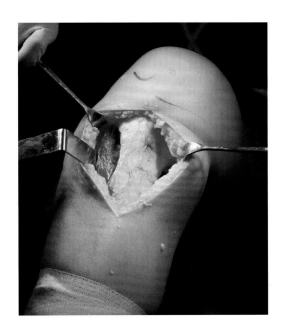

图 5-16　截骨区域的显露

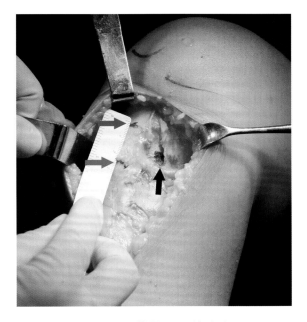

图 5-17　截骨平面的确定
截骨线（红色箭头）、髌韧带胫骨结节附着点（绿色箭头）、前交叉韧带重建胫骨隧道（黑色箭头）。

（二）截骨线的二维空间控制

1. 冠状面　截骨面的胫骨后方合页需要与下肢机械轴垂直，以防止截骨端内、外翻的意外发生（图 5-18）。

2. 矢状面　两排截骨导针于后交叉韧带胫骨足印区的最下方边缘会合，导针夹角及前方截骨距离通过放置的比例尺计算得出（图 5-19、图 5-20）。

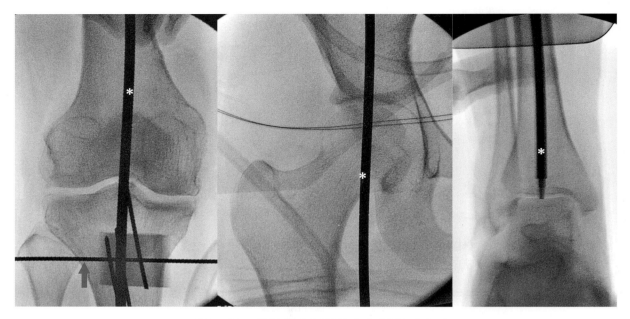

图 5-18　截骨线在冠状面与机械轴垂直

下肢力线机械轴(白色＊)及与之垂直的克氏针(红色箭头)。术中使用力线杆透视髋、膝、踝,确认下肢力线机械轴,近排 2 枚截骨导针入针点连线需要与红箭头导针在冠状面上保持平行关系,对于远排导针有同样要求。

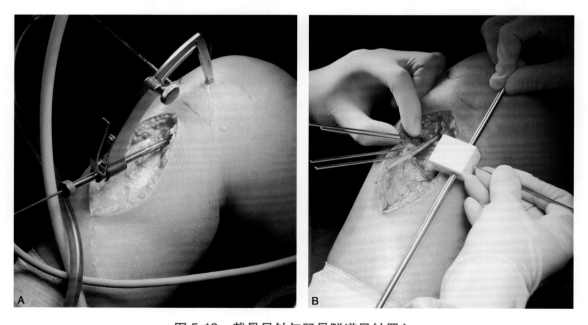

图 5-19　截骨导针与胫骨隧道导针置入

A. 前交叉韧带胫骨隧道定位;B. 远、近截骨端各打入两排截骨导针形成远、近端截骨线。

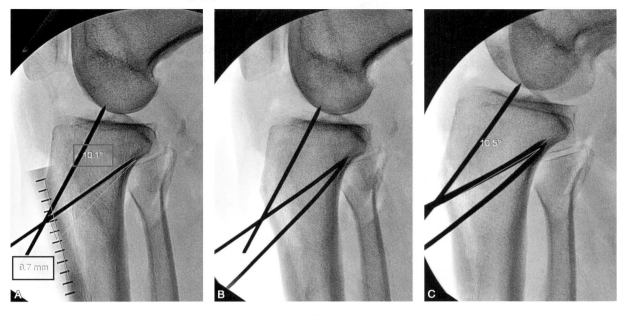

图 5-20　截骨线矢状面的控制

A. 首先打入近排第 1 枚导针,设定拟纠正的角度(预计截骨角度为 10.0°,术中实际规划为 10.1°),计算前方楔形截骨的高度数值(此例为 9.7mm);B. 在近排第 1 枚导针 9.7mm 的远端打入远排第 1 枚导针,2 枚导针汇聚于后交叉韧带胫骨足印区的下缘;C. 近排、远排各打入 2 枚导针构成远、近端截骨线。

六、截骨

理想的截骨手术需要对截骨角度和骨性合页进行精准的控制。依据术中透视和比例尺,将截骨角度的数值(9°~12°)换算为截骨块前方皮质的高度,通常为 9~12mm。笔者术中习惯采用游标卡尺测量截骨远、近排 2 枚导针内缘间的距离对截骨块的高度进行控制(图 5-21)。

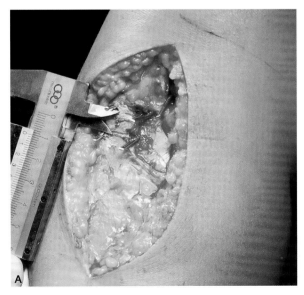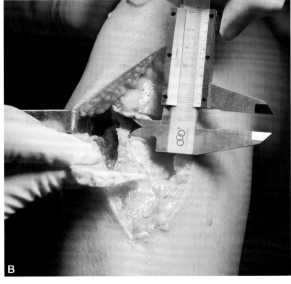

图 5-21　截骨的精确控制

A. 精确测量楔形截骨块前方的高度,与设计值相同(此例为 9.7mm);B. 截骨完成后再次测量确认。

后方骨性合页的完整性对于准确控制截骨角度和维持术后截骨端的稳定性都很重要。合页完全断裂可导致后倾角过度纠正,同时有发生术后二次移位的风险,应尽量避免。为防止合页断裂,术前设计时应尽量将合页点置于干骺端,避免将合页点置于皮质骨区域。如果将截骨线设计为水平走行,不仅难以保证合页的完整性,还容易导致截骨愈合困难。笔者采用斜形截骨,截骨线止于后交叉韧带足印区下缘的松质骨区域,旨在防止合页断裂和利于愈合(图 5-22)。

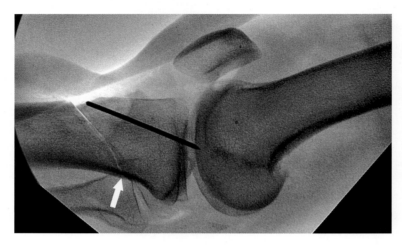

图 5-22　保持后方骨性合页的完整性(白色箭头)

七、纠正内翻畸形与接骨板固定

此类患者常由于内侧半月板受损和内侧室软骨严重退变而导致膝内翻的形成,为此,在固定之前应适当外翻截骨端、调整力线。注意将截骨端的后内侧间隙张开,同时维持前方截骨端闭合,将楔形骨块植于后内侧间隙(图 5-23)。

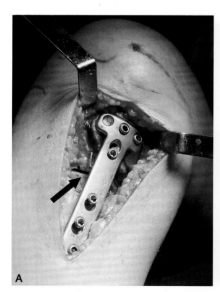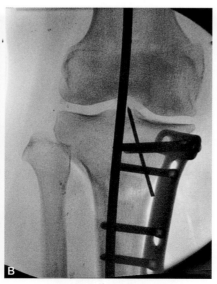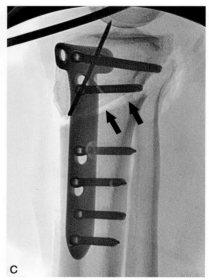

图 5-23　膝内翻纠正与接骨板固定
A. 黑色箭头显示内侧及后内侧间隙张开纠正膝内翻;B. 术中使用力线杆透视确认最终力线调整至 53% 左右;C. 侧位影像显示截骨端后内侧间隙张开,同时维持前方截骨端闭合(黑色小箭头)。

八、前交叉韧带重建及半月板处理

当截骨和前交叉韧带同期进行时,最大的问题是胫骨隧道与截骨线和截骨板位置冲突。为此,在术中截骨开始前,应将截骨线、胫骨隧道外口、接骨板三方面因素进行妥善安排。通常情况下都能兼顾三者的位置要求,但可供调整的空间较为有限。截骨板的 A 螺钉孔空置,防止损伤隧道内的移植物。如果存在内侧半月板损伤,通常在截骨完成后进行处理,因为截骨时松解内侧副韧带可使得内侧间隙开大,利于内侧半月板的显露和处理(图 5-24)。

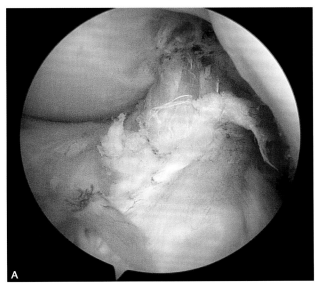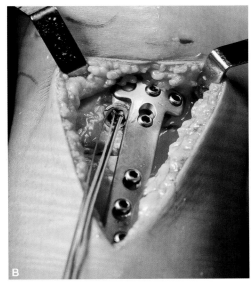

图 5-24　前交叉韧带重建(A)与胫骨侧固定(B)

第六节　术 后 处 理

术后佩戴可调节支具 6 周。拔除引流管及消肿后进行膝关节早期活动度及肌力训练。术后 4 周可部分负重,6~8 周可完全负重。

【小结】

1. 严格掌握手术适应证　与关节镜下前交叉韧带重建手术相比,截骨术是一项侵入性较大的手术,一定要避免过度使用。

2. 尽量同期手术　截骨术和韧带重建或翻修手术尽量同期进行,有减少手术次数等诸多优点,但技术要求较高。由于空间限制,要避免胫骨隧道和截骨面及内固定物冲突,需要进行细致的规划。

（冯　华）

参 考 文 献

[1] HASHEMI J,CHANDRASHEKAR N,MANSOURI H,et al. Shallow medial tibial plateau and steep medial

and lateral tibial slopes：new risk factors for anterior cruciate ligament injuries［J］. Am J Sports Med，2010，38（1）：54-62.

［2］LI Y，HONG L，FENG H，et al. Posterior tibial slope influences static anterior tibial translation in anterior cruciate ligament reconstruction：a minimum 2-year follow-up study［J］. Am J Sports Med，2014，42（4）：927-933.

［3］SONG G Y，ZHANG H，WANG Q Q，et al. Risk factors associated with grade 3 pivot shift after acute anterior cruciate ligament injuries［J］. Am J Sports Med，2016，44（2）：362-369.

［4］WEBB J M，SALMON L J，LECLERC E，et al. Posterior tibial slope and further anterior cruciate ligament injuries in the anterior cruciateligament-reconstructed patient［J］. Am J Sports Med，2013，41（12）：2800-2804.

［5］SONNERY-COTTET B，MOGOS S，THAUNAT M，et al. Proximal tibial anterior closing wedge osteotomy in repeat revision of anterior cruciate ligament reconstruction［J］. Am J Sports Med，2014，42（8）：1873-1880.

［6］MCDONALD L S，VAN DER LIST J P，JONES K J，et al. Passive anterior tibial subluxation in the setting of anterior cruciate ligament injuries：A comparative analysis of ligament-deficient states［J］. Am J Sports Med，2017，45（7）：1537-1546.

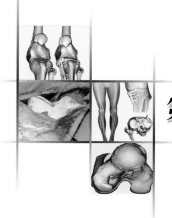

第六章
前交叉韧带损伤合并严重骨关节炎的挽救性截骨术

第一节　概　　述

近年来,笔者注意到有越来越多的年轻患者前交叉韧带损伤后继发严重骨关节炎。面对这类患者,医师们常常处于左右为难的困境中:既不能过早实施关节置换手术,也无法通过韧带修复手术逆转关节病变或有效缓解疼痛;保守治疗对于改善功能和缓解症状的效果又很有限。因此,对于过早出现的重度骨关节炎患者,没有完美的解决方案。即便如此,值得庆幸的是,这类棘手病例中的一部分患者是以膝内翻和内侧疼痛为突出症状的,仍然存在通过截骨术转移力线、减压内侧室应力,获得缓解疼痛疗效的可能性。这类手术由于既能够缓解症状,又可以有效延迟进行关节置换的时间,因此称之为"挽救性截骨术"。值得注意的是,虽然这类患者存在不稳定的问题,但主要症状为疼痛,而且患者大多已不再从事剧烈体育运动,修复前交叉韧带的必要性并不大。有循证证据表明,对于这类多间室的进展期骨关节炎病例,单纯关节镜清理手术疗效不确切。因此,关节镜手术仅可作为截骨术的辅助手段。当然,如果希望挽救性截骨术能获得一定的疗效,需要对病情进行细致的判断,分析症状特点、预测手术疗效,在渺茫的机会中寻找一线希望。在这个阶段进行截骨术的手术适应证毕竟是有限的,要严格掌握。同时,患者的心态和对病情的理解、合理的期望值、改变运动方式、控制体重等,也是获得更好的手术疗效的重要因素。本章节将通过典型病例加以展示。

第二节　典　型　病　例

一、多间室病变,外侧间室受累程度相对较轻

这类病例在设计截骨时将力线轻度向外侧室转移,这样可以更多地对内侧室进行减压,缓解疼痛效果更好(图 6-1)。

截骨术前进行关节镜检查,进一步确认外侧室软骨状况。截骨术后,内侧间隙得以开大,可以更容易地对内侧室软骨和半月板进行观察和清理。

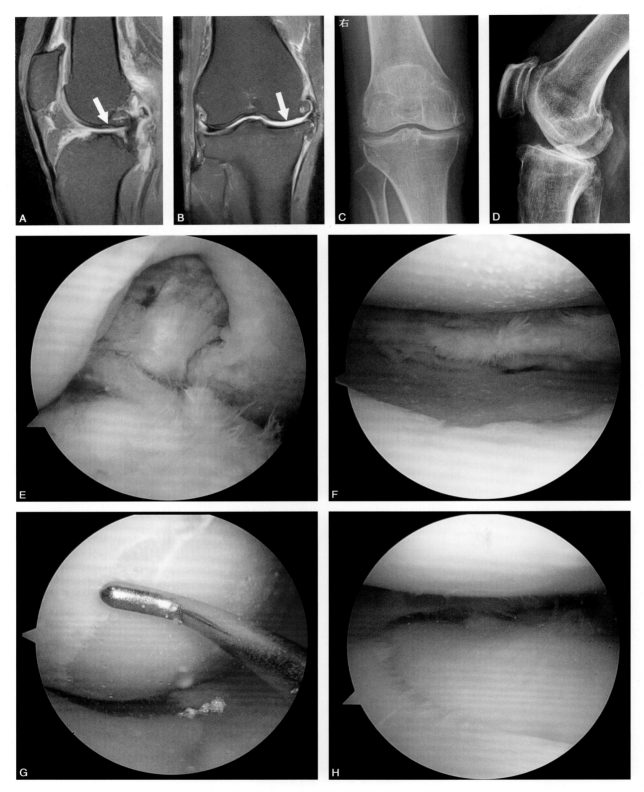

图 6-1 前交叉韧带损伤后多间室骨关节炎病例

患者女性,51 岁。主因"膝内侧疼痛明显"入院。A. 矢状面 MRI 显示前交叉韧带缺损,髌股关节骨赘增生明显(白色箭头);B. 冠状面 MRI 显示内侧半月板主体缺损,残留边缘外凸,内侧间室边缘骨赘明显(白色箭头);C. 正位 X 线片显示内、外侧间室均有明显退变表现,内侧间隙变窄;D. 侧位 X 线片显示股骨髁与胫骨平台后部骨性接触,关节后方间隙消失;E. 关节镜显示前交叉韧带缺损;F. 内侧胫骨平台中、后部软骨大面积缺损,内侧半月板后角复合型撕裂,组织严重退变;G. 内侧股骨髁广泛软骨缺损;H. 外侧间室软骨和半月板大致正常。

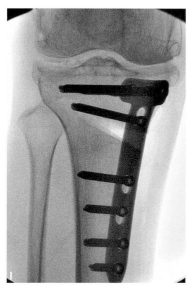
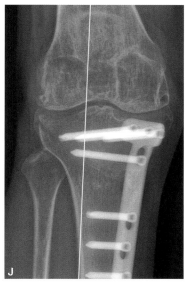

图 6-1（续）　前交叉韧带损伤后多间室骨关节炎病例
I. 手术采用了内侧张开式胫骨高位截骨术, 同时进行了关节镜清
理手术; J. 基于外侧室病变程度较轻, 将力线转移至略偏外侧室。

二、多间室病变, 内、外侧室均严重受累

这类患者最关键的是判断手术指征。疼痛最突出的区域如果位于髌骨周围或外侧室, 则不具备截骨术指征; 如果疼痛主要位于内侧, 就存在进行挽救性截骨术的可能（图 6-2）。

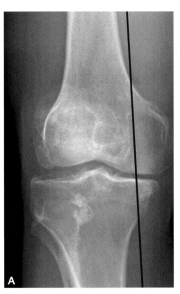
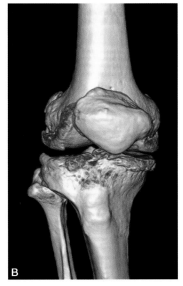

图 6-2　前交叉韧带损伤, 多间室退变病例
患者男性, 39 岁, 体育运动活跃者。主因"前交叉韧带陈旧性损
伤, 内侧疼痛明显"入院。A. 正位 X 线片显示力线位于胫骨平
台相对位置的 25%, 内侧间隙变窄; B. 三维 CT 显示内、外侧间
室均存在明显骨赘增生和退变表现。

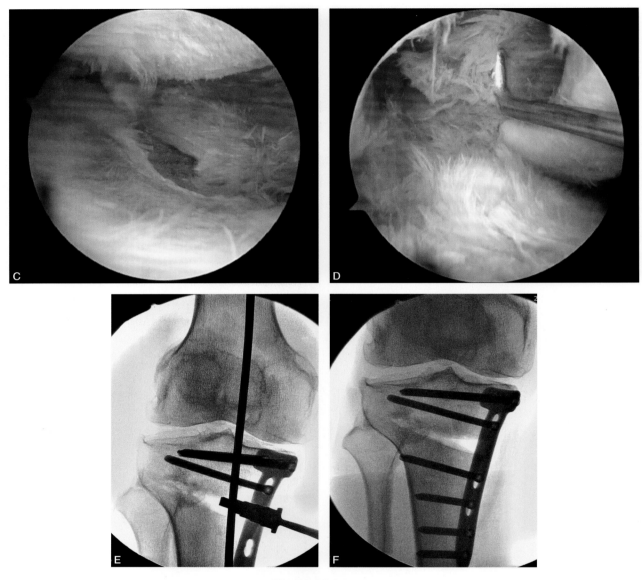

图 6-2（续）　前交叉韧带损伤，多间室退变病例

C. 关节镜探查显示内侧室广泛软骨缺损，半月板残留无功能碎块；D. 关节镜探查显示前交叉韧带缺损；E. 该患者进行了胫骨高位截骨术，将力线调整至接近胫骨平台相对位置的 50%；F. 该患者虽为多间室病变，但主要为内侧疼痛，因此进行了挽救性截骨术。术后嘱患者改变体育运动方式。

建议将截骨后的力线设计位于下肢机械轴通过胫骨平台相对位置的 50%，以免加重外侧室病变。

【小结】

前交叉韧带损伤后继发严重骨关节炎的年轻患者并非罕见。此类病例治疗棘手，没有完美的方案。大多数病例建议行保守治疗。对于此类病例，应严格掌握手术适应证，避免过度手术治疗。

（冯　华）

参 考 文 献

［1］ LI Y,ZHANG H,ZHANG J,et al. Clinical outcome of simultaneous high tibial osteotomy and anterior cruciate ligament reconstruction for medial compartment osteoarthritis in young patients with anterior cruciate ligament-deficient knees：A systematic review［J］. Arthroscopy,2015,31（3）:507-519.

［2］ AJUIED A,WONG F,SMITH C,et al. Anterior cruciate ligament injury and radiologic progression of knee osteoarthritis：a systematic review and meta-analysis［J］. Am J Sports Med,2014,42（9）:2242-2252.

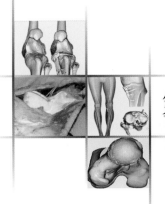

第七章
膝关节多发韧带损伤与下肢力线不良

第一节　概　　述

膝关节多发韧带损伤以后交叉韧带(posterior cruciate ligament,PCL)损伤为核心,常合并后外侧复合体(posterolateral complex,PLC)、前交叉韧带(anterior cruciate ligament,ACL)和内侧副韧带(medial collateral ligament,MCL)损伤。复合韧带损伤不仅会导致关节不稳定,还常继发患肢力线不良。

常见的力线不良如膝内、外翻,膝关节过伸,旋转半脱位等,这些畸形可以单独出现,也可以组合出现,可发生在单一平面,也可表现为多平面畸形。

不稳定和力线不良相互作用,形成"韧带源性不稳定-力线异常-加重不稳定",这个恶性循环不仅导致肢体和关节功能受损,还会使得关节软骨承受非生理应力而遭到破坏,最终造成不稳定和疼痛,并具有很高的致残风险。

膝内翻合并后交叉韧带、后外侧复合体损伤最为常见。临床实践中发现:与内侧间室退变的单纯性骨关节炎所致的膝内翻畸形相比,或者与单纯性韧带源性不稳定病例相比,不稳定合并膝内翻的病例更为复杂,临床上治疗困难,且疗效不佳,已经成为韧带手术失效翻修的高风险因素。在笔者进行 PCL 翻修的病例中,以这种类型居多。

有必要针对这类复合病损进行专门细致地讨论,从识别、判断到治疗策略逐一进行阐述,最终的目的是最大限度地恢复无痛、稳定、活动度好的关节。

第二节　韧带损伤合并下肢力线不良的分类

韧带损伤合并下肢力线不良的类别包括冠状面、矢状面和水平面力线不良,累及单一平面或多个平面,目前有多种分类系统。

一、膝内翻

Frank Noyes 在他的著作中将膝内翻分为三型:单相膝内翻、双相膝内翻和三相膝内翻(图 7-1)。这种分型是基于骨性异常、外侧韧带松弛、膝关节过伸三个要素,包括单平面的膝

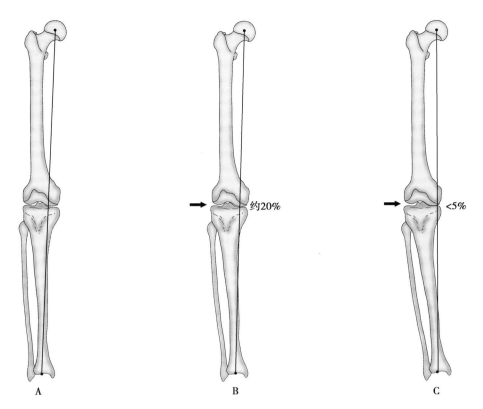

图 7-1　下肢力线不良的 Noyes 分型
A. 单相膝内翻,即生理性膝内翻和内侧间隙变窄(骨关节炎)引起的内翻,负重力线位于内侧间室;B. 双相膝内翻,骨源性及韧带源性导致的双因素膝内翻,负重力线位于内侧间室约 20% 的位置;C. 三相膝内翻,骨性膝内翻、外侧韧带损伤、膝关节过伸,负重力线位于内侧间室<5% 的位置。

内翻畸形和双平面的内翻加过伸畸形。

（一）单相膝内翻

单相膝内翻(primary varus)又称为原发性膝内翻,是指生理性膝内翻和膝关节内侧间隙变窄(骨关节炎)引起的内翻。下肢负重力线位于膝关节内侧间室,随着关节退变加重和内侧间隙不断变窄,力线会进一步内移,内侧间室承重份额增加,外侧间室承重份额相对减低。研究表明,3°的膝内翻会导致内侧间室压力增加 1 倍。这种膝内翻具有骨性几何形态的异常,属于单平面(冠状面)畸形。

（二）双相膝内翻

双相膝内翻(double varus)是指在上述单相膝内翻基础上加上外侧韧带的松弛(损伤后)形成的双因素膝内翻。这种情况下,力线内移更加明显,通常位于胫骨平台相对位置的20%左右。此种膝内翻属于单平面(冠状面)畸形。

双相膝内翻成因来源于两方面:①股骨和/或胫骨的骨性内翻;②后外侧复合体损伤后,外侧限制结构功能丧失、外侧关节间隙张开。膝内翻在负重状态下进一步加重。此时,下肢的一系列主动和被动限制力量(包括股四头肌、股二头肌、腓肠肌和髂胫束)会进行相应的代偿性对抗。当超出代偿能力时,就会发生外侧关节间隙恒定张开,出现固定性的膝内翻。双相膝内翻的下肢负重力线与单相膝内翻相比会进一步内移。如果患者此时已经存在内侧间室的软骨损伤,或者为内侧半月板切除术后,内侧间室的状况会进一步恶化。

双相膝内翻临床表现出的不稳定步态,称为内甩步态(medial thrust),严重影响日常站立和行走功能(图7-2、视频1)。

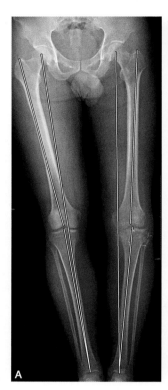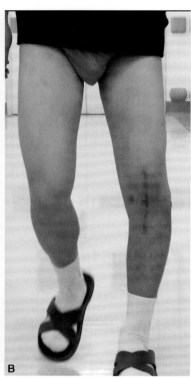

图7-2　双相膝内翻步态

A.X线片显示左膝前交叉韧带及外侧韧带修补术后,膝内翻畸形;B.负重期左膝内甩步态。

视频1　双相膝内翻(double varus)步态

另外,双相膝内翻患者通常还会出现膝关节内侧和外侧的疼痛,分别是由于内侧骨性结构压力过高和外侧软组织(髂胫束和后外侧韧带结构)承受牵拉张力所致。

(三) 三相膝内翻

三相膝内翻(triple varus)是指在上述双相膝内翻的基础上加上膝关节过伸(反屈)畸形。其来源包括三方面:①股骨和/或胫骨的骨性内翻;②外侧副韧带失效导致的外侧关节间隙张开;③后外侧或后方稳定结构松弛导致的膝关节过伸(反屈),也可能与交叉韧带有关。这种类型的下肢负重力线会进一步内移,常达到胫骨平台相对位置5%的位置,有些甚至会超出内侧胫骨平台关节面。属于双平面(冠状面和矢状面)畸形。

该类型的特殊步态称为"三相步态",患者通常难以站立,不能独立行走(图7-3、视频2)。

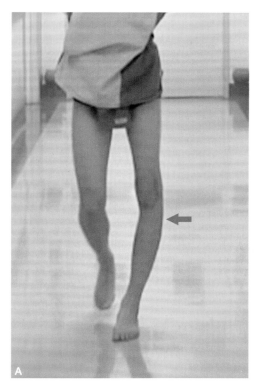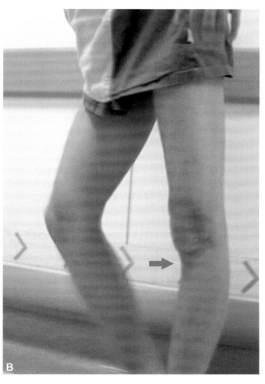

视频2

图 7-3　三相膝内翻（triple varus）步态
A. 左膝，后外侧复合体韧带术后步态负重期内翻畸形、不稳定步态（红色箭头）；B. 步态负重期过伸畸形（红色箭头）。

视频 2　三相膝内翻（triple var-us）步态

二、膝外翻

与上述膝内翻分类相对应，膝外翻也可以分为单相膝外翻（primary valgus）、双相膝外翻（double valgus）和三相膝外翻（triple valgus），但发生率相对较低。特殊步态称为外甩步态（lateral thrust）。（图 7-4、视频 3）

三、过伸畸形

膝关节脱位、多发韧带损伤、胫骨平台骨折、后关节囊损伤、后外/后内结构损伤，都是导致膝关节过伸畸形的常见原因。过伸畸形可以合并内翻或外翻畸形（双平面，如上所述）出现，也可以单独发生（矢状面单平面，图 7-5）。

轻度的膝关节过伸往往可以代偿，当大于 10°~15°时，会出现关节不稳定。患者行走时往往不敢伸直膝关节，表现为"保护性屈膝步态"（图 7-6、视频 4）。

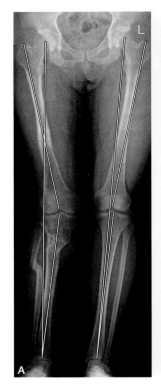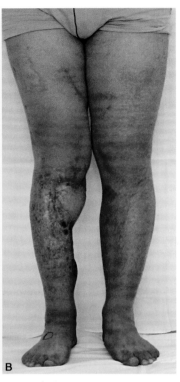

图 7-4　双相膝外翻示例

A.右膝多发骨折、多发韧带损伤后的外翻畸形;B.膝外翻畸形。患者行走时不稳,呈现外甩步态(lateral thrust)。

视频 3　双相膝外翻示例

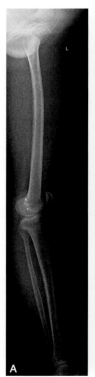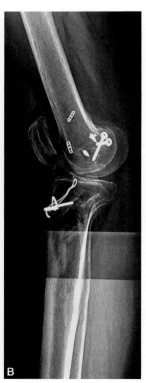

图 7-5　膝关节过伸畸形示例

A.病例 1,多发韧带损伤术后膝关节过伸;B.病例 2,膝关节脱位术后过伸畸形。

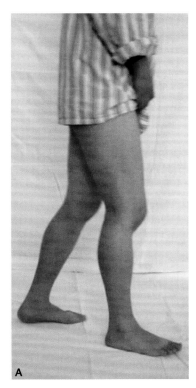
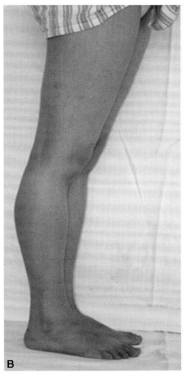

视频4 过伸畸形示例

图 7-6 过伸畸形示例

A. 右膝在负重期表现为"保护性屈膝步态";B. 双下肢负重站立时右膝表现为过伸。

四、基于发生平面的力线不良分类

基于发生平面的力线不良分类强调在三个维度上评估力线不良,较易忽视的是矢状面畸形的评估(表 7-1)。

表 7-1 基于发生平面的力线不良分类

发生平面	力线不良分类
冠状面	1. 膝内翻:单相膝内翻,双相膝内翻 2. 膝外翻:单相膝外翻,双相膝外翻
矢状面	膝关节过伸
冠状面+矢状面	1. 内翻+过伸:三相膝内翻 2. 外翻+过伸:三相膝外翻
轴位	后外旋转半脱位
轴位+冠状面	后外旋转半脱位+膝内翻
轴位+冠状面+矢状面	后外旋转半脱位+膝内翻+膝关节过伸

五、基于关节对合关系的力线不良分类

基于关节对合关系的力线不良分类强调当出现力线不良时评估股-胫关节的对合关系,当出现不可复位性脱位或半脱位时,往往作为决定治疗方案的先决考虑因素(表 7-2、图 7-7)。

表 7-2　基于股-胫关节对合关系的力线不良分类

股-胫关节对合关系类型	力线不良分类
无脱位型	膝内翻:单相膝内翻,双相膝内翻
	膝外翻:单相膝外翻,双相膝外翻
	膝关节过伸
固定性半脱位型	固定性前方半脱位合并力线不良
	固定性后方半脱位合并力线不良
	固定性后外旋转半脱位合并力线不良

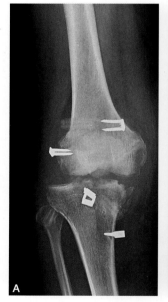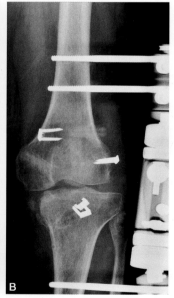

图 7-7　固定性后外半脱位合并膝内翻示例
A.多发韧带损伤术后,膝关节后外旋转半脱位合并膝内翻;B.优先考虑恢复关节正常对合关系,采取切开复位、外固定架固定。

第三节　临 床 检 查

临床检查要尽可能全面筛查关节的异常点,常包括以下方面。

1. 髌股关节　临床常见低位髌骨或胫骨后外侧半脱位引起的髌股关节对合不良。

2. 膝关节内侧结构　在内翻应力下诱发膝关节内侧间隙的疼痛、摩擦音或者弹响,可能意味着内侧间室的软骨或骨性结构损伤,严重者可有影像学的异常表现。

3. 膝关节外侧软组织结构　疼痛或炎性反应,可能与后外侧结构受到过度牵拉有关。

4. 步态　常见膝关节过伸步态或内甩步态(varus thrust)。

5. 是否有畸形　如过伸畸形,屈膝畸形,内、外翻畸形或复合畸形。

6. 活动度　因关节粘连引起的活动度受限较为常见。

7. 韧带稳定性检查。

（1）前交叉韧带:通过 Lachman 试验和轴移试验进行检查。应用 KT-1000 测量屈膝 20°位的胫骨最大前向松弛度,并进行侧-侧对比。

（2）后交叉韧带:筛查是否存在"台阶征",通过后抽屉试验确定松弛程度。

（3）后外侧复合体:通过内翻应力试验(0°位和屈膝 30°位)、胫骨外旋试验(计算侧-侧差值)及后外抽屉试验进行检查。

（4）内侧副韧带:通过外翻应力试验(0°位和屈膝 30°位)进行检查。

第四节　影像学评估

1. 常规 X 线片　通过拍摄膝关节正侧位 X 线片筛查膝关节对合关系,观察是否合并胫骨平台骨折、韧带撕脱骨折及异位骨化等。屈膝 30°位膝关节侧位像评估双侧髌骨高度,评估患者是否存在高位或低位髌骨,内侧撑开或外侧闭合式胫骨高位截骨术可能会影响髌骨高度,髌韧带挛缩可能会导致低位髌骨。

2. 全长 X 线片　双下肢负重全长正位 X 线片(图 7-8)应包括双下肢从股骨头到踝关节。投照时应注意保持膝关节伸直,避免关节过伸。术前规划时需要扣除掉外侧关节间隙张开的角度,避免截骨矫正时出现过度矫正现象。

3. 应力 X 线片

（1）内侧副韧带:通过 Telos 装置量化内侧间隙张大程度(屈膝 20°~30°,以毫米计量,计算侧-侧差值)。

（2）外侧副韧带:通过 Telos 装置量化外侧间隙张大程度(屈膝 20°~30°,以毫米计量,计算侧-侧差值)(图 7-9)。

（3）后交叉韧带:Telos 装置量化胫骨后移程度(屈膝 90°,以毫米计量,计算侧-侧差值)。

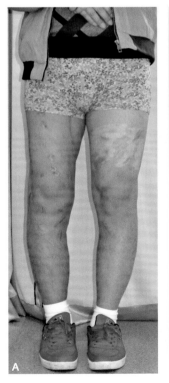
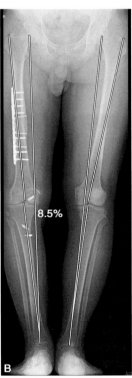

8.5%

图 7-8　双相膝内翻患者体位像和下肢负重全长 X 线片
A. 查体可见右膝存在明显内翻畸形;B. 下肢负重全长 X 线片可见右膝明显内翻,胫骨内侧平台骨折,下肢负重线通过内侧关节面约 8.5% 位置。

4. CT 和三维 CT 重建　观察轴位是否存在膝关节半脱位,详细观察胫骨平台骨折形态(图 7-10)。

5. MRI　用于评估韧带、半月板和软骨状况。

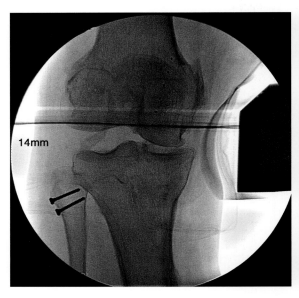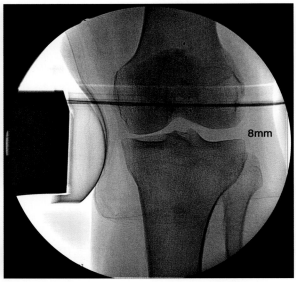

图 7-9　膝关节内翻应力 X 线片

通过 Telos 装置量化外侧间隙张大程度,在屈膝 20°～30°位,使用 Telos 装置施加内翻应力,同时放置标尺,测量外侧关节间隙张开程度,以毫米计量,计算侧-侧差值。左图外侧间隙张开 14mm,右图外侧间隙张开 8mm,侧-侧差值＝14mm－8mm＝6mm。

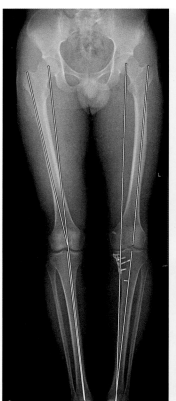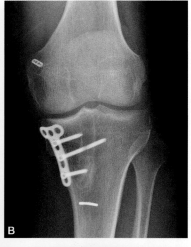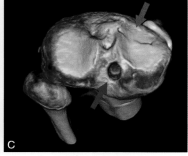

图 7-10　三维 CT 评估胫骨平台的骨折形态

A. 力线 X 线片显示左膝内翻畸形;B. X 线片显示胫骨平台骨折术后,内侧接骨板固定。股骨内侧髁见后交叉韧带重建股骨侧固定物;C. 三维 CT 显示胫骨前内侧平台塌陷(红色箭头),后交叉韧带重建胫骨隧道(蓝色箭头)。

第五节　临床治疗策略

一、保守治疗

韧带不完全性损伤(如 PCL<Ⅱ度损伤、PLC 的Ⅰ度和Ⅱ度损伤)合并轻度力线不良,可以采取保守治疗。通过针对性康复训练,可恢复接近正常的膝关节基本功能。

二、手术治疗

手术指征:重度的韧带不稳定(Ⅲ度 PCL/PLC 损伤)和多平面力线不良,无法进行代偿;严重步态异常,甚至无法正常站立。

(一) 手术治疗的原理

优先进行力线矫正。如果骨性力线得到矫正,多数患者往往可以恢复接近正常的日常功能,不再需要二期韧带重建手术,这种原理被称为"骨性力线保护韧带"。如果不矫正力线不良而单纯进行韧带重建,会导致重建的韧带移植物受到反复应力牵拉逐渐松弛甚至失效(图 7-11)。对于关节半脱位或骨折的病例,应优先恢复骨性结构的支架作用,二期再行韧带重建或修复。

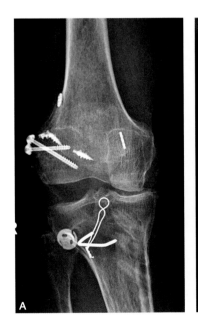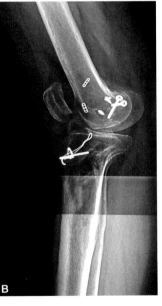

图 7-11　力线不良导致韧带失效示例
该患者为三相膝内翻,由于没有矫正力线,导致多次后交叉韧带/后外侧复合体手术失效。A. 内翻畸形,外侧间隙明显张开;B. 膝关节过伸畸形近 30°。

(二) 手术治疗的方式

1. 力线矫正　力线不良合并韧带不稳定且没有固定性脱位/半脱位的患者,是进行截骨术(股骨远端截骨术和胫骨高位截骨术)的适应证。

2. 关节复位　对于关节脱位或半脱位的病例,应优先恢复关节正常的骨性对合关系。笔者习惯采用切开关节复位的手术方式(图 7-7)。

3. 骨折复位　当胫骨平台骨折或股骨远端骨折有移位时,首先应进行骨折复位手术。忽视骨折的处理而单纯进行韧带手术,往往会导致术后关节畸形、力线不良,甚至重建的韧带失效(图7-12)。

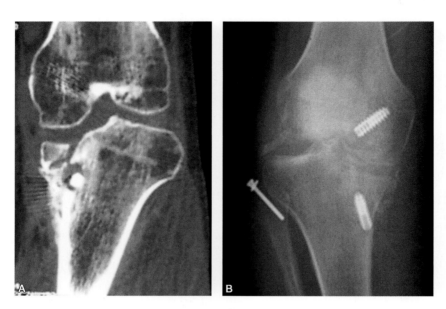

图 7-12　胫骨平台骨折未经复位导致畸形示例
A. 胫骨内侧平台 Schatzker Ⅳ型骨折合并后交叉韧带、后外角损伤;
B. 该病例没有治疗骨折,仅重建了后交叉韧带,术后仍然存在半脱位,导致重建韧带失效。

4. 韧带修复或重建　如果经过先期骨性手术后关节功能恢复良好,但患者仍有不稳定主诉,可行二期韧带重建手术。有条件时,韧带修复或重建手术也可与骨性手术同期进行(图7-13)。

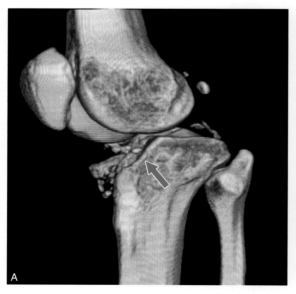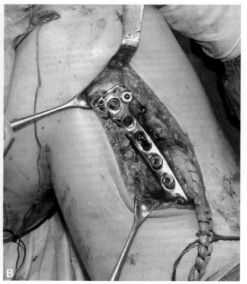

图 7-13　对角线损伤骨折复位与韧带重建同期手术病例
A. 前内侧胫骨平台塌陷骨折(红色箭头),关节半脱位;B. 术中行骨折复位、接骨板固定。

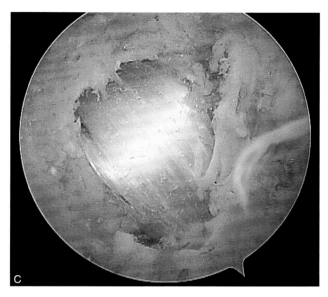

图 7-13(续) 对角线损伤骨折复位与韧带重建同期手术病例
C.同时行后交叉韧带重建。

【小结】

1. 膝关节不稳定合并力线不良的治疗与单纯韧带损伤及单纯力线不良不同。
2. 应充分理解"骨性力线保护韧带"的概念。
3. 希望通过修复韧带来纠正力线的做法会导致较高的韧带失效和松弛率。
4. 力线纠正后,大部分病例不需要再进行二期韧带修复或重建手术。
5. 力线不良包括单平面畸形和双平面畸形,注意识别和判断。

（冯 华）

参 考 文 献

［1］ NOYES F R. Noyes' knee disorders:surgery,rehabilitation,clinical outcomes［M］. 2nd edition. Philadephia,PA:Elsevier,2017:773-882.

［2］ LI X,SONG G Y,LI Y,et al. The"diagonal"lesion:A new type of combined injury pattern involving the impingement fracture of anteromedial tibial plateau and the injury of posterior cruciate ligament and posterolateral corner［J］. J Knee Surg,2020,33(6):616-622.

［3］ 冯华.后交叉韧带与后外复合体损伤［M］.北京:人民卫生出版社,2016:201-210.

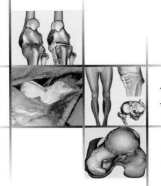

第八章
膝关节后交叉韧带、后外侧复合体损伤与双相膝内翻

临床常见的下肢力线不良病例是膝关节内侧间室的骨关节炎和由此诱发的膝关节内翻畸形，对于年轻的、爱好运动的患者，可以使用胫骨高位截骨术（high tibial osteotomy，HTO）进行治疗。这种手术的适宜人群是年龄在30~50岁，希望保持一定运动量并推迟进行单髁置换或者全膝关节置换的时间。对于这些患者而言，行HTO的目的是为这些相对年轻的患者赢得一定的时间（最好是10~15年），之后再进行关节置换术。

临床上有另外一类患者，膝力线不良（膝内、外翻，膝关节过伸）伴有韧带源性不稳定，需要进行韧带重建手术治疗。这些患者的韧带损伤通常包括前交叉韧带（anterior cruciate ligament，ACL）、后交叉韧带（posterior cruciate ligament，PCL）和后外侧复合体（posterolateral corner，PLC）。对于这样的患者，在进行韧带重建手术之前，必须通过手术矫正获得正常的下肢力线，然后才能进行韧带重建手术。

膝内翻合并后交叉韧带损伤、后外侧复合体损伤的患者最为常见。如果没有膝关节内侧间室的软骨损伤，不要将下肢力线过度矫正至膝外翻。治疗原则是一期将膝内翻矫正至中立位，如果需要，二期再进行交叉韧带和后外侧复合体重建手术。矫正膝内翻的目的是降低韧带重建手术后失效的风险。

第一节　双相膝内翻的定义

不稳定和力线不良相互作用，形成恶性循环的力学环境。患者常常表现为膝关节疼痛、肿胀、不稳感和关节功能障碍，这种情况要比单纯的内侧间室退变形成的骨关节炎性膝内翻复杂得多，需要从多个角度评估整个下肢和膝关节的异常。因此，正确的诊断和合理的治疗方案是获得满意疗效的前提。需要评估股骨和胫骨在冠状面、矢状面的解剖力线，关节不稳定的类型，异常的关节面倾斜（内外侧间室松弛的程度）和韧带损伤的类型（单一韧带损伤或多发韧带损伤）。

双相膝内翻（double varus）是指在股骨、胫骨的骨性内翻的基础上，加上外侧韧带的松弛导致的双因素膝内翻。这种情况下，与关节退变和内侧间隙变窄（骨关节炎）引起的膝内翻相比，双相膝内翻的负重力线内移会更加明显，通常位于胫骨平台相对位置的20%左右（图8-1）。

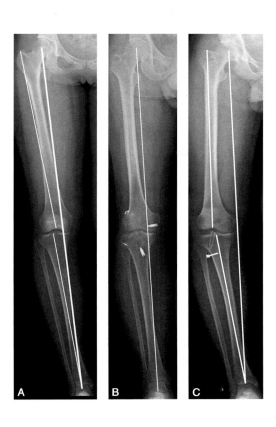

图 8-1　下肢力线不良的 Noyes 分型示意
A.单相膝内翻,即生理性膝内翻和内侧间隙变窄(骨关节炎)引起的内翻,负重力线通过膝关节内侧间室;B.双相膝内翻,即骨源性合并韧带源性导致的双因素膝内翻,负重力线通过膝关节内侧间室约 20% 的位置;C.三相膝内翻,即膝内翻、外侧韧带损伤合并膝关节过伸,负重力线通过膝关节内侧间室<5%的位置。

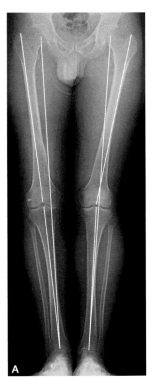
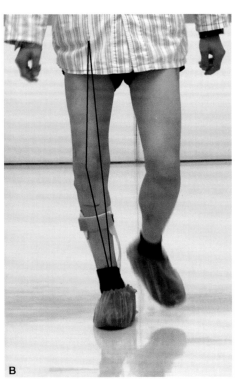
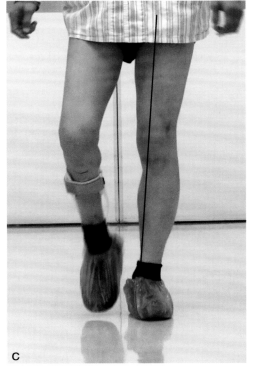

图 8-2　双相膝内翻示例
A.下肢负重位全长影像显示右侧膝内翻,膝外侧韧带修补术后失效,站立位外侧间隙张开;B.右膝内甩步态,右下肢负重时出现明显内翻;C.左下肢(健侧)负重时无明显内翻。

双相膝内翻来源于两方面：①股骨、胫骨的骨性内翻；②后外侧复合体损伤性松弛导致的外侧关节间隙张开。由于患肢负重时会发生外侧关节间隙恒定张开，出现明显的膝内翻，与单相膝内翻相比，双相膝内翻的下肢负重力线会进一步内移。不仅如此，双相膝内翻还会导致不稳定的步态，称为内甩步态（medial thrust），严重影响日常站立和行走功能（图 8-2）。

第二节　临床检查

临床检查需要尽可能发现膝关节所有的异常，主要包括：①髌股关节相关检查，特别是可能存在伸膝装置力线不良，这种情况可能是由于胫骨过度外旋或胫骨后外侧半脱位引起；②在内翻应力下，膝关节内侧间隙的摩擦音或者弹响，可能意味着内侧间室的关节软骨损伤，即使影像学检查没有发现异常；③膝关节外侧软组织结构的疼痛或炎性反应，可能与后外侧结构过度牵拉有关；④行走或慢跑时步态异常，包括膝关节过伸步态或内甩步态；⑤与健侧膝关节相比，患侧出现异常的膝关节活动受限或半脱位。

在进行查体时，首先检查前、后交叉韧带的稳定性。后交叉韧带需要检查膝关节的"台阶征"，在屈膝 90°位检查内侧胫骨平台相对于股骨内侧髁的位置，确定患者是否存在膝关节后向不稳定，如果存在膝关节后向不稳定则意味着后交叉韧带部分或完全损伤（图 8-3、图 8-4）。前交叉韧带的检查包括 Lachman 试验和轴移试验，同时使用 KT-1000 测量屈膝 20°位的胫骨最大前后向松弛度。

外侧副韧带的检查：屈膝 0°位和屈膝 30°位的膝关节内翻应力试验，检查者评估双侧膝关节外侧间隙张开的程度（以毫米计量）。

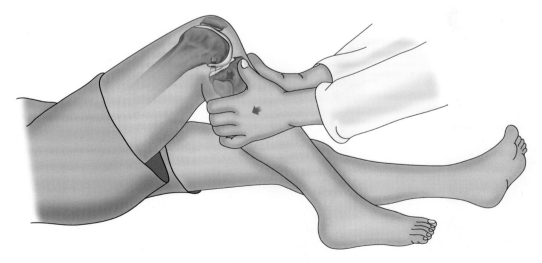

图 8-3　在屈膝 90°位检查"台阶征"示意

正常情况下，胫骨内侧平台应该位于股骨内侧髁前方 10mm 处，形成"台阶"。对于后交叉韧带损伤的患者，台阶会变小、变平甚至胫骨前缘位于股骨内侧髁后方。

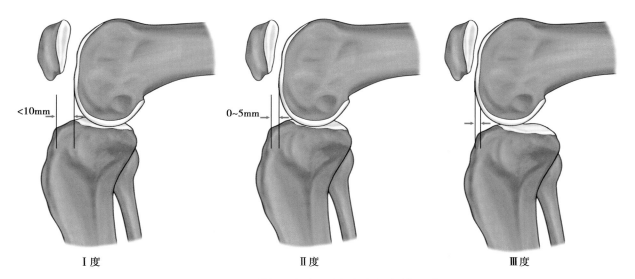

Ⅰ度　　　　　　　　Ⅱ度　　　　　　　　Ⅲ度

图 8-4　后抽屉试验胫骨后移程度的示意

后抽屉试验分度：Ⅰ度的后交叉韧带松弛意味着胫骨后移程度为 0~5mm，胫骨平台仍然位于股骨髁前方，但不足 10mm；Ⅱ度的后交叉韧带松弛意味着胫骨后移 6~10mm，胫骨平台前缘位于股骨内髁前方不足 5mm，甚至可能与股骨内髁齐平；Ⅲ度损伤意味着胫骨后移程度>10mm，胫骨平台前缘移位到股骨内髁后方。

第三节　影像学评估

　　影像学评估的主要依据是站立位双下肢全长像。如果患者的膝关节外侧副韧带损伤，可能会出现外侧关节间隙张开，这种情况会影响医师对下肢骨性力线的准确判断。双下肢的负重位全长正位像（图 8-5），包括双下肢的从股骨头到踝关节的正位 X 线片，膝关节伸直，避免膝关节过伸。如果发现外侧关节间隙张开，需要扣除掉外侧关节间隙张开的角度，获得

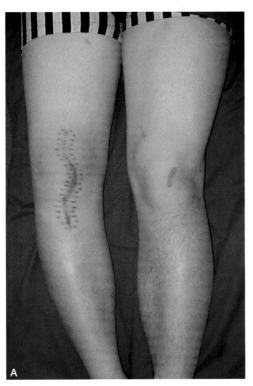
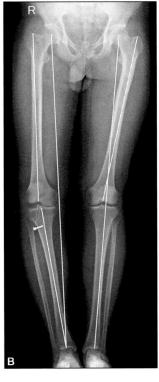

图 8-5　双相膝内翻患者的体位像和负重位下肢全长 X 线片
A. 患者体位像显示右膝内翻；B. 负重位下肢全长 X 线片可见右膝内翻，外侧关节间隙张开，下肢负重线通过膝关节内侧。

正确的下肢骨性力线,避免后期截骨矫正时出现过度矫正而导致膝外翻。

另外,检查者需要注意膝关节的"跷跷板"效应,这是指由于患者存在膝内翻,同时合并内侧胫骨(或内侧股骨)严重的骨缺损,负重时膝关节的内、外侧间室不能同时接触的现象,胫骨的活动类似于跷跷板,随着膝关节内、外翻,内侧或外侧间室分别接触,非接触一侧的间室显著分离。骨缺损可能是由于严重的骨关节炎所致,也可能是既往胫骨平台塌陷骨折没有得到充分复位所致(图 8-6)。"跷跷板"膝关节不存在使内、外侧间室同时接触的平衡点,

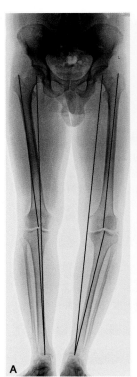
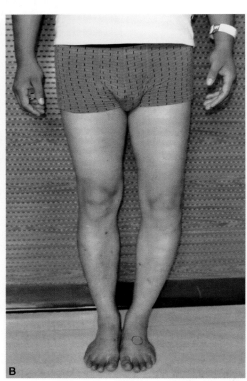
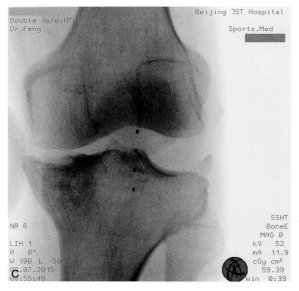
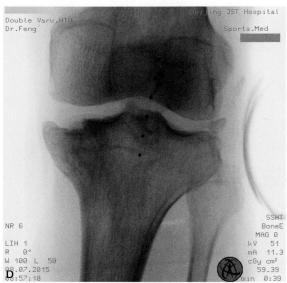

图 8-6　双相膝内翻患者,内侧胫骨平台塌陷,存在"跷跷板"效应

患者男性,左膝陈旧性胫骨平台内侧骨折合并后交叉韧带、后外侧复合体损伤,为双相膝内翻。A. 下肢负重位全长像显示膝内翻,力线通过胫骨平台内侧;B. 患者站立位体位像显示左膝内翻;C. 由于胫骨内侧平台塌陷,膝关节不存在使内外侧间室同时接触的平衡点,内翻应力下膝关节内侧间室接触而外侧间室显著分离;D. 外翻应力下外侧复合体接触而内侧间室分离。这种现象称为"跷跷板"效应。

因此,负重时仍然是膝关节内侧或外侧间室单独承担全部负重,此类病例通过胫骨高位截骨术难以显著减轻内侧间室的负荷(图 8-7)。

进一步的影像学检查包括屈膝 30°位的膝关节侧位像、负重位屈膝 45°位后前位像、髌骨切线位像。另外,膝关节内外翻应力像有助于进一步评估膝关节的内外侧稳定性(图 8-7)。

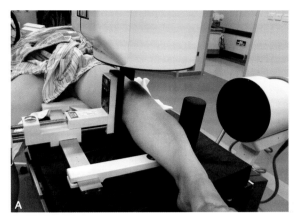 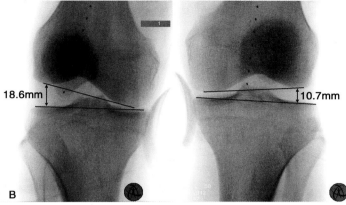

图 8-7　与图 8-6 为同一患者,术前进行内翻应力影像学检查,评估膝关节外侧不稳定

A. 内翻应力影像摄片体位;B. 膝关节内翻应力像显示右膝外侧关节间隙张开 18.6mm,左膝外侧关节间隙张开 10.7mm,侧-侧差值为 18.6mm−10.7mm=7.9mm。

使用膝关节侧位像评估双侧髌骨高度,评估患者是否存在高位或低位髌骨。因为后续选择的内侧撑开或外侧闭合的胫骨高位截骨术可能会进一步影响髌骨高度。

第四节　术前规划

一、胫骨高位截骨术

胫骨高位截骨术(high tibial osteotomy,HTO)被广泛用于治疗膝关节单侧间室退变和骨关节炎,通过调整下肢力线达到减轻病变间室负荷,从而达到缓解疼痛、改善关节功能的目的,以延缓骨关节炎的进展。近期的研究显示,胫骨高位截骨术用于治疗合并下肢力线不良的膝关节不稳定,取得了较好的临床疗效。治疗对象包括陈旧的膝关节不稳定(前、后交叉韧带损伤,后外侧复合体损伤等)合并下肢力线不良的患者,或者由于下肢力线不良未矫正造成重建韧带失效需要翻修的患者。对于这些患者,胫骨高位截骨术的目的主要是以下三个方面:①保护重建的移植物,避免力线不良导致移植物承受过大的应力而失效;②改善关节稳定性;③减缓病变间室的软骨磨损。

由于胫骨近端特殊的三角形形态,导致内侧撑开截骨和外侧闭合截骨会产生不同的矫正效果。例如,在矫正膝内翻时,外侧闭合截骨对胫骨平台后倾角的影响较小,具有轻度减小后倾的作用;而内侧撑开截骨能够同时在冠状面和矢状面进行调整,如果医师能够掌握内侧撑开截骨的特性,就能通过一次手术完成两个平面的矫正,达到事半功倍的效果;如果不能掌握这种特性,可能会对关节稳定性造成负面的影响(例如 ACL 损伤的患者合并膝内翻,在使用内侧撑开截骨矫正膝内翻时,可能会增大胫骨平台后倾角度,造成胫骨前移,而导致重建的 ACL 应力过大)。表 8-1 分别介绍了内侧撑开截骨和外侧闭合截骨的优缺点,以及内侧撑开截骨如何保持胫骨平台的后倾角度。

表 8-1　内侧撑开截骨和外侧闭合截骨的优缺点对比

内侧撑开截骨的优缺点	外侧闭合截骨的优缺点
优点: ● 避免外侧切开,有利于二期后外侧复合体重建 ● 避免腓骨截骨 ● 能够矫正较大角度(>12°),避免胫骨短缩 ● 对于 MCL 损伤,可以同时进行 MCL 胫骨止点远端移位或者 MCL 重建 ● 对于二期后外侧复合体重建,由于内侧撑开截骨可以避免腓骨截骨,二期进行后外侧复合体重建时能够保证移植物的固定强度 缺点: ● 撑开间隙较大时,需要植骨	优点: ● 愈合速度快,能够早期负重 ● 术后出现矫正丢失或不愈合的风险较低 缺点: ● 术中不容易获得正确的矫正角度 ● 与内侧撑开截骨相反,大角度的外侧闭合截骨会导致髌骨高位和胫骨短缩

二、计算正确的矫正角度

术前需要准确测量并计算正确的矫正角度,从而使截骨后股骨和胫骨的受力重新分布,并且不会改变胫骨平台后倾和冠状面关节间隙与地面的平行关系。正常的股骨和胫骨在冠状面的力线如图 8-8 所示。

对于膝关节外侧副韧带和后外侧复合体损伤,外侧结构松弛或者缺损会导致膝关节外侧关节间隙张开,加重膝内翻的程度,如果术前检查者没有正确认识外侧结构松弛所导致的膝内翻加重,会导致截骨术后出现矫正不足或者过度矫正。另外,由于患者可能需要进行二期后外侧复合体重建手术,为了方便后续手术,一期手术应尽量避免在膝关节外侧做切口,因此 HTO 的首选方案是内侧撑开的胫骨高位截骨术。

术前规划时需要使用下肢负重位全长 X 线片,可以在打印胶片或者计算机工作站上进行规划。

1. 方法一(图 8-9A)

(1)确定下肢机械轴:描画股骨头中心至踝关节中心的连线。

(2)确定新的负重轴线:从股骨头中心通过膝关节理想位置(位于胫骨平台 50%~62% 的位置)的轴线。

(3)确定内侧撑开楔形的角度:将新的负重轴线与胫

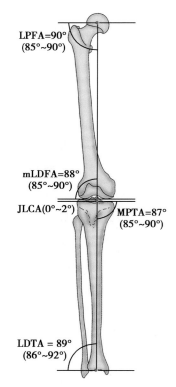

图 8-8　正常下肢力线的冠状面示意

LPFA:股骨近端外侧角;mLDFA:机械股骨远端外侧角;JLCA:关节线会聚角;MPTA:胫骨近端内侧角;LDTA:胫骨远端外侧角。

骨平台的交点与踝关节中心相连,这条线与新的负重轴线的夹角即为楔形撑开的角度。

2. 方法二(图 8-9B)

(1) 使用另外的技术确定轴点,一般轴点位于胫骨外侧皮质与上胫腓关节上缘处。需要注意,理想的轴点位置可能根据患者特定的解剖而变化,但是必须位于关节面下方至少 1.5cm 处。

(2) 将轴点与踝关节的新中心以及原中心相连,撑开楔形的角度即为两条线的夹角。

三、确定截骨位置

截骨平面应该位于鹅足上缘,确定在截骨近端留有足够的空间容纳内固定接骨板近端的螺钉,尤其是使用 TomoFix 锁定接骨板,应避免接骨板近端 D 孔的螺钉进入截骨区。

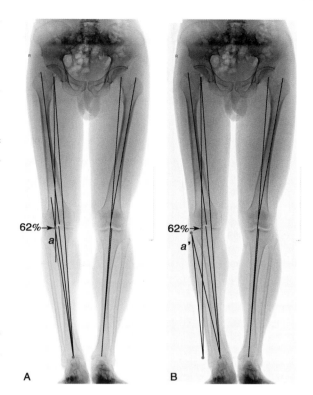

图 8-9　两种截骨设计方法
A. 截骨角度 a 为股骨头中心、踝关节中心与 62%点连线的夹角;B. 截骨角度 a' 为新、旧踝关节中心至轴点的连线的夹角。

(一) 胫骨高位截骨术术前规划注意事项

1. 计算需要矫正的角度,从而重新分布股骨和胫骨的受力。

2. 如果存在后外侧复合体损伤导致的外侧间隙张开,需要扣除由于软组织不稳定引起的外侧间隙张开角度,避免过度矫正而导致严重的膝外翻。

3. 利用双下肢负重位全长 X 线片绘制负重线。

4. 利用膝关节侧位全长 X 线片测量胫骨平台后倾角　增加胫骨平台后倾角度会增加胫骨前移,导致 ACL 承受的张力增加;减小胫骨平台后倾角度会增加胫骨后移,导致 PCL 承受的张力增加。不要过度改变正常的胫骨平台后倾角度,除非术前测量胫骨平台后倾角度异常。胫骨平台后倾角度异常是指比正常胫骨后倾角度增加 2 倍标准差。

5. 保持胫骨平台后倾角度不变的方法:内侧撑开的 HTO,前方撑开间隙与后内侧撑开间隙之比＝1∶2。

6. 前方撑开间隙变化 1mm＝胫骨平台后倾角变化 2°。

(二) 合并韧带损伤的胫骨高位截骨术的最佳手术时机

1. 单相膝内翻　交叉韧带重建可以与 HTO 同时进行,或者二期进行韧带重建(没有异常的膝关节外侧间隙张开)。

2. 双相膝内翻　首先进行 HTO,后外侧稳定性会随着力线改善而好转。如果需要,二期再进行交叉韧带重建和后外侧复合体重建。

3. 三相膝内翻　首先进行 HTO,消除过伸和改善内翻,根据患者的情况决定是否需要二期再进行交叉韧带重建和后外侧复合体重建。

第五节　手术技术

一、患者体位

手术中需要透视,因此需要使用X线能穿透的手术床。

患者应采取平卧位,在手术台上安装外侧挡板与脚踏,外侧挡板位于大腿外侧的止血带水平,脚踏可以使膝关节维持在屈膝90°,这样方便术中在膝关节伸直和屈膝90°体位间转换。确保术中患者的髋关节、膝关节和踝关节在透视过程中不被遮挡。手术铺单时要保留足够的空间,方便触摸髂前上棘和透视股骨头中心。如果术中需要取髂骨植骨,需要准备对对侧髂嵴进行消毒和铺单。

二、手术切口和显露

将膝关节置于屈膝90°的位置,在皮肤上标记重要的解剖位置,包括内侧关节间隙和鹅足的位置。建议使用直切口,切口位于胫骨结节至胫骨后内缘的中线位置,长度8~10cm,起于内侧胫骨平台下方,长度需要越过鹅足水平(图8-10)。

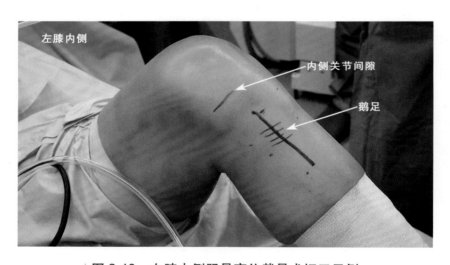

图 8-10　左膝内侧胫骨高位截骨术切口示例

沿皮肤切口方向,使用圆刀直接切透软组织,达到胫骨骨皮质,将筋膜、鹅足、内侧副韧带浅层和骨膜当做一层来处理。使用骨膜剥离器沿切口的位置向胫骨后缘剥离,将骨膜从胫骨表面掀起,可以使用手术刀辅助将致密的纤维从胫骨上分离(图8-11A),骨膜下剥离直至显露胫骨内侧皮质后缘(图8-11B)。然后,沿胫骨内侧皮质后缘继续向胫骨后方进行骨膜下剥离,在骨膜下插入圆撬。注意,骨膜剥离器在胫骨后方剥离时,一定要小心,避免损伤后方的血管和神经。在切口前缘显露髌腱的内侧缘,使用拉钩将髌腱拉起,显露髌腱在胫骨结节的止点,标记胫骨结节的上缘,作为冠状面截骨的定位标志。

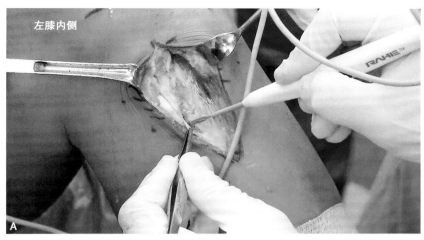

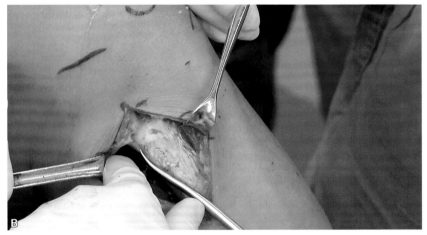

图 8-11 软组织分离

A.将筋膜、鹅足、内侧副韧带浅层和骨膜当做一层来处理,从胫骨表面掀起,向后剥离;B.骨膜下剥离直至显露胫骨内侧皮质后缘。

三、确认截骨位置

1. 标记双平面截骨线 横断截骨面位于鹅足上缘,方向平行于内侧胫骨平台,距离内侧胫骨平台约 50mm,截骨线顶点距离胫骨外侧皮质约 10mm,距离外侧关节面>15mm(图 8-12A);冠状截骨面位于横断截骨面的前 1/3 位置,方向基本平行于胫骨前方骨皮质,冠状截骨面与横断截骨面形成约 110°夹角(图 8-12B)。

2. 透视定位 将膝关节完全伸直,在透视下调整膝关节的位置直至获得标准正位像——在正位像上对齐胫骨内外侧平台,然后将下肢内外旋,使髌骨完全位于前方,此时腓骨头的 1/3 一般与胫骨重叠。透视引导下将第 1 枚克氏针打入胫骨近端,入针点位于横断截骨线、胫骨内侧皮质后缘稍偏前的位置,方向指向术前规划的轴点,位于腓骨尖的位置,距离外侧胫骨平台的高度>15mm,距离胫骨外侧皮质约 10mm,保留足够的合页。确认位置无误后,在透视引导下打入第 2 枚克氏针,位于第 1 枚克氏针前方 2cm 处,方向与第 1 枚克氏针平行,2 枚克氏针所标示的就是截骨平面。如果需要,可以打入第 3 枚克氏针进行定位(图 8-13)。

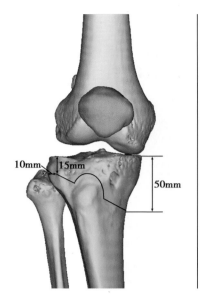 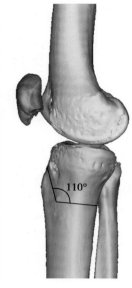

图 8-12　双平面截骨示意
在冠状面上截骨面起于胫骨内侧，位于鹅足上缘，距内侧胫骨平台约50mm，指向腓骨头尖端；在矢状面上截骨面平行于内侧胫骨平台；矢状面截骨面起于胫骨结节髌腱止点的后缘，方向基本与胫骨骨干前方皮质平行，在矢状面与第一截骨面成110°左右夹角。

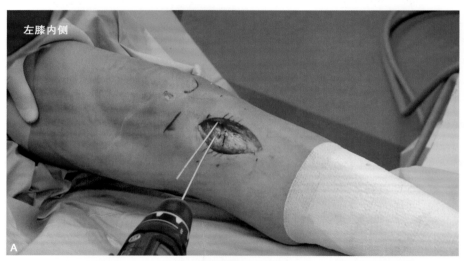

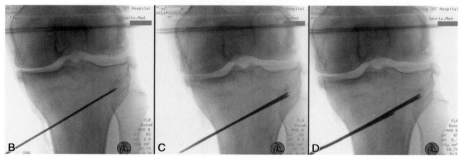

图 8-13　透视辅助定位截骨面
A. 透视引导下置入克氏针，确定截骨面；B. 第1枚克氏针的入针点位于横断截骨线，胫骨内侧皮质后缘稍偏前的位置，方向指向术前规划的轴点；C. 第2枚克氏针与之平行，在第1枚克氏针前方2cm；D. 第3枚克氏针的入针点位于横断截骨面与冠状截骨面的交点处，位于胫骨截骨线位置宽度的前1/3，方向与前2枚克氏针平行。

第3枚克氏针位于双平面截骨的横断截骨面与冠状截骨面的交点处——位于胫骨截骨线位置宽度的前1/3,方向与前2枚克氏针平行。双平面截骨的冠状截骨面向近端延伸至髌腱止点的后缘。胫骨结节骨块厚度＝横断截骨线位置的胫骨前后径×1/3,宽度应大于髌腱的胫骨止点宽度,一般>15mm。

3枚克氏针确定了横断截骨面的位置,方向平行于内侧胫骨平台。需要注意的是,应确保截骨面近端为内固定接骨板近端的螺钉保留了足够的空间,一般要求距离内侧胫骨平台边缘>30mm。

如果需要测量截骨深度,可以用相同长度的克氏针与3枚克氏针对比,测量相对长度差,即为截骨深度。横断截骨面前后缘的截骨深度不同,一般胫骨后方比前方多5～10mm。

四、截骨

为了便于使用摆锯截骨,可以将克氏针截短。将保护拉钩置于胫骨后方,保护后方的血管神经。根据测量的截骨深度,在锯片上标记出截骨的安全深度。使用摆锯在克氏针下方以克氏针作为引导进行横断面截骨,保证锯片紧贴克氏针(图8-14、视频5)。在截骨过程中,需要不断透视,确定锯片与导针的方向一致(图8-15)。同时,需要注意对胫骨后内侧皮质的截骨,笔者的经验是使用手指沿胫骨后方皮质触摸截骨线,这样既可以感知截骨的深度,同时能够避免损伤后方的血管和神经。在截骨过程中,可以使用生理盐水不断对截骨区域进行降温。

当横断面截骨达到需要的深度后,使用小摆锯进行前方的冠状面截骨(视频5、图8-16、图8-17)。冠状面截骨应当贯穿胫骨前方的内外侧皮质。完成截骨后,可以使用钢板尺插入横断面截骨线,探测横断截骨面的前后缘是否达到所需的深度。

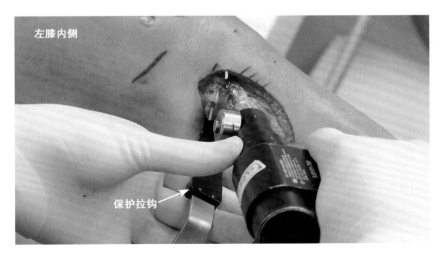

图 8-14　使用摆锯截骨
使用摆锯沿着3枚定位针进行横断面截骨,锯片在导针下方紧贴导针,同时在截骨区域的胫骨后方放置保护拉钩,保护后方的神经和血管。

视频 5　使用摆锯截骨

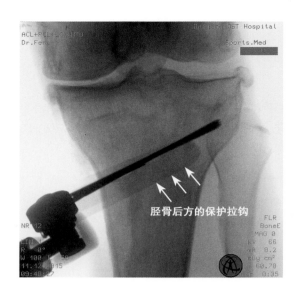

图 8-15 透视确认锯片与导针的方向一致
截骨过程中,需要不断透视,确认锯片与导针的方向一致;图中箭头所指为放置在胫骨后方的保护拉钩。

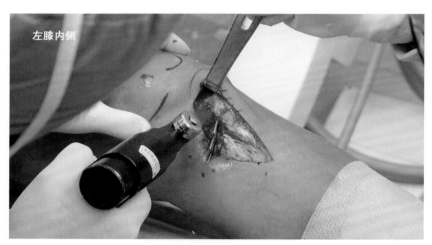

图 8-16 使用摆锯进行冠状面截骨

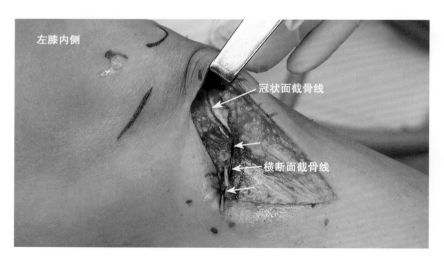

图 8-17 双平面截骨的截骨线
在矢状面观察,冠状面截骨线与横断面截骨线之间夹角约 110°(参考图 8-12)。

五、撑开截骨区

使用"三骨刀"技术逐渐撑开截骨区(图 8-18)。选择 3 把宽度、厚度和长度一致的薄骨刀,首先将第一把骨刀插入横断面截骨区,使用锤子轻轻锤击,将骨刀推进至胫骨外侧的轴点处,透视确认骨刀的深度。然后,在第 1 把骨刀与克氏针之间插入第 2 把骨刀,其插入深度比第 1 把骨刀少 10mm。如果需要继续撑开,在第 1 和第 2 把骨刀之间插入第 3 把骨刀,其插入深度比第 2 把骨刀再少 10mm(图 8-19)。使用"三骨刀"技术可以缓慢、逐渐地撑开截骨区域,防止出现外侧皮质骨折。如果使用暴力撑开或者撑开速度过快,可能产生外侧胫骨合页骨折。

如果需要继续撑开,可以使用专用的 TomoFix 撑开器(图 8-20)。在获得 3 把骨刀的撑开空间后,移除骨刀,使用锤子将 TomoFix 撑开器打入,直至其到达截骨线顶点(距离外侧胫骨皮质 10mm),可以根据撑开器上的刻度确定是否达到所需深度,也可以利用透视确定撑开器的尖端是否达到轴点(图 8-21)。用改锥缓慢旋转螺钉,使截骨区撑开,直至获得所需的撑开距离。

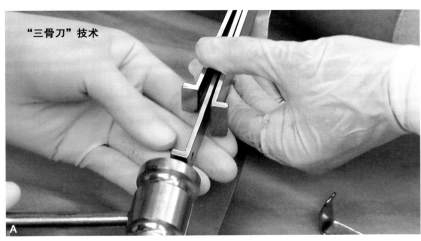

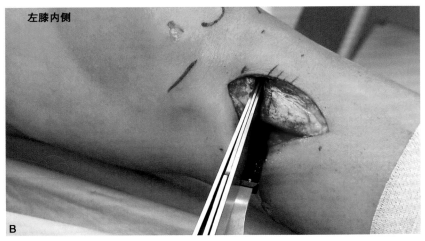

图 8-18 "三骨刀"技术

A. 使用"三骨刀"技术逐渐撑开截骨区,3 把骨刀进入的深度依次递减
10mm;B. 使用 3 把骨刀缓慢撑开截骨区,防止出现外侧胫骨合页骨折。

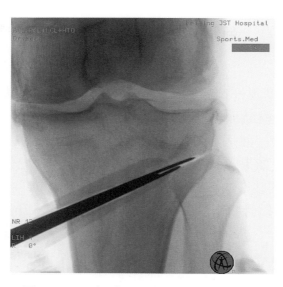

图 8-19　透视确认 3 把骨刀进入的深度

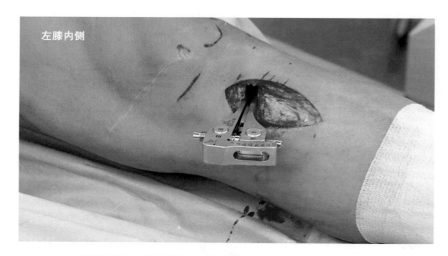

图 8-20　使用 TomoFix 撑开器继续撑开截骨区

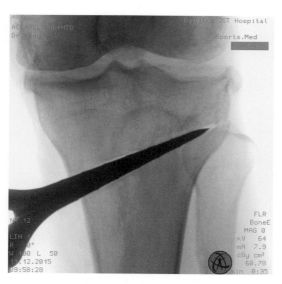

图 8-21　透视确认 TomoFix 撑开器的尖端到达截骨线轴点,逐渐撑开截骨区

六、检查力线

当撑开距离达到术前计算的距离后,使用力线杆确认下肢力线是否已经得到矫正。将膝关节伸直,避免出现屈膝或过伸,将力线杆置于腿上,近端置于股骨头中心,远端置于踝关节中心。使用 C 臂透视髋关节和踝关节,确认力线杆通过股骨头和踝关节中心(图 8-22)。然后,将 C 臂移动至膝关节,透视膝关节正位,检查力线杆通过胫骨平台的位置(图 8-23)。

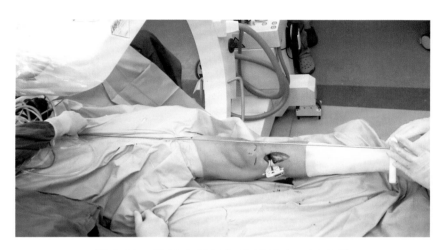

图 8-22　使用力线杆和 C 臂检查下肢力线

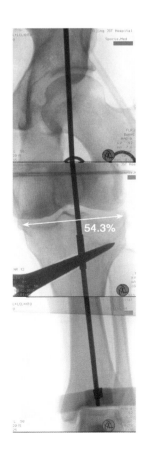

图 8-23　术中透视髋、膝、踝关节,检查矫正后的下肢力线
此例患者矫正后的下肢力线通过胫骨平台 54.3%的位置。

同时,需要注意控制胫骨平台后倾角度。内侧撑开截骨既可以在冠状面调节内外翻角度,同时可以在矢状面调节胫骨后倾角度,分别依赖于胫骨后内侧撑开的间隙和前方撑开间隙的比例。Noyes 等的研究显示,如果截骨平面前后缘撑开距离一致,胫骨平台后倾角就会增加;如果需要维持胫骨平台后倾角不变,则需要控制截骨平面前方撑开间隙与后缘撑开间隙的比例为 1:2。笔者的经验是依据术前测量患侧与健侧膝关节伸直(或过伸)的角度,调整胫骨平台后倾角度。如果术前患者是双相膝内翻,没有膝关节过伸,在进行胫骨内侧撑开截骨时,需要严格控制胫骨平台的后倾角度,确保撑开后膝关节仍然能够达到伸直(或过伸),且角度必须与术前一致,避免出现伸直受限。如果患者术前是三相膝内翻,同时合并膝关节过伸,可以通过调整胫骨前后缘撑开间隙的比例,在矫正内翻的同时纠正膝关节过伸,使患肢达到与健侧相同的伸直角度(详见第九章)。

七、接骨板内固定

使用 2 个楔形撑开器分别置于胫骨的前后缘,替代 TomoFix 撑开器维持撑开间隙,注意控制膝关节过伸。笔者推荐使用锁定接骨板进行固定。取出克氏针,通过皮下在 2 个楔形撑开器之间插入接骨板,接骨板的远端需要贴附于胫骨表面,尽量靠近胫骨中线,避免突出在前方或后方皮质外。透视下确认接骨板位置,确认近端 A、B、C 孔的螺钉不会穿入关节,D 孔螺钉不会进入截骨区,接骨板的 D 孔和结合孔 1 之间的部分应该覆盖截骨区,可以在近端钉孔中使用克氏针临时固定接骨板(图 8-24、图 8-25)。

确认接骨板位置无误后,在近端的 A 孔和 C 孔中置入锁定螺钉,移除 B 孔的临时固定克氏针并换成锁定螺钉。然后,在结合孔 1 内的动力孔中,以中立位置入 1 枚临时拉力螺钉(图 8-26B),注意这枚螺钉的方向应略朝向远端,避免干扰之后将在此孔(结合孔的锁定部分)置入的锁定螺钉。

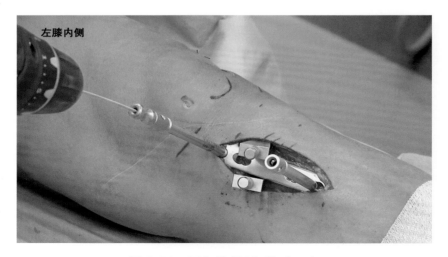

图 8-24　置入接骨板,临时固定
使用 2 个楔形撑开器分别置于胫骨前后缘,替代 TomoFix 撑开器,维持撑开间隙,在 2 个楔形撑开器之间插入接骨板,透视确认接骨板位置,在近端钉孔中使用克氏针临时固定接骨板。

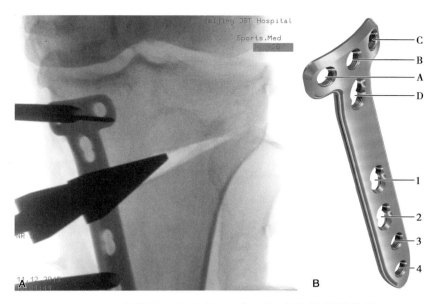

图 8-25　在最终固定之前,再次透视确认接骨板位置
A. 在透视下确认接骨板位置,确认近端所有螺钉都不会穿入关节或者进入截骨区,接骨板的实心部分(D 孔和结合孔 1 之间)应该覆盖截骨区,近端锁定螺钉应位于关节面下 1cm 的位置,B. 接骨板示意。

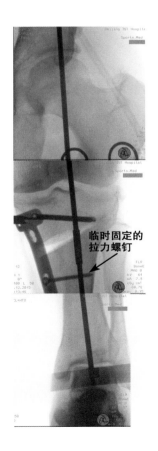

临时固定的拉力螺钉

图 8-26　在拧紧临时拉力螺钉之后,再次透视确认下肢力线,避免出现矫正丢失

此时,在拧紧临时拉力螺钉之前,需要最后一次确认下肢力线和胫骨平台后倾角度。将膝关节完全伸直,垫起足跟,根据需要调整膝关节伸直(或者过伸)的角度,人为施加力量使膝关节达到预期的伸直(或过伸)角度,最后再拧紧拉力螺钉。

再次使用力线杆透视髋、膝、踝关节,确认下肢力线(图 8-26),避免出现矫正丢失。如果需要,可以松开螺钉进行最后的调整。同时,需要注意双平面截骨冠状截骨面前方的骨接触。

最后,在剩余的锁定孔内置入锁定螺钉,然后取出临时固定的拉力螺钉,更换为锁定螺钉,完成截骨内固定(图 8-27)。使用 C 臂透视膝关节正侧位,确认截骨矫形的结果和内固定物位置无误(图 8-28)。

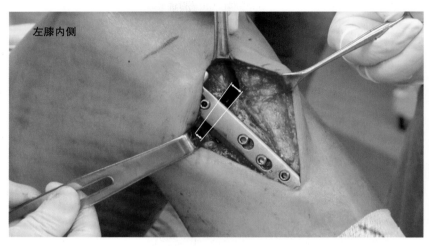

图 8-27 将所有螺钉锁紧,完成接骨板固定
图中可以看到撑开的截骨间隙前后缘并不相等,用来控制胫骨平台的后倾角度,避免出现膝关节伸直受限。

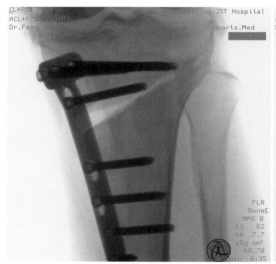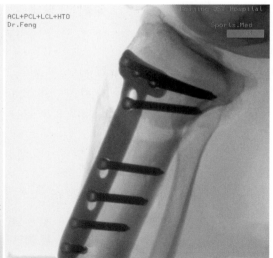

图 8-28 完成固定后透视膝关节正侧位

【技巧】

通过使用拉力螺钉将远端截骨骨块拉向接骨板,并且使接骨板略微弯曲,从而实现对外侧轴点进行加压。由于接骨板的轻微变形所产生的弹性预应力,在外侧轴点处产生压力,从而使外侧轴点处可能出现的裂隙闭合,截骨面在外侧出现的分离现象减少。需要注意,当缓慢拧紧拉力螺钉时,应密切观察截骨区,防止出现继发的矫形丢失。

如果撑开间隙较大,可以使用自体髂骨植骨。如果撑开间隙<10mm,也可以不进行植骨。笔者推荐使用锁定接骨板系统进行截骨固定,防止出现截骨面塌陷而导致矫正丢失。如果使用非锁定接骨板系统进行内固定,需要使用自体三皮质髂骨块进行植骨(图8-29),以维持撑开的截骨间隙,防止塌陷。使用锁定接骨板和锁定螺钉,必要时使用自体骨植骨,并保持外侧皮质完整的支撑,可以促进开放式截骨愈合,减少术后矫正角度丢失。

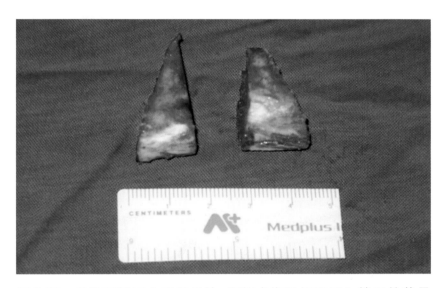

图 8-29 自体髂骨三皮质植骨块,修整成楔形便于植入撑开的截骨间隙

第六节 计算机导航在胫骨高位截骨术中的作用

与术中透视相比,导航能够更方便地评估术中力线变化,但是,笔者建议,不能100%依赖导航,在最终完成截骨和内固定之前,仍然需要透视或者拍摄X线片进行验证。

首先在股骨前外侧和胫骨前内侧分别安装股骨和胫骨导航追踪器(图8-30),追踪器与股骨和胫骨通过螺纹针连接,一定要保证追踪器固定牢固,并且确定各个连接的关节完全锁紧,防止追踪器被误碰发生移动而造成无法定位。

按照导航系统软件提示,选择侧别和截骨方法(内侧撑开的胫骨高位截骨术)。通过屈伸髋关节导航系统能够追踪并定位股骨头中心,然后使用指点器分别标定股骨内外髁、胫骨内外侧平台和内外踝(图8-30),系统根据这些标记点进行定位。将患肢抬起,完全伸直(或过伸),导航软件能够自动测量下肢力线,膝关节过伸和内翻的角度会显示在屏幕上

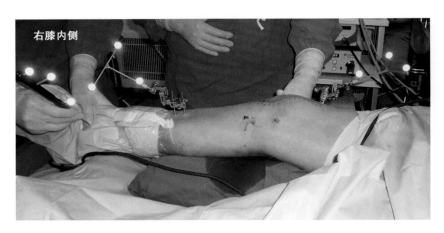

图 8-30　导航辅助下进行右膝胫骨高位截骨术,股骨和胫骨侧分别安装追踪器

（图 8-31、图 8-32）。

　　根据导航系统的引导,分别标记选定的截骨起点和止点,这样导航系统能够生成虚拟的截骨面（图 8-33）,可以进一步调整虚拟截骨面的高度和倾斜角度,以避开胫骨结节、避免损伤髌韧带的胫骨止点。根据之前导航系统测量的下肢力线,系统能够虚拟出截骨后的矫正效果、力线位置和需要撑开的宽度（图 8-34）。

　　确认虚拟截骨面的位置和角度后,在导航导向器的引导下,置入 2 枚 2.0mm 克氏针（图 8-35）,2 枚克氏针均位于虚拟的导航平面内（图 8-36）,标记实际的截骨平面。使用 C 臂透视确认克氏针的位置无误后（图 8-37）,进行截骨。在截骨过程中,可以暂时取掉股骨和胫骨的导航追踪器,防止在截骨过程中误碰追踪器造成移位。

　　计算机辅助导航在每一步都能够实时监测并显示下肢的轴线,能够提高手术的准确性。与传统技术相比,导航系统能够减少术中透视的次数,减少患者和医护人员术中暴露在放射线下的时间。

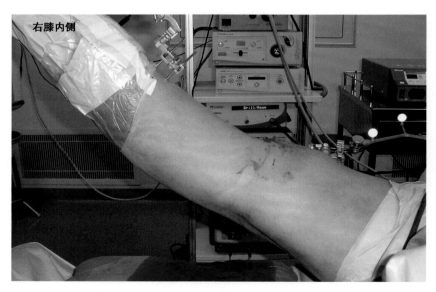

图 8-31　评估膝关节过伸角度
此例患者存在膝关节过伸,术中将患肢抬起,测量膝关节过伸和内翻的角度。

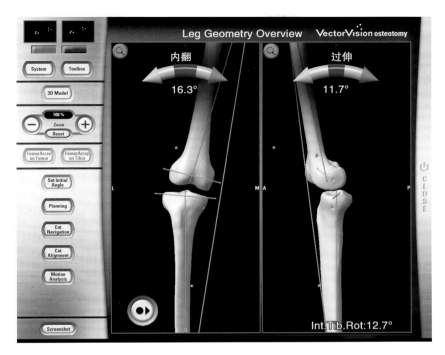

图 8-32 导航系统显示此例患者的膝关节内翻 16.3°,过伸 11.7°

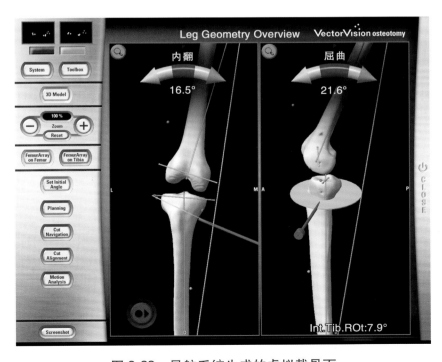

图 8-33 导航系统生成的虚拟截骨面

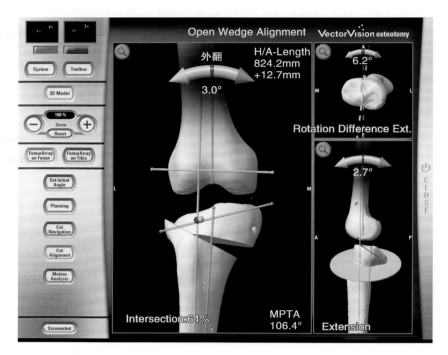

图 8-34　导航系统虚拟出截骨后的矫形效果
此例患者虚拟截骨后,力线通过外侧髁间嵴,膝外翻角度为 3.0°,膝关节过伸残留 2.7°。

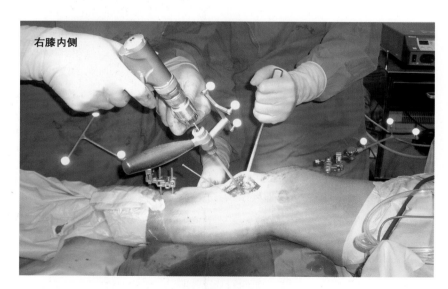

图 8-35　导航系统引导下置入导针

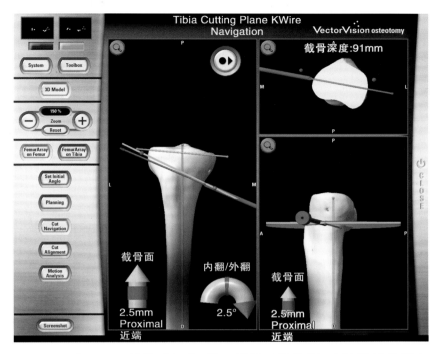

图 8-36　在置入导针的过程中,使用导航系统监视,确认导针位于虚拟截骨面内

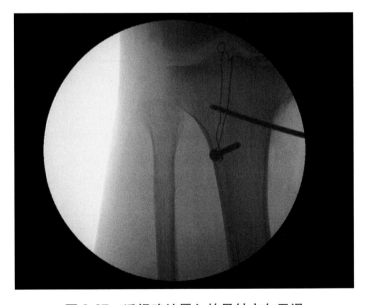

图 8-37　透视确认置入的导针方向无误

对于膝关节内外翻角度和屈伸膝角度,导航系统能够实时监测,具有较高的准确性和可信度,可以直接评估术前和术后的膝关节内外翻角度。但是笔者使用的导航系统,并不能直接测量胫骨平台的后倾角度,而是根据术中在膝关节完全伸直(或者最大过伸)位测量的膝关节伸直角度,与术前膝关节过伸角度对比,计算撑开截骨间隙后的胫骨平台后倾角度,这种方法可能会存在一定的误差,仍然需要术中透视进行验证。

第七节　临床结果

北京积水潭医院运动损伤科在 2008 年 10 月—2014 年 3 月采用双平面胫骨高位截骨术治疗了伴膝内翻的膝关节后外侧复合体损伤患者 22 例。

入选标准:①膝关节后交叉韧带损伤、后外侧复合体损伤,合并膝内翻;②术后完成 2 年随访,并进行步态分析检查。

排除标准:①术前有严重的骨关节炎;②术前有膝关节僵直;③未完成术后随访。

共纳入 12 例,男 10 例(11 膝),女 2 例(2 膝);年龄 20~44 岁,平均年龄 29.8 岁。11 例既往有 1~3 次手术史,平均 1.54 次;前期手术包括后交叉韧带重建、后外侧复合体修补、后外侧复合体重建、胫骨平台骨折复位内固定和内固定取出。受伤至此次入院时间平均时间为 21.7 个月(1~96 个月)。

一、下肢力线矫正

患者术后下肢力线均得到矫正(图 8-38)。下肢机械轴通过胫骨平台的相对位置、股胫角(femorotibial angle,FTA)、胫骨平台后倾角均增加,与术前比较差异有统计学意义(表 8-2)。

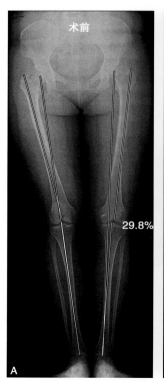
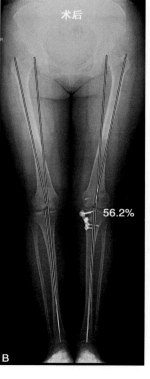

图 8-38　PCL、PLC 失效合并膝内翻示例,截骨术前与术后下肢力线对比

患者女性,37 岁。被诊断为“左膝后交叉韧带、后外侧复合体损伤术后失效,左膝内翻”,行左胫骨高位截骨术。A. 术前双下肢负重位全长 X 线片测量下肢机械轴通过胫骨平台相对位置的 29.8%;B. 术后 2 年测量下肢机械轴通过胫骨平台相对位置的 56.2%。

表 8-2　手术前后下肢力线、膝关节稳定性和步态分析评估结果的比较（x̄±s）

观察指标	例数/例	术前	术后 2 年	P 值
下肢机械轴通过胫骨平台的相对位置	13	19.6%±19.1%	42.6%±17.9%	0.002
股胫角（FTA）	13	172.8°±4.2°	178.1°±4.2°	0.001
胫骨平台后倾角	13	10.2°±5.3°	18.4°±6.3°	0.000
膝关节后向应力像测量胫骨后移	9	（11.4±5.3）mm	（8.1±6.9）mm	0.042
膝关节内翻应力像测量外侧间隙张开	9	（16.3±6.5）mm	（14.2±4.9）mm	0.019
步态分析测量负重期膝关节内翻角度	7	3.0°±2.6°	-2.7°±2.5°	0.014

注：表中胫骨后移和外侧间隙张开的结果为"侧-侧差值"。

二、膝关节稳定性

9 例患者完成了术前与术后的膝关节应力 X 线检查。术前与术后对比发现，术后膝关节后向稳定性和内翻稳定性均得到改善，胫骨后移程度和膝关节外侧间隙张开程度均减小，与术前比较差异有统计学意义（表 8-2、图 8-39）。

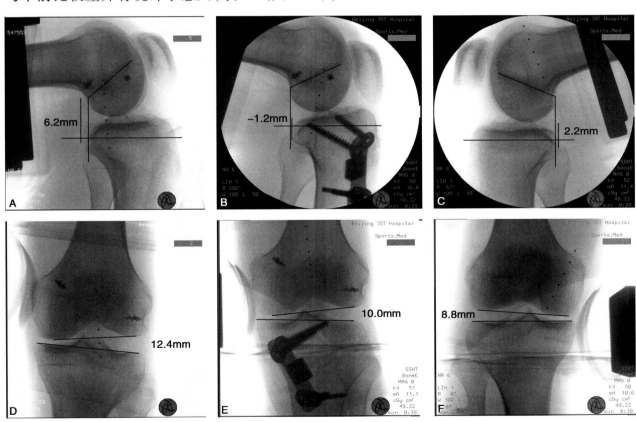

图 8-39　右膝 PCL、PLC 术后失效合并膝内翻示例，截骨术前与术后应力像对比

患者男性，27 岁。被诊断为"右膝后交叉韧带损伤、后外侧复合体损伤术后失效，右膝内翻"，行胫骨高位截骨术。A. 右膝屈膝 90°，后向应力 X 线检查显示术前胫骨平台后移 6.2mm；B. 胫骨高位截骨术后应力 X 线片显示胫骨后移改善为-1.2mm；C. 健侧胫骨后移 2.2mm；D. 右膝术前内翻应力 X 线片显示外侧关节间隙张开 12.4mm；E. 右膝胫骨高位截骨术后外侧关节间隙张开改善至 10.0mm；F. 健侧（左膝）内翻应力 X 线片显示外侧关节间隙张开 8.8mm。

三、步态变化

7 例患者完成了术前与术后的步态分析评估。步态分析测量负重期患侧膝关节内翻角度减小(负值表示为膝外翻),与术前比较差异有统计学意义(表 8-2)。4 例(5 膝)在术后 2 年内固定取出的同时行二期韧带重建手术,而 61.5% 的患者(8/13)认为截骨手术能够满足运动和日常生活的需求,不需要二期韧带重建。

四、膝关节活动度

术后 1 年随访时,没有伸膝受限的病例,屈膝受限平均为 4.6°(0°~25°)。胫骨高位截骨术后应早期开始进行功能康复锻炼,如直腿抬高、屈伸膝活动,同时可以使用肌电刺激、生物力学反馈等方法,以降低术后股四头肌无力和膝关节活动受限的发生率。需要注意,如果术后出现患侧膝关节屈曲或伸直功能受限,应尽早进行针对性的康复训练和治疗。

五、手术并发症

术后 1 年随访时发现 3 例患者下肢力线矫正不足,仍残留膝内翻,下肢力线通过胫骨平台相对位置分别为 6.4%、17.0% 和 22.5%。1 例患者术后出现浅表感染,经换药和抗生素治疗后痊愈。截骨均愈合,愈合时间 3~6 个月,平均 3.2 个月。无下肢深静脉血栓及血管、神经损伤等并发症发生。

文献报道合并膝内翻的后外侧复合体损伤,多采用分期手术的方法,一期手术应用 HTO 矫正膝内翻,如果患者术后仍然存在持续性不稳定,二期再进行韧带重建。Arthur 等(2007 年)报道了 21 例膝关节陈旧后外侧复合体损伤合并膝内翻的患者,在进行 HTO 矫正下肢力线后,38% 的患者认为已经获得了满意的膝关节稳定性,不再需要韧带重建。Naudie 等(2004 年)报道了 16 例后外侧复合体损伤合并膝内翻的患者,进行 HTO 治疗,术后平均随访 56 个月。所有患者均感觉截骨术后膝关节稳定性得到改善,对手术效果满意。Tegner 评分由术前的平均 3.2 分改善为术后的平均 5.2 分。11 例患者(11/16,68.8%)不再需要二期的韧带重建手术,5 例患者为了进一步改善膝关节稳定性进行了后交叉韧带重建,其中 1 例同时进行了后外侧复合体提升术(posterolateral ligament advancement)。

开放式胫骨高位截骨术出现外侧胫骨平台骨折的可能性并不低,Amendola 等报道在他们开展内侧撑开式楔形截骨手术的早期,19%(7/37)的患者出现外侧胫骨平台骨折。他们认为导致骨折的原因可能是:术中确定的截骨线的轴点较高(过于靠近外侧胫骨平台关节线而不是外侧皮质)和使用厚骨刀进行截骨操作。在降低轴点位置并改用薄骨刀截骨后,再未出现此类外侧胫骨平台骨折的病例(图 8-40)。

内侧撑开式楔形截骨术后可能发生胫骨外侧皮质骨折,Takeuchi 报道 25%(26/104)的患者出现胫骨外侧皮质骨折。使用锁定接骨板固定可以增加截骨区的稳定性,尤其是对于术中出现胫骨外侧皮质骨折的病例,可以恢复截骨区的稳定性。对于这种外侧合页骨折的病例,还可以采用另一种固定方法,即在外侧切开,使用小接骨板固定外侧皮质,并在内侧使用锁定接骨板进行固定。

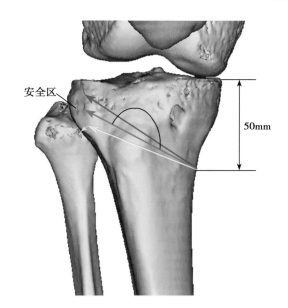

图 8-40　截骨"安全区"的示意
图中绿色长箭头表示截骨线指向"安全
区",即腓骨头尖端的位置;红色长箭头表
示截骨线过高,可能会发生胫骨外侧平台骨
折;黄色长箭头表示截骨线过低,可能会发
生胫骨外侧皮质骨折。

六、典型病例

　　患者男性,30 岁。主因"左膝关节前后交叉韧带损伤,后外侧复合体损伤"入院。2000
年曾行左膝后交叉韧带重建及后外侧复合体重建,术后失效。患者膝内翻,没有明显的过
伸,为双相膝内翻(图 8-41A~C)。在翻修手术之前,首先进行胫骨高位截骨术,改善膝内翻
(图 8-41D~I)。胫骨高位截骨术后 9 个月,由于患者仍然存在膝关节不稳定,再次进行后交
叉韧带和后外侧复合体翻修手术,使用 Inlay 技术翻修后交叉韧带,同时进行后外侧复合体
解剖重建(外侧副韧带重建+腘肌腱重建,图 8-41J)。

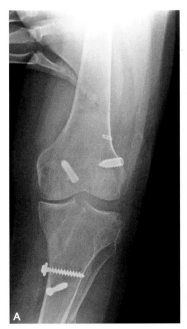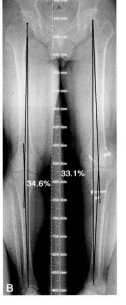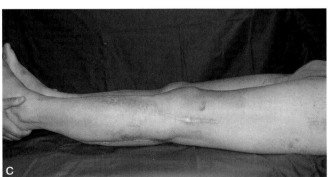

图 8-41　PCL、PLC 重建失效合并双相膝内翻翻修手术
　A.左膝 PCL、PLC 重建失效,内翻应力像显示外侧间隙张开;B.双下肢负重位全长 X 线片显示膝内翻;
　C.患者没有膝关节过伸,为双相膝内翻。

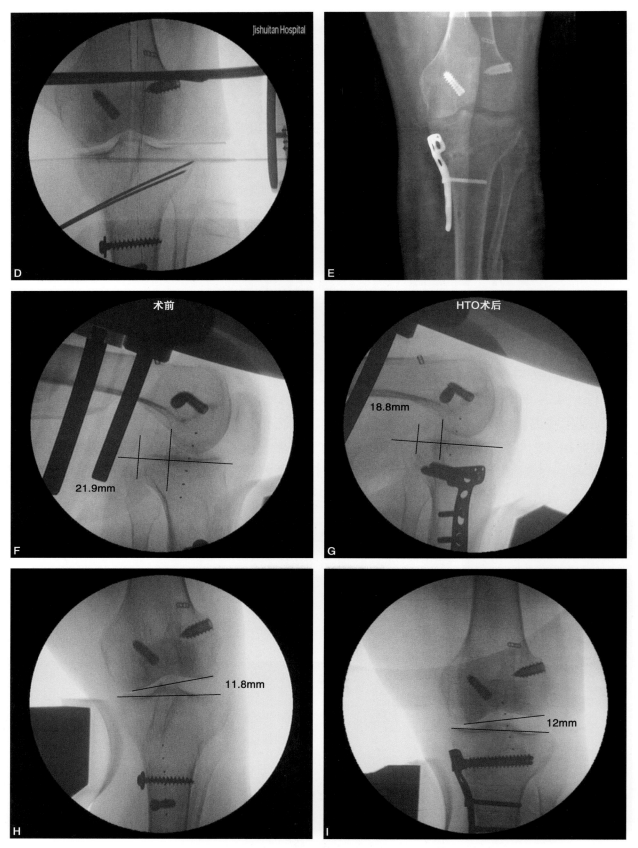

图 8-41(续) PCL、PLC 重建失效合并双相膝内翻翻修手术

D. 翻修手术之前,首先进行 HTO,改善膝内翻;E. 使用自体髂骨植骨,接骨板固定;F~I. HTO 术后,膝关节应力 X 线片显示胫骨后移稍减小,内翻不稳定没有改善。

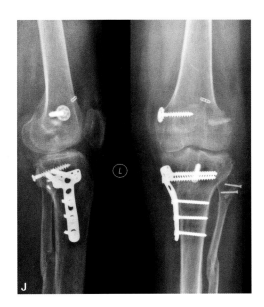

图 8-41（续）　PCL、PLC 重建失效合并双相膝内翻翻修手术

J. HTO 术后 9 个月，由于患者仍然存在膝关节不稳定，进行 PCL 和 PLC 翻修手术，使用 Inlay 技术翻修后交叉韧带，同时进行 PLC 解剖重建（外侧副韧带重建+腘肌腱重建）。

（张　辉）

参 考 文 献

［1］　NOYES F R，BARBER-WESTIN S D. Posterior cruciate ligament revision reconstruction，part 1：causes of surgical failure in 52 consecutive operations［J］. Am J Sports Med，2005，33（5）：646-654.

［2］　NOYES F R，BARBER-WESTIN S D，Hewett T E. High tibial osteotomy and ligament reconstruction for varus angulated anterior cruciate ligament-deficient knees［J］. Am J Sports Med，2000，28（3）：282-296.

［3］　DUGDALE T W，NOYES F R，STYER D. Preoperative planning for high tibial osteotomy. The effect of lateral tibiofemoral separation and tibiofemoral length［J］. Clin Orthop Relat Res，1992，（274）：248-264.

［4］　HERMAN B，LITCHFIELD R，GETGOOD A. role of osteotomy in posterolateral instability of the knee［J］. J Knee Surg，2015，28（6）：441-449.

［5］　PHISITKUL P，WOLF B R，AMENDOLA A. Role of high tibial and distal femoral osteotomies in the treatment of lateral-posterolateral and medial instabilities of the knee［J］. Sports Med Arthrosc，2006，14（2）：96-104.

［6］　CANTIN O，MAGNUSSEN R A，CORBI F，et al. The role of high tibial osteotomy in the treatment of knee laxity：a comprehensive review［J］. Knee Surg Sports Traumatol Arthrosc，2015，23（10）：3026-3037.

［7］　COOPER J M，MCANDREWS P T，LAPRADE R F. Posterolateral corner injuries of the knee：anatomy，diagnosis，and treatment［J］. Sports Med Arthrosc，2006，14（4）：213-220.

［8］　NOYES F R，BARBER S D，SIMON R. High tibial osteotomy and ligament reconstruction in varus angulated，anterior cruciate ligament-deficient knees. A two-to seven-year follow-up study［J］. Am J Sports Med，1993，21（1）：2-12.

［9］　ARTHUR A，LAPRADE R F，AGEL J. Proximal tibial opening wedge osteotomy as the initial treatment for chronic posterolateral corner deficiency in the varus knee：a prospective clinical study［J］. Am J Sports Med，2007，35（11）：1844-1850.

［10］　BADHE N P，FORSTER I W. High tibial osteotomy in knee instability：the rationale of treatment and early results［J］. Knee Surg Sports Traumatol Arthrosc，2002，10（1）：38-43.

［11］　SAVARESE E，BISICCHIA S，ROMEO R，et al. Role of high tibial osteotomy in chronic injuries of posterior cruciate ligament and posterolateral corner［J］. J Orthop Traumatol，2011，12（1）：1-17.

［12］NOYES F R,GOEBEL S X,WEST J. Opening wedge tibial osteotomy:the 3-triangle method to correct axial alignment and tibial slope［J］. Am J Sports Med,2005,33(3):378-387.

［13］NHA K W,KIM H J,AHN H S,et al. Change in posterior tibial slope after open-wedge and closed-wedge high tibial osteotomy:a meta-analysis［J］. Am J Sports Med,2016,44(11):3006-3013.

［14］JUNG K A,KIM S J,LEE S C,et al. ' Fine-tuned' correction of tibial slope with a temporary external fixator in opening wedge high-tibial osteotomy［J］. Knee Surg Sports Traumatol Arthrosc,2008,16(3):305-310.

［15］BAE D K,KO Y W,KIM S J,et al. Computer-assisted navigation decreases the change in the tibial posterior slope angle after closed-wedge high tibial osteotomy［J］. Knee Surg Sports Traumatol Arthrosc,2016. 24(11):3433-3440.

［16］SCHROTER S,IHLE C,ELSON D W,et al. Surgical accuracy in high tibial osteotomy:coronal equivalence of computer navigation and gap measurement［J］. Knee Surg Sports Traumatol Arthrosc,2016,24(11):3410-3417.

［17］HANKEMEIER S,HUFNER T,WANG G,et al. Navigated open-wedge high tibial osteotomy:advantages and disadvantages compared to the conventional technique in a cadaver study［J］. Knee Surg Sports Traumatol Arthrosc,2006,14(10):917-921.

［18］NAUDIE D D,AMENDOLA A,FOWLER P J. Opening wedge high tibial osteotomy for symptomatic hyperextension-varus thrust［J］. Am J Sports Med,2004,32(1):60-70.

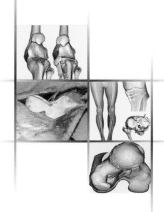

第九章
膝关节后交叉韧带、后外侧复合体
损伤与三相膝内翻

膝关节前、后交叉韧带损伤、后外侧复合体损伤的患者有时会合并膝内翻,称为"双相膝内翻",如果同时合并膝关节过伸,就形成更严重的一种类型,即"三相膝内翻"。对于此类患者,治疗原则是一期将膝内翻矫正至中立位,同时消除过伸,如果需要,二期再进行交叉韧带和后外侧复合体重建手术。矫正膝内翻和膝关节过伸的目的是降低后交叉韧带和后外侧复合体重建手术后失效的风险。

第一节　三相膝内翻的定义

三相膝内翻(triple varus)(图 9-1)是指:①股骨、胫骨的骨性内翻;②后外侧复合体损伤源性的外侧关节间隙张开;③膝关节过伸(膝反屈)。

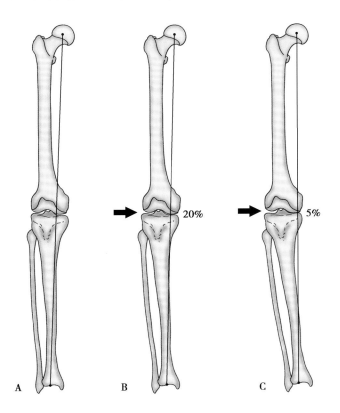

图 9-1　下肢力线不良的 Noyes 分型示意
A. 单相膝内翻,即生理性膝内翻和内侧间隙变窄(骨关节炎)引起的内翻,负重力线通过膝关节内侧间室;B. 双相膝内翻,即骨源性合并韧带源性导致的双因素膝内翻,负重力线通过膝关节内侧间室约 20% 的位置;C. 三相膝内翻,即膝内翻、外侧韧带损伤合并膝关节过伸,负重力线通过膝关节内侧间室<5%的位置。

其来源包括三方面：①股骨胫骨的骨性内翻；②由于外侧副韧带失效而导致的外侧关节间隙张开；③由于后外侧结构松弛导致膝反屈，也可能与交叉韧带有关。三相膝内翻的下肢负重力线会进一步内移，达到5%的位置，甚至会超出内侧胫骨平台。当下肢负重力线超出内侧平台时，会出现失代偿，外侧间隙会进一步张开，加重膝内翻。

与双相膝内翻的内甩步态（medial thrust）不同，三相膝内翻的患者在行走时可能会出现"三相步态"，表现为患肢负重的瞬间出现膝关节内翻和过伸，患者通常难以站立，不能独立行走（图9-2）。

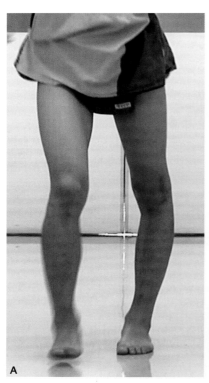
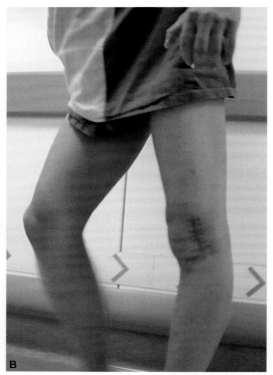

图9-2　三相膝内翻的"三相步态"
该患者左膝三相膝内翻，由于后外侧复合体韧带术后失效，导致左下肢畸形、不稳定步态。A. 左下肢负重时出现内翻畸形；B. 左下肢负重时膝关节过伸畸形。

第二节　临床检查

在进行体格检查时，需要确定膝关节在矢状面、冠状面和水平面的不稳定和畸形程度。

一、矢状面检查

由于三相膝内翻常常合并前交叉韧带和/或后交叉韧带损伤，因此，需要评估膝关节的前、后向稳定性。后交叉韧带检查包括后抽屉试验和"台阶征"的检查，患者取平卧位，在屈膝90°位做后抽屉试验检查，同时检查该位置胫骨内侧平台前缘相对于股骨内侧髁的位置，确定患者是否存在膝关节后向不稳定。前交叉韧带检查包括 Lachman 试验和 KT-1000 测量，评估屈膝30°位的胫骨最大前后向松弛度，必要时可以进行轴移试验，确定患者是否存在膝关节前向不稳定。

　　对于三相膝内翻,矢状面检查还包括对膝关节过伸的评估,需要双侧对比,用来鉴别患者固有的膝关节松弛所致的过伸和后外侧结构损伤所致的病理性过伸(图9-3、图9-4)。另外,站立位的膝关节过伸和内翻有助于了解患者膝关节在负重状态下的真实状况。

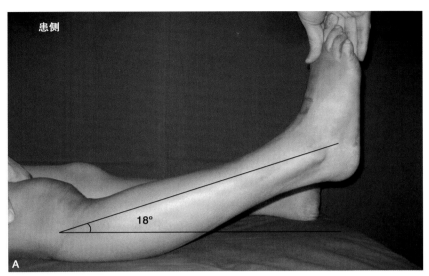

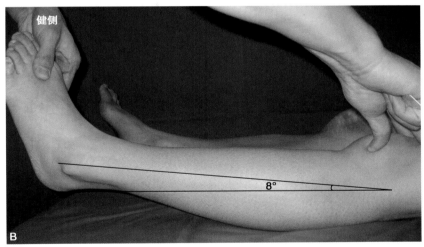

图 9-3　膝关节过伸的双侧对比
A. 右膝患侧过伸 18°;B. 左膝健侧过伸 8°,为生理性过伸。

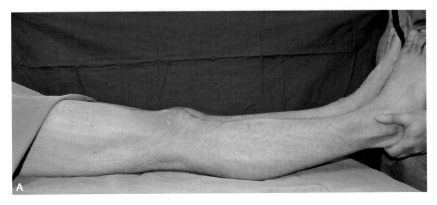

图 9-4　膝关节过伸检查
A. 双侧膝关节过伸角度对比。

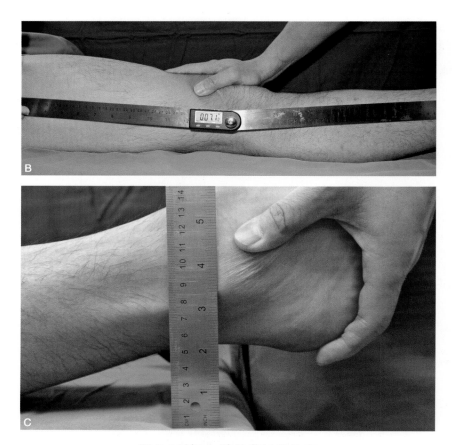

图 9-4(续) 膝关节过伸检查
B. 测量患侧膝关节过伸角度;C. 测量膝关节过伸时腓骨尖到床面的
距离并做详细记录,用于术后评估。

二、冠状面检查

冠状面的检查包括站立位评估膝内翻程度和内翻应力试验,外观检查和双侧对比可以粗略评估患者膝内翻的程度;内翻应力试验分别在屈膝 0° 位和屈膝 30° 位进行,检查者对比双侧膝关节外侧间隙张开的程度,确定患者外侧副韧带损伤的程度。

三、水平面检查

水平面检查用来评估膝关节后外旋转不稳定的程度。需要注意鉴别膝关节后外侧复合体、后交叉韧带和多发韧带损伤,因为后外侧复合体和后交叉韧带都是限制胫骨后移的稳定结构,区别在于不同的屈膝角度两者的限制作用不同。内旋位或中立位的后抽屉试验阴性,能够有助于排除后交叉韧带损伤。异常的胫骨外旋可以使用胫骨外旋试验(dial test)、后外抽屉试验和外旋反屈征来检查。胫骨外旋试验能够检查胫骨外侧平台的后外半脱位,阳性意味着单纯的后外侧复合体损伤或后交叉韧带合并后外侧复合体损伤。后外抽屉试验不但能够评估胫骨外旋程度,同时能够评估胫骨后移的程度。这些检查方法将在下文有详细介绍。

膝关节后外旋转不稳定的检查方法包括:胫骨外旋试验、后外抽屉试验和外旋反屈征检查。

1. 胫骨外旋试验　北京积水潭医院推荐使用胫骨外旋试验检查膝关节后外旋转稳定性（图9-5）。患者采用俯卧位或仰卧位,由屈膝30°位开始,检查者双手抓住患者双足,握住足跟,拇指置于足内侧缘,四指握住足外侧和足跟,同时施加最大的外旋力量,评估足-大腿角度并且与对侧比较。然后使患者屈膝90°,再次测量外旋角度。在检查过程中,触摸胫骨结节和股骨髁的相对位置,确定施加外旋应力后胫骨结节相对于股骨髁的外旋程度,有助于评估胫骨外旋角度。

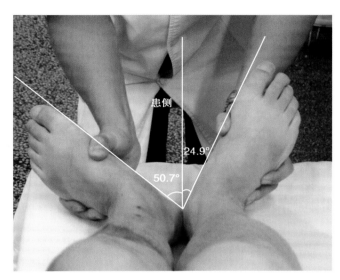
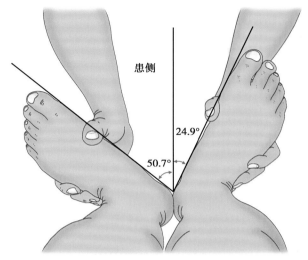

图9-5　胫骨外旋试验
屈膝90°的胫骨外旋试验显示患侧与健侧外旋角度差值约26°。

在屈膝30°和90°位的胫骨外旋试验,如果患侧与健侧相比,胫骨外旋角度增大10°或更多,即侧-侧差值≥10°,则为胫骨外旋试验阳性。如果胫骨外旋试验在屈膝30°位时阳性,而在屈膝90°位时阴性,则意味着单纯的膝关节后外侧复合体损伤;因为随着屈膝角度增加到90°,患侧膝关节完整的后交叉韧带被逐渐拉紧,限制膝关节外旋不稳定。如果屈膝30°和90°位胫骨外旋试验均为阳性,则意味着后交叉韧带合并后外侧复合体损伤。

胫骨外旋试验是有效评估膝关节后外旋转稳定性的方法,结果可以量化,能够用于术前与术后的结果随访和评估。

2. 后外抽屉试验　对于膝关节后外旋转不稳定的临床检查,胫骨外旋试验可以作为定量检查的方法,而后外抽屉试验则是定性检查。

患者取平卧位,屈膝90°、屈髋45°、胫骨外旋15°、固定足进行后抽屉试验检查（图9-6）。在最初的描述中,阳性结果为外侧胫骨平台相对于股骨外侧髁的外旋,意味着膝关节后外侧复合体损伤。但是,如果施加后向应力时胫骨出现明显的外旋增加,则意味着后外侧复合体合并后交叉韧带的损伤。

后外抽屉试验可能存在假阴性。对于后交叉韧带合并后外侧复合体损伤,后外抽屉试验可能变得微弱,不容易察觉胫骨相对于股骨髁的外旋。而对于单纯的后外侧复合体损伤、后交叉韧带完整的情况,由于膝关节内侧间室变成新的旋转中心,此时的胫骨外旋会相对明显。

3. 外旋反屈征检查（external rotation recurvatum test）　膝关节外旋反屈征最初由Hughston等提出,作为最终的诊断后外旋转不稳定的试验。不过,单纯的外旋反屈征并不足以诊断后外旋转不稳定,需要联合使用其他检查方法,如后抽屉试验和后外抽屉试验,以获得充分的诊断依据。

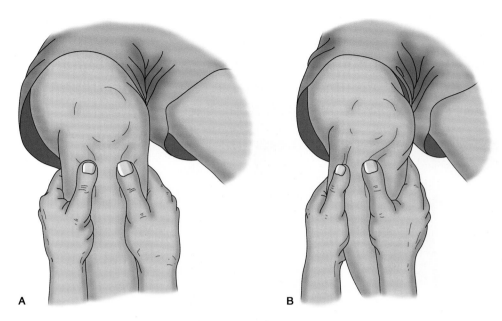

图 9-6　后外抽屉试验

A. 患者取平卧位,屈膝 90°、胫骨外旋 15°,检查者用自己的臀部固定患者足,然后进行后抽屉试验检查;B. 当施加后向应力时,胫骨出现明显的外旋增加,则为后外抽屉试验阳性,意味着后外侧复合体合并后交叉韧带的损伤。

检查方法:患者取平卧位,伸膝,检查者抓住患者双足的踇趾提起。外旋反屈征阳性表现为:与健侧对比,患侧膝关节出现内翻、过伸、外旋,意味着后外侧复合体的损伤。如果损伤侧膝关节有明显的内翻和过伸,意味着后外侧复合体合并前交叉韧带或后交叉韧带损伤(图 9-7)。

另一种方法:检查者托着患肢足跟,由屈膝 30°位到逐渐伸直,检查者的另一只手置于膝关节后外侧,感受患侧膝关节是否存在与健侧不同的过伸和外旋。

对于膝内翻的患者,单纯的膝关节后外侧复合体损伤,外旋反屈征可以为弱阳性;如果存在明确的内翻和过伸,则意味着后外侧复合体损伤同时合并前交叉韧带或后交叉韧带损伤。

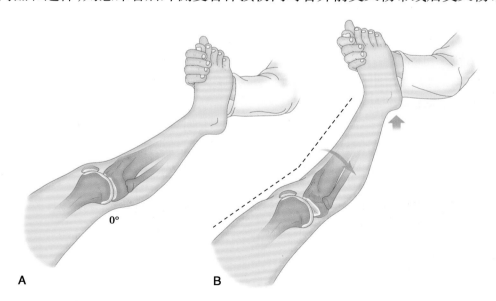

图 9-7　外旋反屈征

A. 检查方法:患者取平卧位,伸膝,检查者抓住患者双足的踇趾提起;B. 外旋反屈征阳性表现为:与健侧对比,患侧膝关节出现内翻、过伸、外旋。

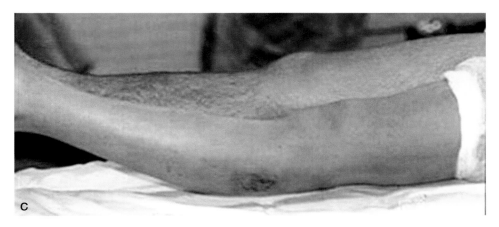

图 9-7(续)　外旋反屈征

C. 患肢表现为外旋反屈征阳性,意味着后外侧复合体的损伤。

第三节　影像学评估

　　影像学评估的主要依据是站立位双下肢全长 X 线检查。如果患者的膝关节外侧副韧带损伤,可能会出现外侧关节间隙张开,这种情况会影响医师对下肢骨性力线的准确判断。双下肢的负重位全长正位 X 线片(图 9-8),包括双下肢的从股骨头到踝关节的正位 X 线片,拍

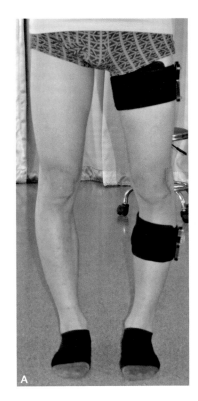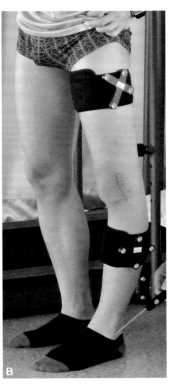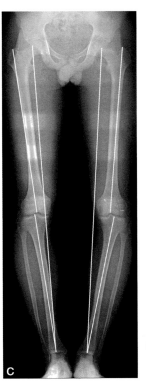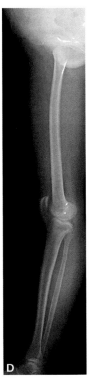

图 9-8　三相膝内翻患者的下肢力线

A. 患者左膝 PCL、PLC 术后失效,三相膝内翻,站立正位影像显示左膝内翻;B. 斜 45°位站立显示左膝过伸;C. 术前双下肢负重位全长 X 线片显示左膝内翻,下肢负重力线已经超出内侧胫骨平台;D. 术前下肢负重位全长 X 线片显示左膝过伸。

97

摄时膝关节需伸直,但是需要注意避免膝关节过伸。如果发现外侧关节间隙张开,需要分别测量外侧关节间隙张开的角度,获得正确的下肢力线。

进一步的影像学检查包括屈膝 30°位的膝关节侧位像、负重位屈膝 45°位后前位像、髌骨切线位 X 线片。另外,膝关节内外翻应力 X 线片有助于进一步评估膝关节的内外侧稳定性(图 9-9)。

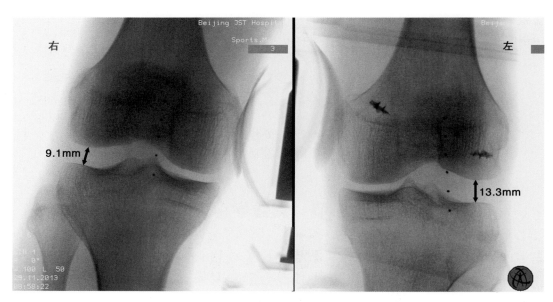

图 9-9　膝关节内翻应力 X 线检查
使用术中透视进行膝关节应力 X 线检查,内翻应力 X 线显示左膝外侧关节间隙张开 13.3mm,右膝外侧关节间隙张开 9.1mm,侧-侧差值为 13.3mm-9.1mm＝4.2mm。

使用膝关节侧位 X 线片评估双侧髌骨高度,评估患者是否存在高位或低位髌骨。因为后续选择的内侧撑开或外侧闭合的胫骨高位截骨术可能会进一步影响髌骨高度。

第四节　手　术　操　作

一、术前规划

术前需要准确测量并计算正确的矫正角度,从而使截骨后股骨和胫骨的受力重新分布,并且不会改变胫骨平台后倾和冠状面的关节间隙与地面的平行关系。正常的股骨和胫骨在冠状面的力线和截骨规划示意图如图 9-10 所示。

对于膝关节外侧副韧带和后外侧复合体损伤,外侧结构松弛或者缺损会导致膝关节外侧关节间隙张开,加重膝内翻的程度。如果术前检查者没有正确认识外侧结构松弛导致的膝内翻加重,会导致截骨术后出现矫正不足或者过度矫正。另外,由于患者可能需要进行二期的后外侧复合体重建手术,内侧截骨可以避免外侧切口,因此截骨的首选方案是内侧撑开的胫骨高位截骨术。

同时,需要注意控制胫骨平台后倾角度。内侧撑开截骨的优势是在增加外翻的同时,可以自然地增加胫骨平台后倾角度。传统的内侧撑开 HTO 如果没有仔细控制截骨撑开间隙前缘与后缘的比例,会造成术后意想不到的胫骨平台后倾角度增加。Noyes 等的研究显示,

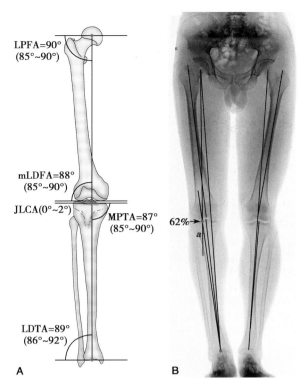

图 9-10　正常下肢力线的冠状面示意和术前规划示意

A. 正常下肢力线的冠状面示意图；B. 膝内翻患者术前规划的下肢负重力线通过胫骨外侧平台62%的位置，需要矫正的角度为∠a。
LPFA：股骨近端外侧角；mLDFA：机械股骨远端外侧角；JLCA：关节线会聚角；MPTA：胫骨近端内侧角；LDTA：胫骨远端外侧角。

如果截骨平面前后缘撑开距离一致，胫骨平台后倾角度就会增加；如果需要维持胫骨平台后倾角度不变，则需要控制截骨平面前方撑开间隙与后缘撑开间隙的比例为 1:2。

但是对于三相膝内翻的患者，这种后倾角的"异常"增加可以成为医师有利的工具：通过内侧撑开，既可以矫正膝内翻，同时增加的胫骨平台后倾角度又能消除膝关节过伸。笔者的经验是，依据术前测量患侧与健侧膝关节伸直（或过伸）的角度，通过调整胫骨前后缘撑开间隙的比例，调整胫骨平台后倾角度，在矫正内翻的同时纠正膝关节过伸，达到术后患侧与健侧相同的伸直角度。

二、手术技术

切开与显露详见第八章，对于三相膝内翻的患者，同样使用双平面截骨技术。确定截骨平面后，使用摆锯和骨刀进行截骨，保留胫骨外侧合页完整，使用"三骨刀"技术逐渐撑开截骨间隙。

与传统的 HTO 技术不同，笔者建议使用撑开钳置于截骨间隙的后缘撑开截骨间隙（图9-11A），除了关注在冠状面矫正内翻，还要注意在矢状面控制膝关节伸直的角度，检查是否消除过伸。必要时可以在撑开间隙的前缘放置第二把撑开钳，增加胫骨平台后倾角度。由于需要在冠状面和矢状面同时调节，笔者的经验是根据术前规划，撑开需要纠正的角度矫正膝内翻，术中先使用力线杆验证下肢力线是否达到预期位置，往往会矫正不足，可以继续增加撑开角度。内翻矫正满意后，检查膝关节伸直角度，评估是否仍然残留过伸（与健侧一致）。如果过伸矫正不足，可以在撑开间隙前缘放置第二把撑开钳，撑开前缘，同时密切观察撑开间隙后缘，在撑开前缘的同时，应避免增加后缘的撑开间隙，防止过度外翻。撑开满意后，在撑开间隙前后缘放置两个撑开器，准备使用接骨板固定（图 9-11B）。

三、接骨板内固定

笔者推荐使用锁定接骨板进行固定。取出克氏针，通过皮下在两个楔形撑开器之间插入接骨板，接骨板的远端需要贴附于胫骨表面，尽量靠近胫骨中线，避免超出胫骨前缘或后缘。透视下确认接骨板的位置，确认近端 ABC 孔的螺钉不会穿入关节，D 孔螺钉不会进入截骨区，接骨板的 D 孔和 1 孔之间的部分应该覆盖截骨区，可以在近端钉孔中使用克氏针临时固定接骨板。

确认接骨板位置无误后，在近端置入锁定螺钉。再次透视，使用力线杆透视髋、膝、踝关节（图9-12），确认下肢力线恢复正常、膝关节的异常过伸已经完全消除。将膝关节伸直，完成最终固定。

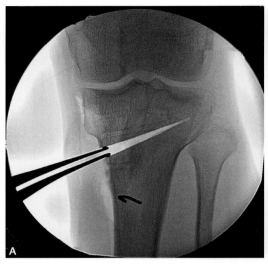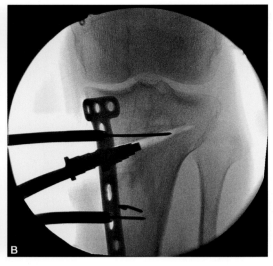

图 9-11 内侧撑开 HTO

A. 使用撑开钳置于截骨间隙的前缘撑开截骨间隙,矫正膝内翻,同时在矢状面观察伸直角度,矫正过伸;B. 将两个撑开器置入截骨间隙,维持前后缘不同的撑开间隙,透视确认接骨板位置。

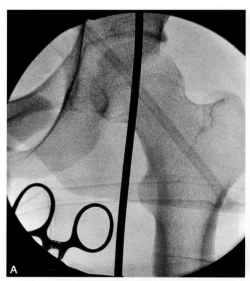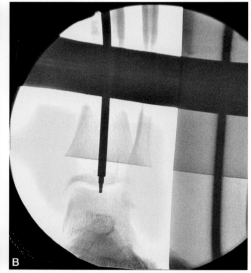

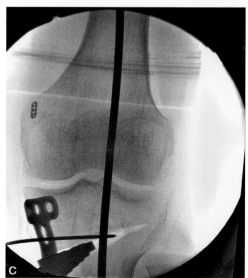

图 9-12 透视髋、膝、踝关节,使用力线杆确认下肢力线达到矫正要求

使用力线杆置于下肢前方。A. 透视髋关节,力线杆通过股骨头中心;B. 接下来透视踝关节,调整力线杆位于内、外踝中点;C. 最后透视膝关节,评估力线杆通过胫骨平台的位置,是否达到矫正的要求。

第五节　典型病例

一、病例1

患者男性,20岁。因"右膝前、后交叉韧带损伤、右膝后外侧复合体损伤"入院。曾行前交叉韧带钢丝固定、后外侧复合体修补手术,术后失效。胫骨高位截骨术术前膝关节应力X线检查显示,胫骨后移10mm,膝关节外侧间隙张开22mm。术中关节镜探查可见:前交叉韧带内固定钢丝,前交叉韧带损伤,外侧关节间隙明显增宽(图9-13A～D)。患者行走时表现为明显的内甩步态(图9-13E),站立位下肢全长X线片显示右侧膝内翻,负重线通过胫骨平台内侧(图9-13F),膝关节过伸15°(图9-13G),为"三相膝内翻"。

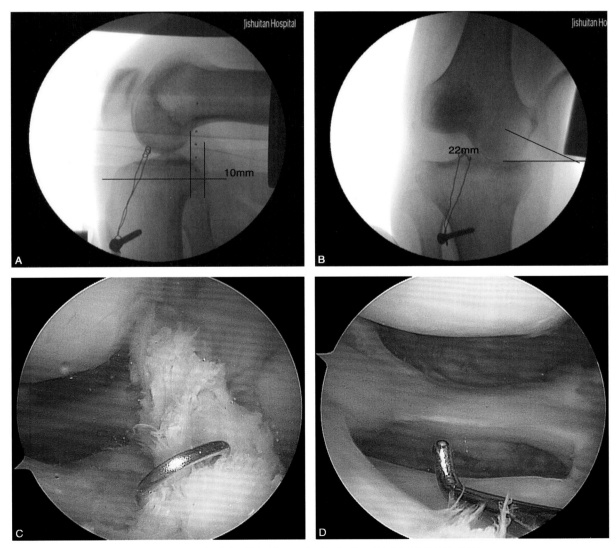

图9-13　多发韧带损伤,三相膝内翻,术后失败翻修病例

患者男性,20岁。因"右膝前后交叉韧带损伤、膝后外侧复合体损伤"曾行前交叉韧带钢丝固定、后外侧复合体修补手术,但术后失效。A. 术前膝关节应力X线检查显示胫骨后移10mm;B. 术前膝关节外侧间隙张开22mm;C. 术中关节镜探查可见前交叉韧带内固定钢丝、前交叉韧带损伤;D. 外侧间隙异常增大,符合外侧副韧带损伤的诊断。

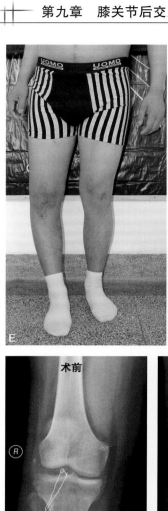

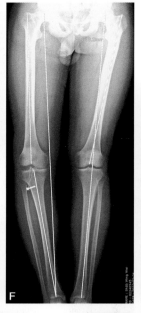

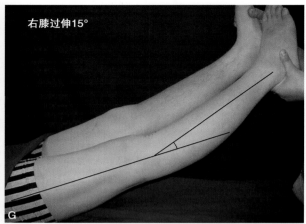

右膝过伸15°

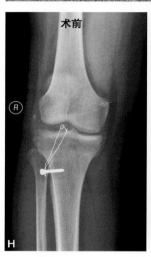

术前

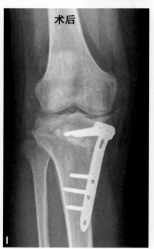

术后

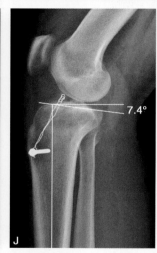

7.4°

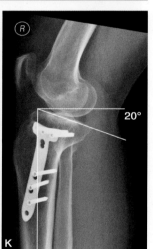

20°

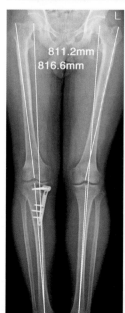

811.2mm
816.6mm

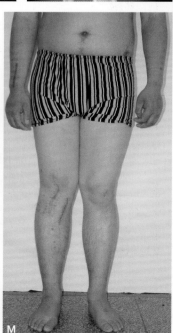

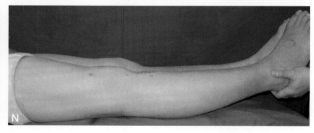

图 9-13(续)　多发韧带损伤,三相膝内翻,术后失败翻修病例

E. 双下肢全长 X 线显示右膝内翻,负重线通过胫骨平台内侧;F. 患者站立位显示右膝内翻;G. 患侧(右膝)关节过伸约15°,左膝关节伸直角度正常;H. 术前右膝关节 X 线片;I. 双平面胫骨高位截骨术,在冠状面改善膝内翻,同时,在矢状面增加胫骨平台后倾角度,使用 TomoFix 固定,取自体髂骨植骨;J. 此例患者术前测量胫骨平台后倾角度为 7.4°;K. 术后胫骨平台后倾角度增加至 20°;L. 术后患者下肢力线得以改善,由术前的-9.6%改善为术后的39.0%;M. 患者站立位外观明显改善,力线恢复正常;N. 右膝胫骨高位截骨术后,增加胫骨平台后倾角,右膝异常过伸完全消除,恢复正常的伸直角度。

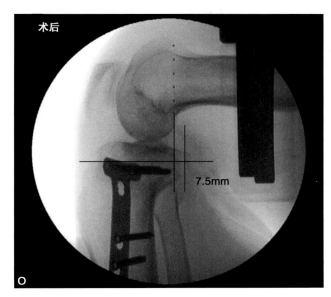
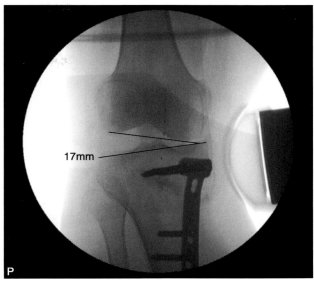

图 9-13(续)　多发韧带损伤,三相膝内翻,术后失败翻修病例

O. 胫骨高位截骨术后膝关节应力 X 线检查显示胫骨后移 7.5mm,说明截骨后膝关节后向稳定性得到改善;P. 术后应力 X 线片显示膝关节外侧间隙张开减小至 17mm,说明膝关节内翻稳定性改善。

　　此例患者进行内侧撑开的胫骨高位截骨术,改善膝内翻,同时增加胫骨平台后倾角度,改善膝关节后向不稳定(图 9-13H~K)。

　　术后患者下肢力线得以改善,由术前的-9.6% 改善为术后的 39.0%,外观亦有明显改善(图 9-13L、M),截骨后胫骨平台后倾角度增加,消除膝关节的异常过伸,术后膝关节恢复正常的伸直角度(图 9-13N)。膝关节应力 X 线检查显示胫骨平台后移程度和膝内翻程度均减小,说明胫骨高位截骨术有助于改善患者的膝关节后向稳定性和内翻稳定性(图 9-13O、P)。

二、病例 2

　　患者男性,26 岁。术前诊断为"右膝前交叉韧带损伤、膝后外侧复合体损伤、腓总神经损伤、三相膝内翻(图 9-14A~D),膀胱破裂修补术后、右下肢皮瓣术后"。术前检查:患侧膝关节过伸 20°(图 9-14E),膝关节应力 X 线检查显示外侧间隙张开 21.8mm(图 9-14G),术中进行内侧撑开式胫骨高位截骨术,等距撑开 9mm(撑开间隙前后缘相等,均为 9mm),消除膝关节过伸(图 9-14I、J)。术后 2 年患者站立时膝内翻消除、过伸消除,下肢负重位全长 X 线片显示负重线通过内侧髁间嵴(图 9-14M),查体显示术侧过伸约 4°(图 9-14N),胫骨平台后倾角度调整到 17°,消除膝关节异常过伸(图 9-14Q),膝关节内翻应力 X 线显示外侧间隙张开 18.2mm(图 9-14R),虽然仍然存在外侧不稳定,但是由于力线得到改善,患者已经恢复正常行走,不需要再进行后外侧复合体重建手术。

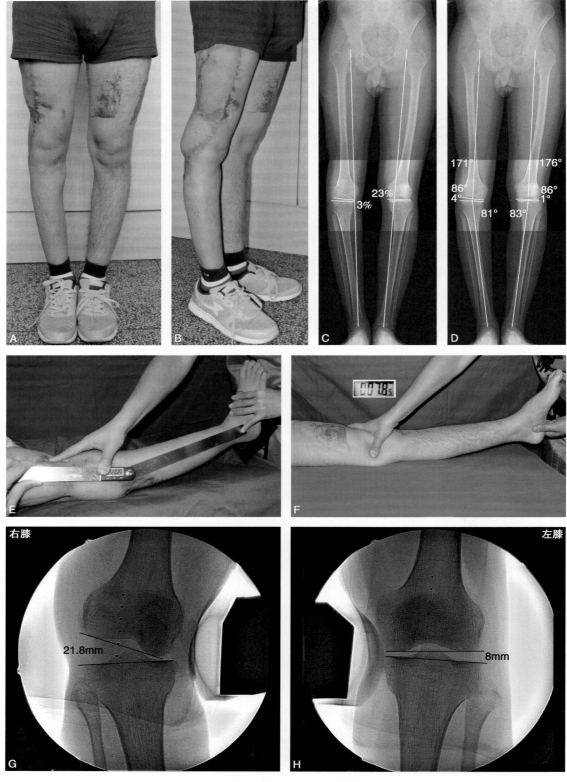

图 9-14　多发韧带损伤合并三相膝内翻病例

患者男性，26 岁。术前诊断为"右膝前交叉韧带损伤、膝后外侧复合体损伤、腓总神经损伤、三相膝内翻。"A. 患者站立位可见双膝内翻，右膝尤为明显；B. 斜位可以看出右膝关节过伸；C、D. 双下肢负重位全长 X 线片显示：右下肢股胫角为 171°，力线通过胫骨平台内侧约 3% 的位置，外侧间隙张开 JLCA = 4°，MPTA = 81；左下肢股胫角 176°，外侧间隙没有异常张开表现，JLCA = 1°，MPTA = 83°，力线通过内侧平台 23% 的位置，为生理性膝内翻；E. 术前使用量角器测量右膝（患侧）关节过伸 20°；F. 左膝（健侧）关节过伸 7.8°；G. 右膝（患侧）外侧间隙张开 21.8mm；H. 左膝（健侧）外侧间隙张开仅 8.0mm，符合膝关节后外侧复合体损伤的诊断。

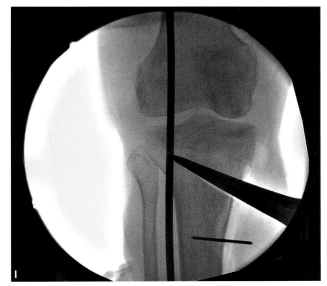
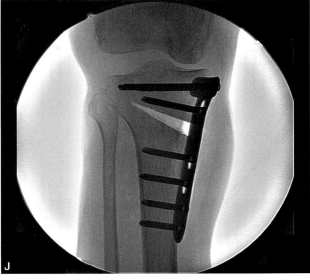
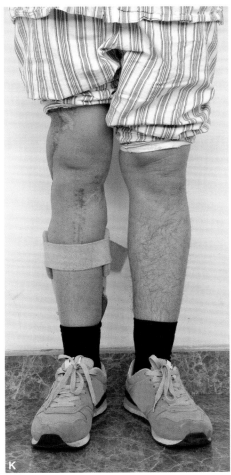
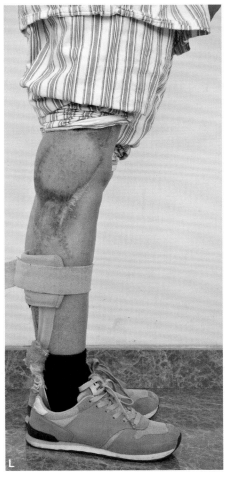
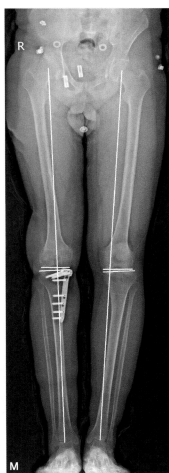

图 9-14（续）　多发韧带损伤合并三相膝内翻病例

I. 术中进行等距撑开，撑开间隙的前后缘均为 9.0mm，消除过伸，术中施加轴向推力，模拟负重，使用力线杆评估下肢力线，确定撑开后下肢力线已经超过外侧髁间嵴；J. 使用 TomoFix 接骨板固定；K. 术后 2 年患者准备取内固定，站立位可见膝内翻消除；L. 侧位可见完全消除膝关节过伸；M. 双下肢负重位全长 X 线片显示力线通过内侧髁间嵴。

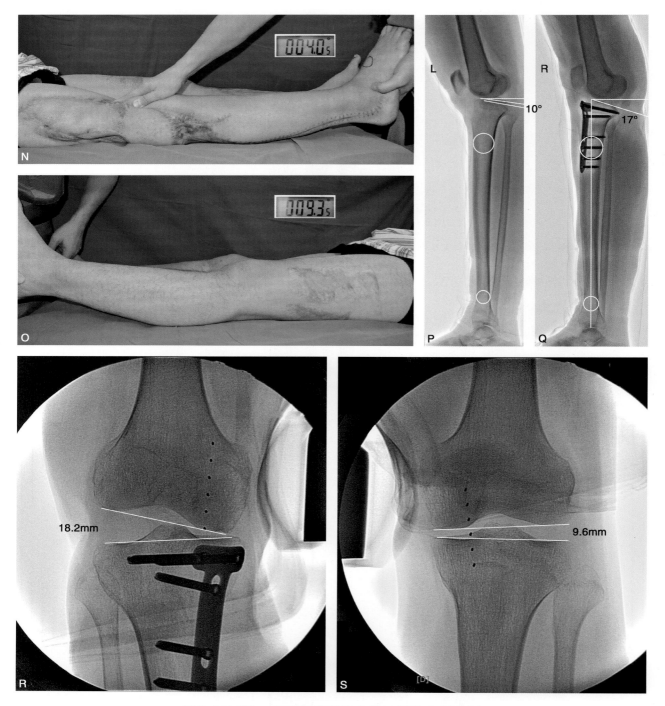

图9-14(续)　多发韧带损伤合并三相膝内翻病例

N. 右膝(术侧)过伸4°,达到消除膝关节过伸的目的;O. 左膝(健侧)关节过伸约9°;P. 负重位下肢全长侧位X线片检查显示左膝(健侧)胫骨平台后倾角度为10°;Q. 右膝(术侧)胫骨平台后倾角度增加至17°,消除膝关节过伸;R. 右膝(术侧)外侧间隙张开18.2mm;S. 左膝(健侧)外侧间隙张开9.6mm,虽然右膝仍然有外侧不稳定,但是患者行走功能正常,不再需要后外侧复合体重建。

【小结】

1. 定义 膝关节前、后交叉韧带损伤、后外侧复合体损伤的患者有时会合并膝内翻,称为"双相膝内翻",如果同时合并膝关节过伸,就形成更严重的一种类型,即"三相膝内翻"。

2. 体格检查 通过包括站立位力线检查,观察是否存在内甩步态/过伸步态,后抽屉试验检查、内翻应力试验检查、胫骨外旋试验检查、外旋反屈征检查,测量膝关节过伸角度来确定是否存在"三相膝内翻"。

3. 影像学检查 通过双下肢负重位全长 X 线检查、应力 X 线检查,以及 CT(三维 CT)来确定是否存在对角线损伤。

4. 治疗原则 一期将膝内翻矫正至中立位,同时消除膝关节过伸,如果需要,二期再进行交叉韧带和后外侧复合体重建手术。

5. 治疗方法 内侧撑开的胫骨高位截骨术,充分利用"内侧撑开截骨会加大胫骨平台后倾角度"的力学特性,在冠状面调节膝关节内外翻,同时在矢状面调节胫骨平台后倾角度,通过控制撑开间隙的前后比例,达到增加后倾角度的目的。

6. 术中评估 冠状面:力线杆评估内翻矫正的效果;矢状面:测量膝关节过伸角度。

(张 辉)

参 考 文 献

[1] NOYES F R,BARBER-WESTIN S D. Posterior cruciate ligament revision reconstruction,part 1:causes of surgical failure in 52 consecutive operations[J]. Am J Sports Med,2005,33(5):646-654.

[2] NOYES F R,BARBER-WESTIN S D,Hewett T E. High tibial osteotomy and ligament reconstruction for varus angulated anterior cruciate ligament-deficient knees[J]. Am J Sports Med,2000,28(3):282-296.

[3] DUGDALE T W,NOYES F R,STYER D. Preoperative planning for high tibial osteotomy. The effect of lateral tibiofemoral separation and tibiofemoral length[J]. Clin Orthop Relat Res,1992,(274):248-264.

[4] HERMAN B,LITCHFIELD R,GETGOOD A. Role of osteotomy in posterolateral instability of the knee[J]. J Knee Surg,2015,28(6):441-449.

[5] PHISITKUL P,WOLF B R,AMENDOLA A. Role of high tibial and distal femoral osteotomies in the treatment of lateral-posterolateral and medial instabilities of the knee[J]. Sports Med Arthrosc,2006,14(2):96-104.

[6] CANTIN O,MAGNUSSEN R A,CORBI F,et al. The role of high tibial osteotomy in the treatment of knee laxity:a comprehensive review[J]. Knee Surg Sports Traumatol Arthrosc,2015,23(10):3026-3037.

[7] COOPER J M,MCANDREWS P T,LAPRADE R F. Posterolateral corner injuries of the knee:anatomy,diagnosis,and treatment[J]. Sports Med Arthrosc,2006,14(4):213-220.

[8] Noyes F R,Barber S D,Simon R. High tibial osteotomy and ligament reconstruction in varus angulated,anterior cruciate ligament-deficient knees. A two-to seven-year follow-up study[J]. Am J Sports Med,1993,21(1):2-12.

[9] ARTHUR A,LAPRADE R F,AGEL J. Proximal tibial opening wedge osteotomy as the initial treatment for chronic posterolateral corner deficiency in the varus knee:a prospective clinical study[J]. Am J Sports Med,2007,35(11):1844-1850.

[10] BADHE N P,FORSTER I W. High tibial osteotomy in knee instability:the rationale of treatment and early

results［J］. Knee Surg Sports Traumatol Arthrosc,2002,10(1):38-43.

［11］SAVARESE E,BISICCHIA S,ROMEO R,et al. Role of high tibial osteotomy in chronic injuries of posterior cruciate ligament and posterolateral corner［J］. J Orthop Traumatol,2011,12(1):1-17.

［12］NOYES F R,GOEBEL S X,WEST J. Opening wedge tibial osteotomy:the 3-triangle method to correct axial alignment and tibial slope［J］. Am J Sports Med,2005,33(3):378-387.

［13］NHA K W,KIM H J,AHN H S,et al. Change in posterior tibial slope after open-wedge and closed-wedge high tibial osteotomy:a meta-analysis［J］. Am J Sports Med,2016,44(11):3006-3013.

［14］JUNG K A,KIM S J,LEE S C,et al. ' Fine-tuned' correction of tibial slope with a temporary external fixator in opening wedge high-tibial osteotomy［J］. Knee Surg Sports Traumatol Arthrosc,2008,16(3):305-310.

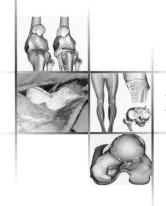

第十章
重度过伸膝的骨性矫正

第一节　概　　况

　　膝关节多发韧带损伤或脱位后遗留关节过伸现象并非罕见。通常与后方软组织结构及交叉韧带损伤有关。可以单独出现,也可以合并膝关节内、外翻畸形。严重的膝关节过伸(>15°)不仅会导致关节不稳定,还会对重建后的前、后交叉韧带移植物产生不良影响(图 10-1)。

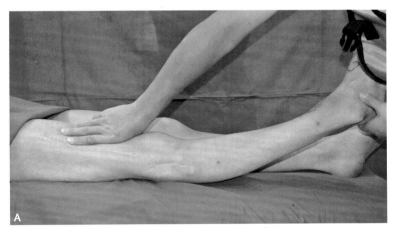

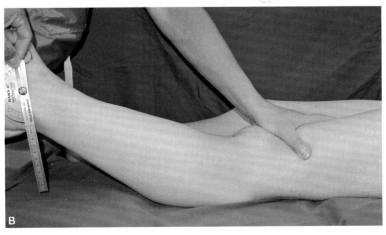

图 10-1　膝关节严重过伸示例
A. 多发韧带损伤术后过伸畸形;B. 髌骨脱位合并严重膝关节过伸。

除多发韧带损伤外,髌骨脱位患者也常合并严重过伸畸形。

膝关节过伸通过软组织手术矫正比较困难,相关文献记载较少。笔者采用胫骨近端截骨术增大后倾角的方法进行骨性矫正。

对于多发韧带损伤的病例,适当增大后倾角,胫骨向前方轻度移位,不仅在一定程度上可以纠正膝关节过伸,还可减小后交叉韧带损伤后的胫骨后移、减轻后交叉韧带的张力(图10-2)。对于后倾角度正常的病例,可供调整的角度空间有限,超过生理范围过多会导致胫骨向前方半脱位(图10-3);对于后倾角度小的病例,可供调整的幅度相对较大;对于合并膝内、外翻畸形者,需要在冠状面和矢状面分别进行调整。

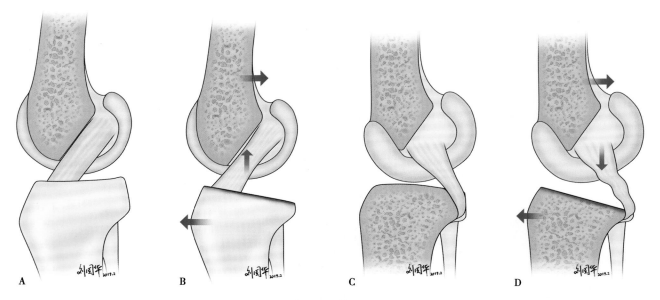

A　B　C　D

图 10-2　增大后倾角度对交叉韧带的影响示意
A. 正常后倾角状态下前交叉韧带维持生理性张力;B. 增大后倾角度,胫骨平台相对于股骨前移(蓝色箭头),前交叉韧带张力增大(红色箭头);C. 正常后倾角状态下后交叉韧带张力;D. 增大后倾角,胫骨平台前移(蓝色箭头),后交叉韧带张力下降(红色箭头)。

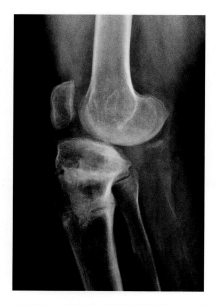

图 10-3　过度增大后倾角导致胫骨前方半脱位 X 线片

　　值得注意的是,膝关节过伸的截骨矫正无法通过术前规划进行设计,需要在术中根据膝关节过伸的程度进行动态调整。笔者采用足跟或足踝高度作为参数,对患侧与健侧及截骨前后进行对比(图10-4)。

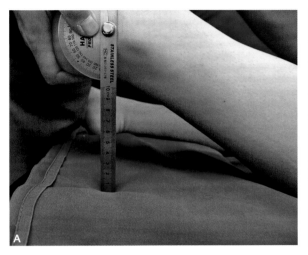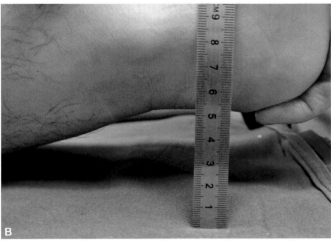

图 10-4　足踝高度测量[患侧(A)与健侧(B)对比],用于膝关节过伸矫正的术中监测

　　后倾角增大截骨术有两种手术技术:前方张开式和内侧张开式。前者适合单纯过伸畸形的矫正,后者适合过伸、内翻复合畸形的矫正。两种手术都需要术中密切监测膝内、外翻。

第二节　手术适应证

1. 膝关节严重过伸　侧-侧差值>15°。
2. 不稳定步态。
3. 后交叉韧带损伤后松弛。

第三节　典　型　病　例

一、病例1

　　患者男性,25岁。多发韧带损伤术后,曾于当地行内侧副韧带切开修补手术,后交叉韧带未处理。患者主诉关节不稳定感,查体显示右膝关节过伸15°,左侧(健侧)过伸5°。后交叉韧带Ⅱ度损伤。治疗方案采用前方撑开胫骨高位截骨术,增加胫骨平台后倾,消除膝关节过伸,同时改善膝关节后向稳定性。后交叉韧带未予处理。术后膝关节过伸消除,行走恢复正常(图10-5)。

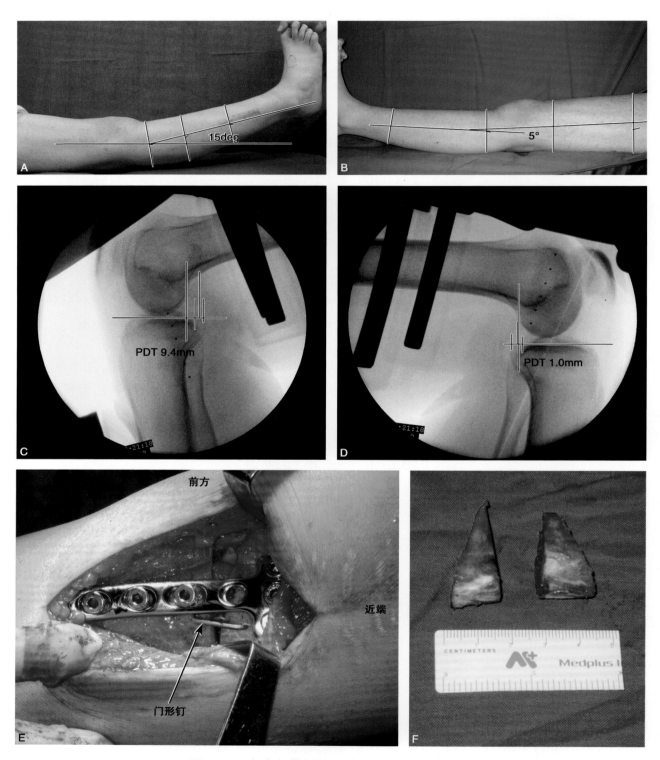

图 10-5　多发韧带损伤后膝关节过伸典型病例

A. 患膝关节过伸 15°；B. 健侧膝关节过伸 5°，行走不稳；C. 患膝后向松弛 9.4mm；D. 健侧 1.0mm，侧-侧差值为 8.4mm，为 Ⅱ 度松弛；E、F. 截骨术中将前方间隙撑开、采用自体骨植骨，后方间隙使用门形钉闭合。

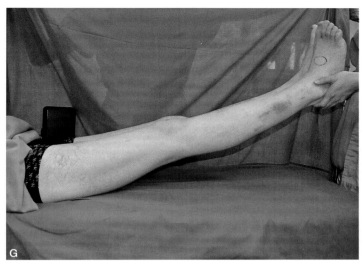
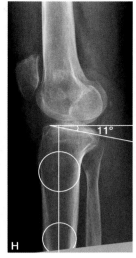
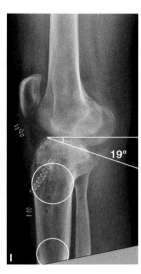

图 10-5(续)　多发韧带损伤后膝关节过伸典型病例

G. 术后 1 年患膝关节过伸完全消除；H、I. 截骨前胫骨平台后倾角（H）11°和截骨后胫骨平台后倾角 19°（I）对比，截骨术后后倾角增大 8°。

二、病例 2

患者女性，32 岁。主因"右膝关节行走不稳"就诊。患者既往在幼年时曾因右膝关节外伤接受手术治疗，具体手术不详。查体发现右膝关节过伸 18°，左膝（健侧）过伸 5°，后抽屉试验（1+）。下肢负重位全长正位 X 线片可见力线正常，右膝关节侧位 X 线片可见胫骨平台前倾。推测患者可能与幼年手术造成胫骨近端骨骺损伤有关。

对此例患者的治疗采用前方撑开的胫骨高位截骨术，恢复正常的胫骨平台后倾角，纠正膝关节过伸。术中使用门形钉关闭胫骨后内侧间隙，单纯撑开胫骨前方的截骨间隙（图 10-6）。

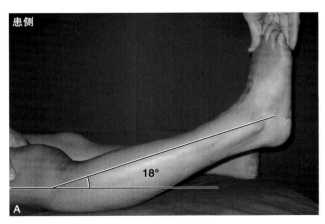
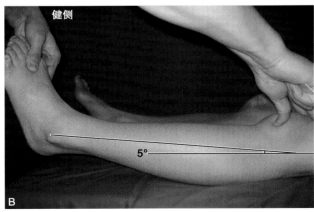

图 10-6　膝关节严重过伸，后倾角异常减小典型病例

A. 患侧膝关节过伸 18°；B. 健侧膝关节过伸 5°，患者表现为行走不稳。

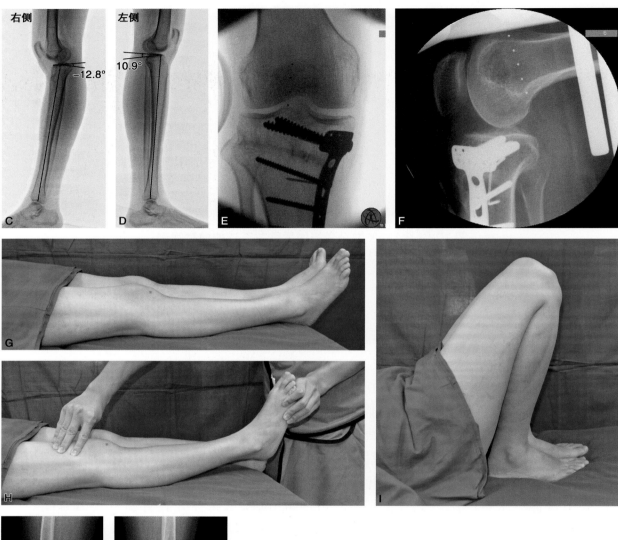

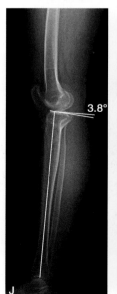

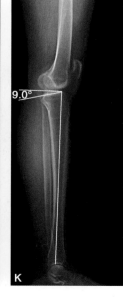

图 10-6(续)　膝关节严重过伸,后倾角异常减小典型病例
C. 患侧(右侧)后倾角 -12.8°, D. 健侧(左侧)后倾角 10.9°;
E、F. 截骨术中将前方间隙撑开,增大后倾角,维持原冠状面力
线;G~I. 术后纠正患膝关节过伸、活动度正常,行走不稳感消
失;术后 1 年患膝关节过伸完全消除;J、K. 术后双膝胫骨平台
后倾角对比,显示患膝截骨后倾角增大至 3.8°(术前 -12.8°),
健侧胫骨平台后倾角 9.0°。

三、病例3

患者男性,17 岁。主因"双膝关节过伸,习惯性髌骨脱位,右膝外翻"入院。患者幼年时于当地行"髌骨复位手术"及"胫骨结节手术",术后髌骨脱位未得以纠正且渐出现双膝关节过伸。考虑过伸与骨骺未闭时胫骨结节骨性手术损伤骨骺有关。手术分二期进行:一期右膝手术,行股骨远端内侧闭合式截骨纠正膝外翻、胫骨前方张开式截骨纠正膝关节过伸、髌骨复位手术;二期左膝手术,行胫骨前方张开式截骨纠正膝关节过伸,髌骨复位手术(图 10-7)。

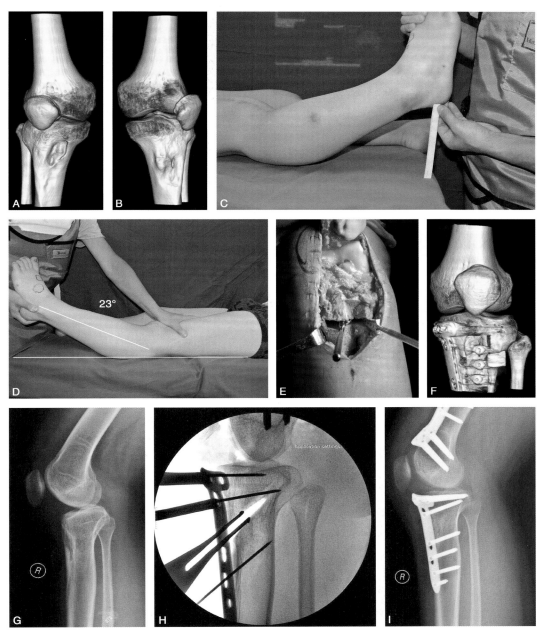

图 10-7　双膝习惯性髌骨脱位合并膝关节过伸病例
A、B. 双膝髌骨外侧脱位,幼年时胫骨结节区域曾行手术;C、D. 采用两种不同的方法测量双膝关节过伸程度;E、F. 采用前方张开式胫骨高位截骨技术增大后倾角,同时进行胫骨结节截骨、近端移位复位髌骨(左膝);G~I. 术前、术中、术后后倾角对比(右膝)。

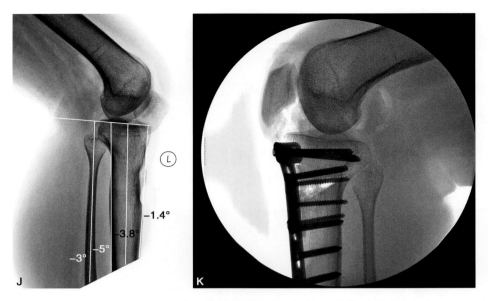

图 10-7(续)　双膝习惯性髌骨脱位合并膝关节过伸病例

J、K. 左膝截骨前后胫骨平台后倾角对比。

【小结】

1. 异常增大>10°的严重的膝关节过伸影响关节稳定性,需要手术纠正。

2. 通过骨性结构进行纠正疗效肯定。

3. 前方张开式截骨术适合于大角度纠正。

（冯　华）

参 考 文 献

［1］ DEJOUR D,BONIN N,LOCATELLI E. Tibial antirecurvatum osteotomies［J］. Operat Tech Sports Med, 2000,8(1):67-70.

［2］ HOHMANN E,BRYANT A. Closing or opening wedge high tibial osteotomy:watch out for the slope［J］. Operat Tech Sports Med,2007,17(1):38-45.

［3］ 冯华. 髌股关节不稳定:临床评估与治疗［M］. 北京:人民军医出版社,2014:177-206.

［4］ 冯华. 后交叉韧带与后外复合体损伤［M］. 北京:人民卫生出版社,2016:201-247.

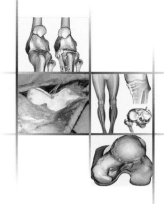

第十一章
对角线损伤与力线不良

第一节 概 述

高能量损伤导致的多韧带损伤常常以后交叉韧带(posterior cruciate ligament,PCL)与后外侧复合体(posterolateral corner,PLC)韧带为核心,合并其他韧带及膝关节周围骨折。骨折的类型呈多样化,有些骨折为撕脱骨折,如 PCL 胫骨撕脱骨折,腓骨头撕脱骨折(PLC 损伤),外侧胫骨平台的 Segond 骨折(ACL 损伤的等位征),内侧胫骨平台的反 Segond 骨折(提示 PCL 损伤)等。关节承重区的胫骨平台骨折也较为常见,其中一种特殊类型的骨折-韧带组合损伤称为"对角线损伤",该损伤常常合并力线不良。

一、对角线损伤的定义

前内侧胫骨平台骨折、交叉韧带损伤、后外侧复合体损伤,致伤应力和受损结构沿着膝关节的前内-后外轴斜形分布,笔者将这种损伤类型称为对角线损伤(图 11-1A)。

二、损伤机制

对角线损伤为膝关节承受过伸-内翻应力导致。

膝关节前内侧为压力侧,股骨内侧髁与胫骨平台前内侧相互撞击导致前内侧胫骨平台发生压缩骨折;后外侧为张力侧,关节间隙张开、后外侧复合体损伤,包括韧带实质部损伤和止点撕脱骨折。交叉韧带承受过度牵张力导致损伤(图 11-1B)。

三、对角线损伤的临床意义

1. 诊断意义 当 X 线片上发现前内侧胫骨平台压缩骨折,即使骨折面积和压缩程度并不严重,也可以提示后交叉韧带和后外侧复合体韧带损伤,需要进一步检查,防止漏诊。

2. 治疗意义 对于面积较大的塌陷骨折,首先进行复位,恢复骨性结构完整性。在此基础上同期或分期修复受损韧带。如果忽略骨折的治疗而单纯修复或重建韧带,会出现股骨

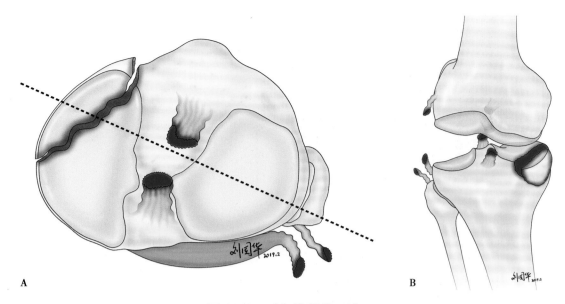

图 11-1 对角线损伤示意

A. 高能量伤导致膝关节多发韧带损伤,可能累及交叉韧带损伤、后外侧复合体损伤,同时可能合并前内侧胫骨平台骨折,致伤应力和受损结构沿着膝关节的前内-后外轴斜行分布,称为对角线损伤;B. 对角线损伤的受伤机制为膝关节承受过伸-内翻应力导致,膝关节前内侧为压力侧,导致前内侧胫骨平台发生压缩骨折;后外侧为张力侧,导致后外侧复合体损伤和交叉韧带损伤。

髁嵌入塌陷区形成所谓的"engaging"(嵌入)现象,导致修复或重建的韧带失效以及膝关节半脱位和膝内翻畸形(图 11-2)。如果单纯治疗骨折而忽视韧带的处理,后期容易出现膝内翻畸形(图 11-3)。

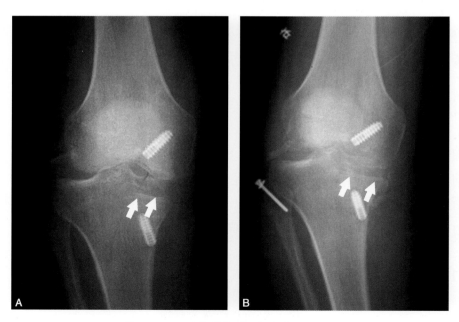

图 11-2 对角线损伤治疗失误示例

A. 胫骨内侧平台骨折(白色箭头)未进行处理,单纯进行后交叉韧带重建;
B. 后交叉韧带重建术后二期进行腓骨头撕脱骨折固定,股骨内侧髁嵌入胫骨平台骨折区(白色箭头),仍然出现膝内翻畸形。

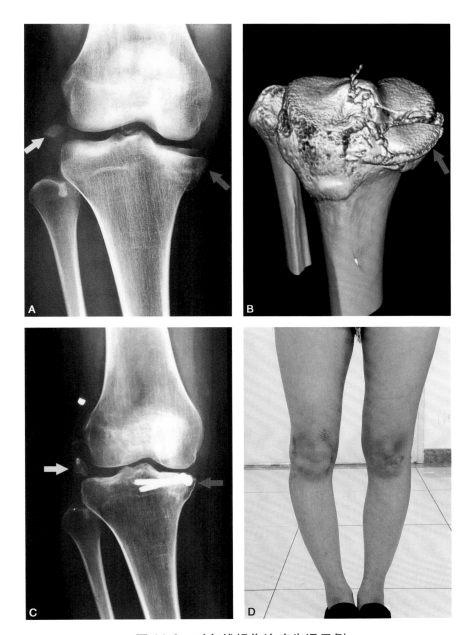

图 11-3　对角线损伤治疗失误示例
A、B. 前内侧胫骨平台塌陷骨折(红色箭头),腓骨头撕脱骨折(黄色箭头);
C. 胫骨平台骨折进行了复位和固定(红色箭头),但后交叉韧带和后外侧复
合体(黄色箭头)未予处理;D. 术后患侧遗留膝内翻(黄色箭头)。

3. 预后意义　塌陷骨折、多根韧带受损,常合并关节半脱位和下肢膝内翻畸形,常见血管神经损伤,预后往往不佳。高能量伤,关节受损严重,要避免低估病情。

第二节　临床诊断

一、影像学检查

对角线损伤需要通过影像学检查加以确诊。从最初的 X 线筛查开始,通过 CT、MRI、力线 X 线片进一步检查逐步对骨折严重程度进行量化、对关节对合关系与下肢力线进行评估,明确是否合并韧带损伤,为治疗方案的制订提供依据(图 11-4~图 11-7)。

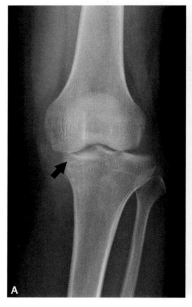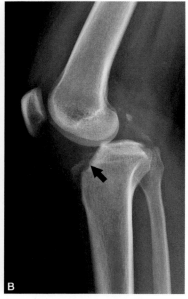

图 11-4　对角线损伤的 X 线诊断
胫骨平台前内侧可见压缩骨折(黑色箭头)。

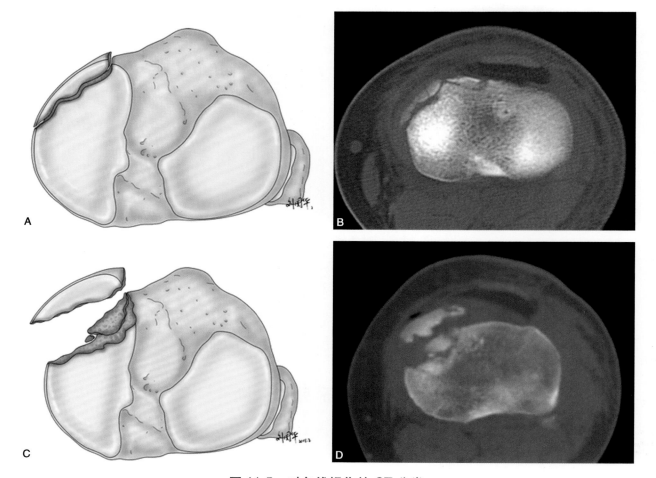

图 11-5　对角线损伤的 CT 分类
A、B. 小型骨折,骨折面积小于内侧平台面积的 1/4;C、D. 大型骨折,骨折面积大于内侧平台面积的 1/4。

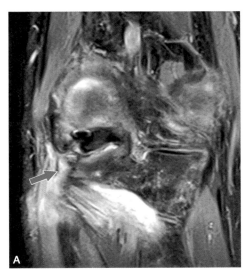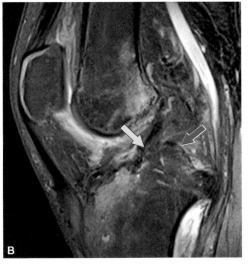

图 11-6　对角线损伤的 MRI 诊断

A. 腘肌腱损伤(红色箭头);B. 前交叉韧带(黄色箭头)和后交叉韧带(蓝色箭头)损伤。

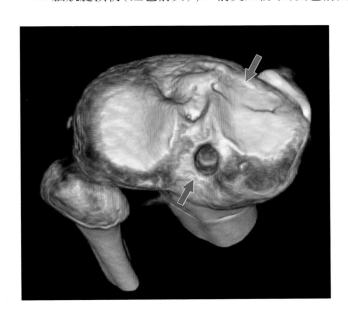

图 11-7　对角线损伤的三维 CT 诊断

前内侧胫骨平台塌陷骨折(红色箭头),后交叉韧带重建胫骨隧道(蓝色箭头)。

二、关节镜诊断

手术中进行关节镜检查不仅可以清晰地观察骨折累及的范围及塌陷程度,还可以探查与骨折相邻的半月板状况以及骨折区域的软骨损伤程度,同时对于交叉韧带受损情况也可进行评估(图 11-8)。

三、临床查体

在对角线损伤的诊断中,临床查体,特别是麻醉下查体,对于 PCL 和 PLC 韧带损伤程度的评估非常重要(图 11-9)。

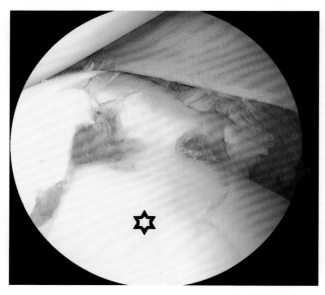

图 11-8　对角线损伤的关节镜诊断

关节镜下见前内侧胫骨平台塌陷骨折（黑色六角星）。

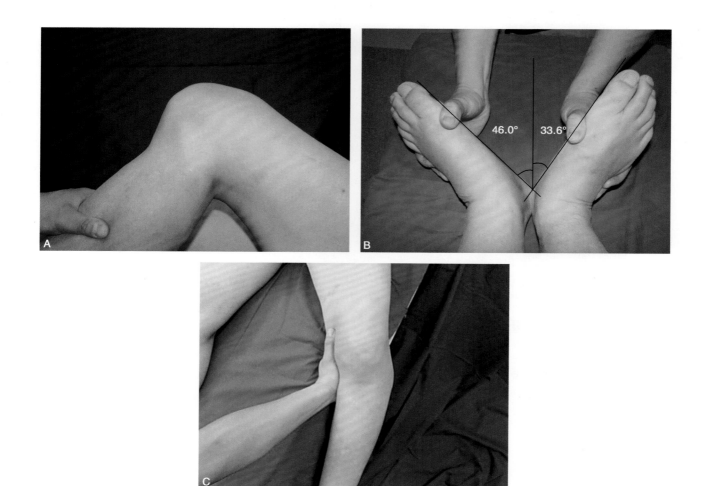

图 11-9　对角线损伤的临床查体

A、B. 后抽屉试验检查 PCL 和胫骨外旋试验检查 PLC；C. 内翻应力试验检查 PLC。

四、麻醉下应力 X 线片

该检查可以比较准确地量化 PCL 及 PLC 的损伤程度(图 11-10)。

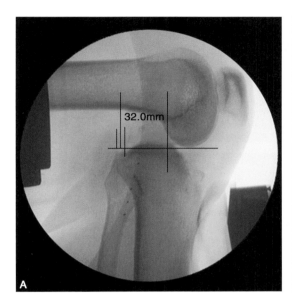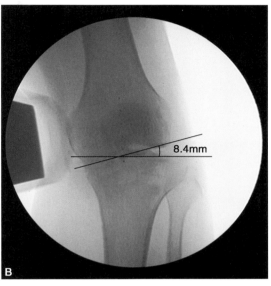

图 11-10 对角线损伤中韧带损伤程度的量化
应力 X 线片显示胫骨后向移位 32.0mm,外侧间隙张开 8.4mm,属于Ⅲ度损伤。

第三节 对角线损伤的治疗

陈旧的对角线损伤容易合并膝内翻畸形,对于关节功能,特别是步态影响较大,临床上处理较为棘手(图 11-11)。因此,早期正确的处理对于避免后期出现下肢力线异常至关重要。

一、边缘型胫骨平台骨折

不需要处理骨折,可一期治疗 PCL 及 PLC 韧带。该类型很少导致力线异常(图 11-12)。

二、塌陷性胫骨平台骨折

一期进行骨折复位和固定,恢复骨性结构的完整性可防止后期出现膝内翻畸形(图 11-13A、B);二期进行 PCL 和 PLC 的重建(图 11-13C~F)。

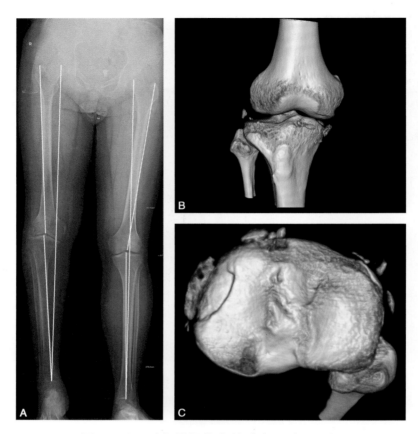

图 11-11 对角线损伤合并膝内翻畸形示例
A. 陈旧性对角线损伤合并膝内翻畸形；B. 胫骨前内侧骨折、腓骨头撕脱骨折，是典型的对角线损伤；C. 胫骨前内侧平台塌陷骨折未经处理是导致后期膝内翻形成的重要因素。

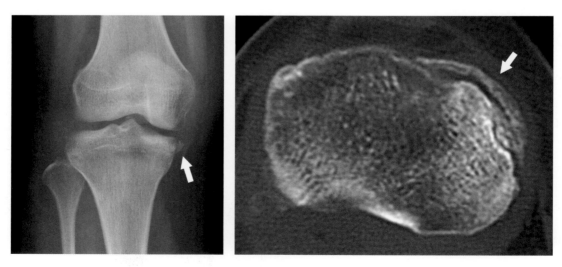

图 11-12 边缘型对角线损伤示例
胫骨前内侧平台边缘型骨折（白色箭头），不需要特殊处理。

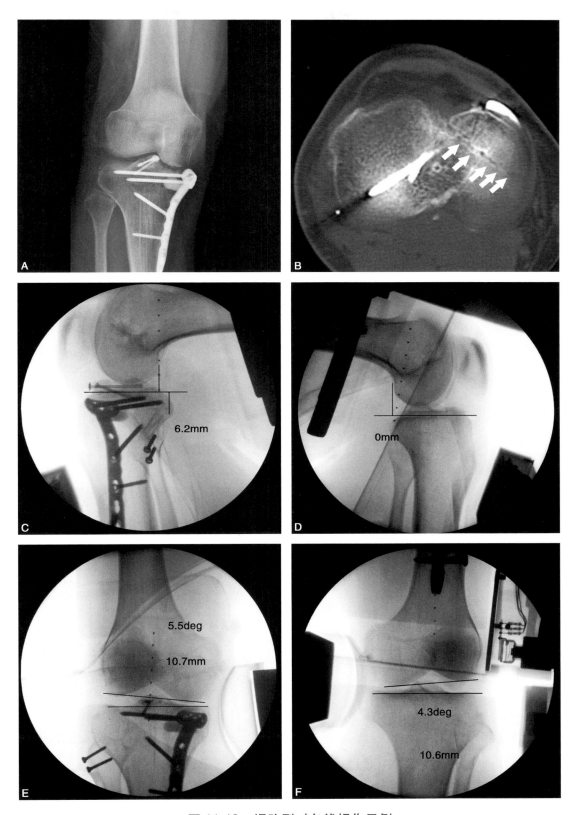

图 11-13 塌陷型对角线损伤示例

A、B. 骨折复位、内固定、植骨,前交叉韧带撕脱骨折固定(图 B 中白色箭头所示为塌陷骨折线,占据了约 1/3 内侧平台);C. 二期重建后的交叉韧带,膝关节后向应力 X 线片显示胫骨平台后移 6.2mm;D. 健侧膝关节后向应力 X 线片显示胫骨平台后移 0mm,因此后交叉韧带重建术后后向松弛度侧-侧差值 6.2mm; E、F. 二期重建后外侧复合体韧带,应力 X 线片显示外侧间隙张开距离相等,表明外侧副韧带稳定性完全恢复。

三、合并膝内翻畸形的陈旧性损伤

笔者发现,对角线损伤手术后遗留膝内翻畸形较为常见,骨折和韧带不能同时得到有效处理是重要原因(图 11-14)。

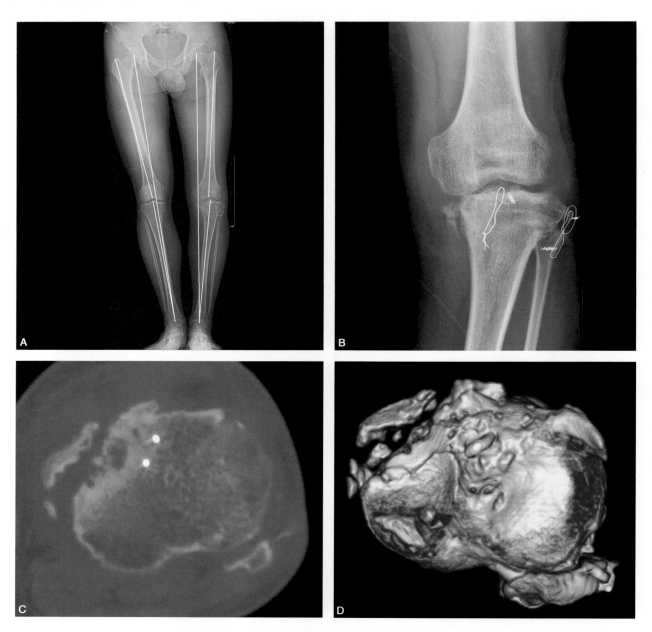

图 11-14　对角线损伤术后遗留膝内翻畸形示例
A、B. 对于对角线损伤进行了交叉韧带和腓骨头撕脱骨折的修复,但仍遗留严重膝内翻畸形;
C、D. CT(C)和三维 CT(D)显示胫骨前内侧平台骨折累及面积大、塌陷,初期未予处理,是导致手术失败的直接原因。

对于未经治疗的陈旧性对角线损伤,患者往往因步态异常、行走困难前来就诊。由于失去最佳手术修复时机,已经不可能进行骨折复位,韧带重建也无法纠正内翻畸形,此时截骨术是最佳的选择(图 11-15)。

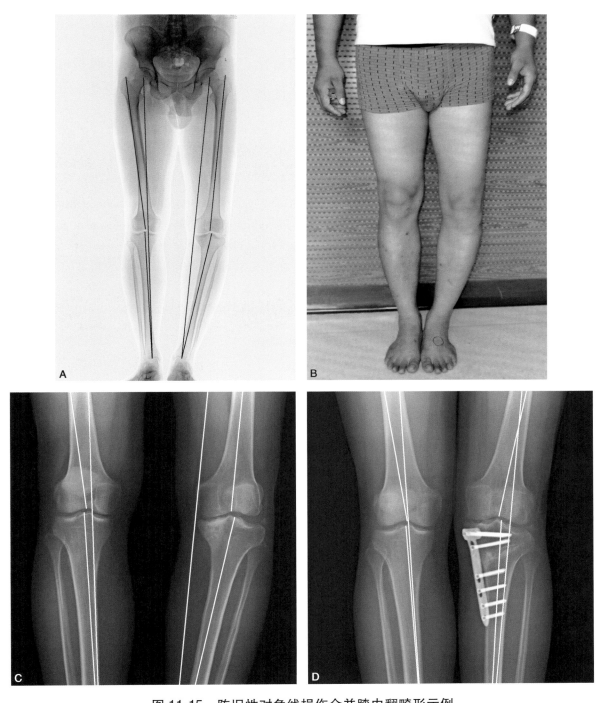

图 11-15　陈旧性对角线损伤合并膝内翻畸形示例

A、B. 陈旧性对角线损伤合并严重内翻畸形；C、D. 胫骨高位截骨术矫正膝内翻畸形，恢复下肢正常力线。

第四节　术后处理

术后佩戴可调节支具 6 周。拔出引流管，消肿后进行膝关节早期活动度及肌力训练。单纯进行 PCL、PLC 韧带重建的患者术后 6~8 周可部分负重，3 个月可完全负重；胫骨平台骨折复位固定的患者术后 12 周完全负重；截骨术患者术后 8 周可完全负重。

【小结】

对角线损伤容易误诊、漏诊,应引起足够的重视。治疗中要兼顾对于骨折和韧带的处理。陈旧性损伤合并膝内翻的病例,应首先用截骨术矫正膝内翻畸形,恢复患者正常的行走功能。

(冯　华)

参 考 文 献

[1] LI X,SONG G Y,LI Y,et al. The"diagonal"lesion:A new type of combined injury pattern involving the impingement fracture of anteromedial tibial plateau and the injury of posterior cruciate ligament and posterolateral corner[J]. J Knee Surg. 2019. doi:10. 1055/s-0039-1683921.

[2] 李旭,宋关阳,刘心,等.胫骨平台前内侧撞击骨折在膝关节后外复合体损伤中的意义[J]. 中国运动医学杂志,2017,36(11):950-955.

[3] 冯华.后交叉韧带与后外复合体损伤[M].北京:人民卫生出版社,2016:279-287.

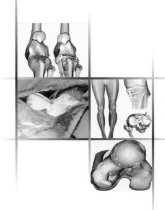

第十二章
髌股关节疾患与力线不良概述

第一节　概　况

髌股关节是由主动和被动稳定结构所组成的复杂运动系统。不稳定和疼痛可以由软组织因素和骨性因素导致,例如股内斜肌发育不良、内侧结构损伤、滑车发育不良、高位髌骨、胫骨结节外偏等。最近的研究大多集中于内侧髌股韧带(medial patellofemoral ligament,MP-FL)等软组织因素的损伤与重建,而对骨性因素的研究相对匮乏。

骨性结构是髌股关节生物力学环境的重要组成部分,膝关节的局部力线异常以及整个下肢的力线异常都是导致髌股关节疾患的高危因素。

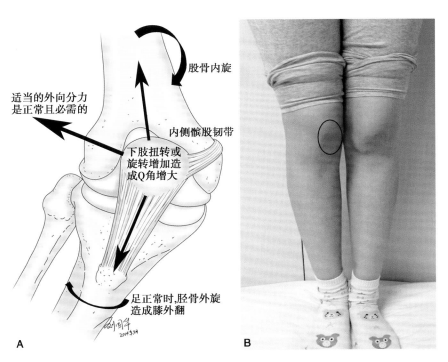

图 12-1　下肢旋转畸形与髌股关节疾患

A. 股骨过度前倾导致股骨内旋和/或胫骨外旋可以造成髌骨承受过度的外向牵拉合力,内侧髌股韧带承受应力增加;B. 患者双足面向正前方,内视髌骨(右膝,黑色圈所示)是下肢扭转畸形的典型体征之一。

有关髌骨局部力线异常的文献报道非常多,如滑车发育不良、高位髌骨等。与之相比,下肢骨力线异常较少被提及。下肢力线不良可以导致髌骨承受异常的合力,继而造成髌骨脱位或关节软骨退变。例如,股骨过度前倾导致内旋和/或胫骨过度外旋可以造成代偿性下肢内旋步态,使得髌骨承受过度的外向牵拉合力,继发不稳定或髌骨半脱位,髌骨呈现为"内视"外观,称为"内视髌骨"(图 12-1)。这类患者通常还会合并代偿性扁平足和足旋前(图12-2)。这些继发体征反映了髌骨周围力矩的不平衡。

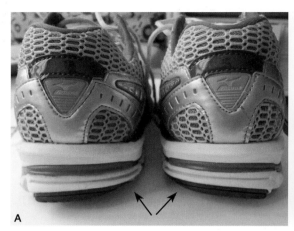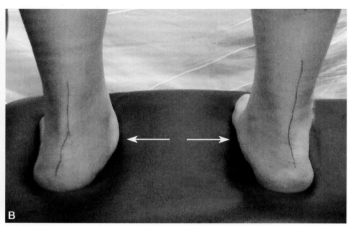

图 12-2　下肢扭转畸形与足的代偿性表现
A. 双足鞋跟内侧过度磨损(黑色箭头);B. 双足呈现扁平足、内侧足弓塌陷、足旋前外观(白色箭头)。

对于合并骨形态严重异常的髌股关节疾患,仅仅修复或调整软组织结构往往无法获得满意的效果。因此,成功的治疗应该基于对力学环境的全面评估,判断和选择程度严重、影响大的骨性畸形进行有针对性的矫正治疗。本章节将全面阐述与髌股疾患相关的下肢力线不良,重点介绍下肢的扭转畸形。

第二节　力线不良的分类与评估

一、水平面畸形

(一) 旋转畸形
常见于股骨前倾和胫骨外旋畸形。

1. 生物力学机制　股骨前倾角和胫骨外旋异常增大是髌股关节不稳定的危险因素,同时也是髌股关节痛的致病因素。前倾角的过度增大导致患肢在足负重期出现代偿性股骨内旋,将大转子由后方旋转至侧方以增大臀中肌的力臂。而胫骨过度外旋可导致足行进角增大,同样通过大腿内旋进行代偿,结果造成了髌骨承受向外的过度应力而出现不稳定或髌骨倾斜、半脱位(图 12-3)。

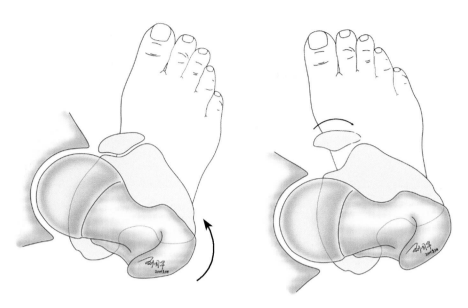

图 12-3　股骨前倾角增大下肢代偿机制示意
通过大腿内旋,使得大转子在足负重期处于正侧方。股骨髁处于内侧倾斜状
态、髌骨向外半脱位,导致不稳定或疼痛。

2. 影像学评估
（1）二维 CT:具体方法如图 12-4 所示。
（2）三维 CT:具体方法如图 12-5 所示。

1）股骨前倾角的测量值:Dejour 等测得的正常人群平均值为（10.8±8.7）°;Murphy 等
测得的正常人群平均值为 13.0°;Yoshioka 等测得该角度为 13.1°;Strecker 等测得该角度为

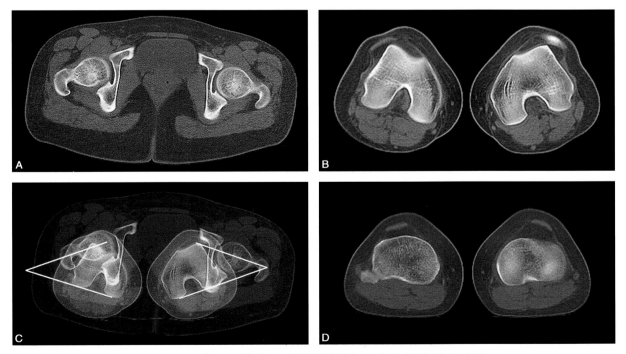

图 12-4　应用二维 CT 测量股骨前倾角和胫骨外旋的方法
A. 测量扫描平面,描记股骨头和股骨颈中点的连线;B. 参照扫描平面,股骨髁"罗马拱门"扫描平
面,描记两股骨后髁最后端两点连线;C. 平面叠加,结果显示两侧前倾角分别为 36.1° 和 35.1°;
D. 参照扫描平面,描记胫骨平台后缘切线。

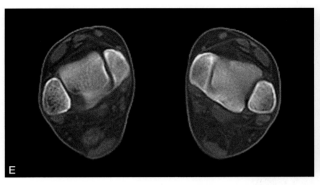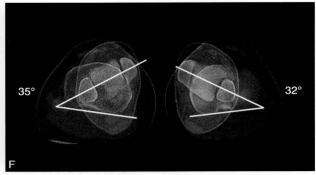

图 12-4(续) 应用二维 CT 测量股骨前倾角和胫骨外旋的方法

E. 测量扫描平面,描记内、外踝中点的连线;F. 平面叠加,结果显示两侧胫骨外旋角分别为 35°和 32°。

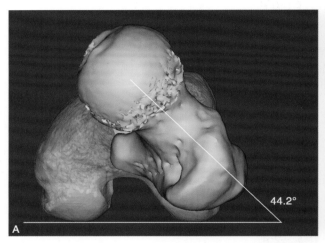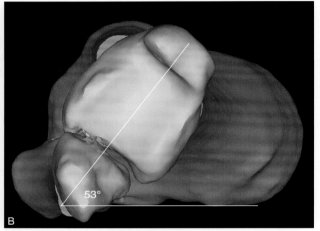

图 12-5 三维 CT 测量股骨前倾角和胫骨外旋角的方法

A. 股骨头与股骨颈中心连线与股骨后髁连线的夹角即股骨前倾角;B. 内外踝连线与胫骨后侧平台连线夹角即胫骨外旋角。

(24.1±17.4)°;Teitge 将 13.0°作为矫正股骨前倾角的目标值。

2)胫骨外旋角的测量值:Teitge 等认为正常值应为 23.7°;Strecker 等的测量值为(34.85±15.9)°;Yoshioka 等的测量均值为 24.0°,其中男性为 21.0°,女性为 27°,两者比较差异有统计学意义。

3. 治疗 对于严重的旋转畸形,通过股骨和胫骨旋转截骨进行矫正。

股骨旋转截骨平面有四个:转子间、转子下、股骨髁上及股骨干。转子间旋转截骨术方法简单,愈合良好,易于固定;Filho 等对比转子间和转子下旋转截骨术的效果,发现转子间旋转截骨术矫正更准确。股骨干旋转截骨术愈合难度大,可用于儿童。Pirpiris 等对比转子间旋转截骨术和股骨髁上旋转截骨术发现:两者都可以很好的矫正旋转畸形,股骨髁上旋转截骨术失血量少、术后恢复快、手术难度小,如果单纯矫正旋转,建议使用股骨髁上旋转截骨术(图 12-6)。

胫骨旋转截骨平面有两个:胫骨结节近端(结节上)和胫骨结节远端(结节下)。如果胫骨结节-股骨滑车间距(tibial tubercle-trochlear groove distance,TT-TG)在正常范围内,那么截骨应选择结节下截骨,否则可选择结节上截骨(图 12-7)。据研究,胫骨内旋 20°,TT-TG 值减小 7.2mm。

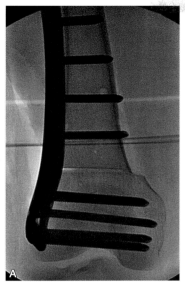
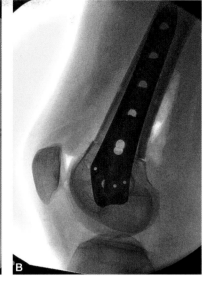
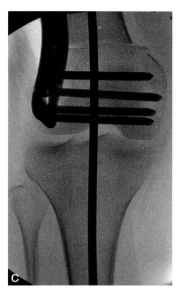

图 12-6　股骨髁上旋转截骨术

A、B. 股骨髁上旋转截骨术,使用锁定接骨板固定后所拍摄的正侧位 X 线片;C. 术中使用力线杆评估旋转截骨术后下肢力线正常,位于胫骨平台 50% 的位置。

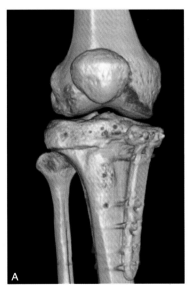
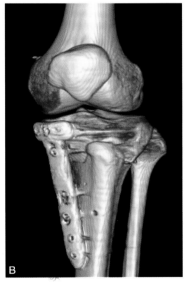

图 12-7　胫骨结节近端(结节上)和胫骨结节远端(结节下)旋转截骨术

A. 胫骨结节近端旋转截骨术;B. 胫骨结节远端旋转截骨术,胫骨结节进行双平面截骨处理。

　　Paulos 等比较了胫骨结节内移截骨术和胫骨高位旋转截骨术治疗髌骨脱位的疗效后发现,对于胫骨过度外旋的患者,旋转截骨术在主观评分和步态分析上显著优于胫骨结节内移截骨术。

　　关于需要进行手术矫正的阈值,目前尚无定论。Teitge 等将股骨前倾角≥25°、胫骨外旋角≥40°作为手术指征。还有学者认为,畸形角度大于正常值 20°矫形手术才有意义,并将大于正常值 30°作为手术指征。Heerwaarden 等将股骨前倾角>30°或<0°、胫骨外旋角>35°或<10°作为手术指征。

　　(二)滑车发育不良

　　1. 生物力学机制　　股骨滑车是髌骨的骨性稳定结构,在限制髌骨稳定性方面有至关重

133

要的作用。滑车发育不良表现为滑车沟深度和形状的异常,主要发生于股骨滑车的近端或入口处,是复发性脱位的高危因素。近数十年的研究发现滑车发育不良和髌骨脱位之间存在密切的关系。Köhlitz 等发现,滑车发育不良在髌骨脱位患者中的发生率为 66%,显著高于对照组。而 DeJour 等发现 96% 的髌骨脱位患者合并有滑车发育不良,而正常对照组仅为 3%。法国的里昂学派提出,滑车发育不良是复发性髌骨脱位的根本因素(fundamental)。

2. 评估　20 世纪 90 年代,H. Dejour 等首次提出采用膝关节纯侧位 X 线片评估滑车发育不良的方法,描述了交叉征(crossing sign),即纯侧位 X 线片上,滑车沟与股骨外侧髁或股骨内侧髁相交,或同时与两髁相交。随后,Dejour 完善了上述分型,并增加了两种征象,分别为凸起征(prominence)和双轮廓征(double contour)(图 12-8),将纯侧位 X 线片与轴位的 CT 或 MRI 扫描图像结合起来,将滑车发育不良分为四型,见图 12-8。

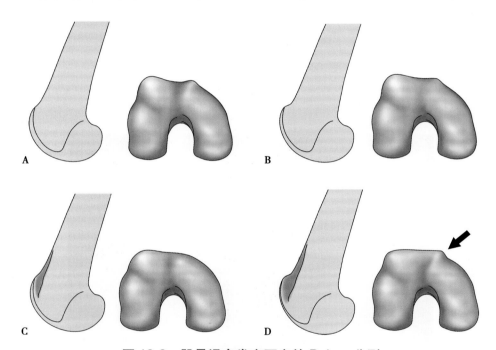

图 12-8　股骨滑车发育不良的 Dejour 分型
A. A 型:交叉征,股骨滑车低平;B. B 型:交叉征+凸起征,股骨滑车扁平或凸起;C. C 型:交叉征+双线征;D. D 型:交叉征+凸起征+双线征,不对称的滑车关节面,内侧和外侧滑车关节面呈悬崖征(黑色箭头所示)。

3. 治疗　详见第十八章"股骨滑车成形术"。

二、冠状面畸形:膝外翻

(一) 生物力学机制

膝外翻可以导致髌腱和股四头肌之间存在较大的向外角度,导致髌骨承受过度的向外合力,增加髌骨脱位风险。此外,膝外翻还是习惯性髌骨脱位的高危因素,许多习惯性髌骨脱位患者都合并有严重的外翻畸形。

(二) 评估

1. 下肢力线测量的基本参数(图 12-9)。

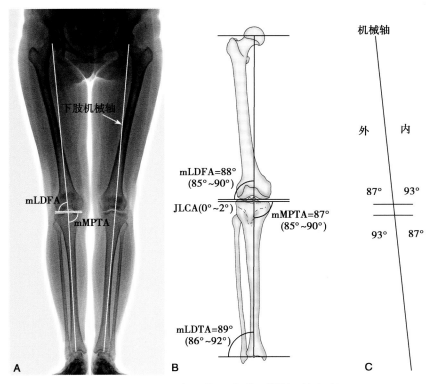

图 12-9　下肢冠状面力线测量相关参数
A.下肢冠状面力线测量的基本参数;B.下肢冠状面力线测量基本参数的正常值和范围;
C.在生理状态下,冠状面下肢机械轴与各角度测量值的简化示意图。
mLDFA:机械股骨远端外侧角;mMPTA:机械胫骨近端内侧角;JLCA:关节线相交角,LD-
TA:胫骨远端外侧角。

（1）负重力线:即下肢机械轴。为股骨头中心与踝关节中心的连线。生理状态下,该线通过膝关节中心点偏内(4±2)mm处。

（2）膝内翻定义:下肢力线通过膝关节中心点内侧,在中点内侧 2mm 以上。

（3）膝外翻定义:下肢力线通过膝关节中心点外侧,在中点外侧 2mm 以上。

（4）解剖轴:股骨和胫骨的骨干中线为解剖轴,胫骨解剖轴和股骨解剖轴的夹角正常值为 173°～175°。

（5）机械轴:股骨的机械轴为股骨头中心与膝关节中心的连线。胫骨的机械轴几乎等同于解剖轴,仅比解剖轴外偏数毫米。

（6）机械股骨远端外侧角(mechanical lateral distal femur angle,mLDFA):股骨机械轴与膝关节水平面的外侧夹角,正常值为(87±3)°。

（7）机械胫骨近端内侧角(mechanical medial proximal tibia angle,mMPTA):胫骨机械轴与膝关节水平面的内侧夹角,正常值为(87±3)°。

2. 术前评估流程

（1）确定机械轴。

（2）确定膝内翻或膝外翻。

（3）确定畸形程度:通过关节中心点的下肢机械轴与胫骨机械轴夹角。

（4）确定畸形发生部位:测量股骨角、胫骨角及关节线平行程度。

（三）治疗

包括股骨远端截骨术(distal femoral osteotomy,DFO)以及胫骨高位截骨术(high tibial osteotomy,HTO),每种截骨术又可分为张开楔形(open wedge)截骨术及闭合楔形(close wedge)截骨术。

　　截骨水平的选择应根据畸形存在的部位确定。既往多认为膝内翻发生在胫骨近端,而膝外翻更多出现在股骨远端,但 Heerwaarden 的统计发现有 59% 的内翻畸形来源于股骨,10%同时来源于胫骨和股骨,仅有 31% 单纯来源于胫骨。同样,外翻畸形有 45% 来源于胫骨,33%同时来源于股骨和胫骨,仅有 22% 单纯来源于股骨。也就是说,如果按照既往观点尝试诊治,那么将有接近 50%的畸形被错误地治疗。

三、矢状面畸形:髌骨高度异常

　　详见第十九章"胫骨结节截骨术"。

四、多重畸形:严重下肢力线异常综合征

　　早在 1957 年,Somerville 等报道了一例 21 岁的女性患者在伸膝、双足并拢时,双侧髌骨指向内侧,而当髌骨面向行进方向时,双足成角 120°,他把这种畸形称为"持续性胎儿髋对线异常"。1976 年,Insall 等在他们的经典文章 chondromalacia patellae 中提到 Q 角增大通常与股骨前倾和胫骨外旋有关,这种畸形很有特点,当双足并拢时可出现髌骨对视。1979 年,James 等首先提出"严重下肢力线异常综合征"(miserable malalignment),包括"股骨前倾、髌骨内视、膝内翻、高位髌骨、Q 角增大、胫骨外旋以及代偿性足内翻"(图 12-10)。患者还可能出现习惯性髌骨脱位或固定性髌骨脱位,常合并膝前痛。

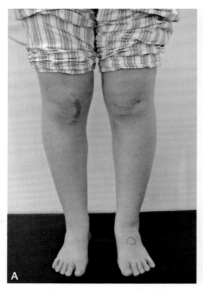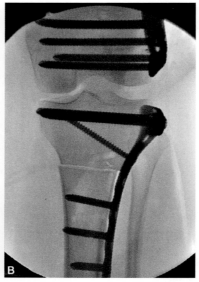

图 12-10　严重下肢力线异常综合征
A.该患者右膝复发性髌骨脱位术后失效。双下肢外观显示右膝髌骨内视,胫骨近端膝内翻;B.行股骨远端和胫骨近端双平面旋转截骨术治疗。

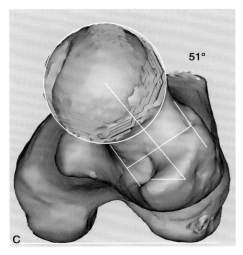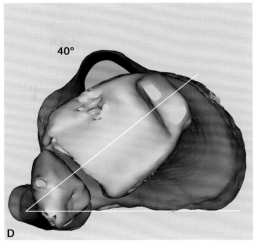

图 12-10（续）　严重下肢力线异常综合征

C. 术前测量股骨前倾角为 51°；D. 术前测量胫骨外旋角 40°。该病例股骨去旋转
截骨 40°，胫骨去旋转截骨 20°。

　　严重下肢力线异常综合征是一种复合的多平面畸形，需要全面仔细评估下肢旋转力线和内、外翻力线。

　　此种髌骨脱位的治疗具有挑战性。由于手术创伤过大，是否需要进行多平面截骨尚存在争议。Meister 等报道了单平面截骨术治疗 8 例严重下肢力线异常综合征的临床效果。平均随访 10 年，其中 6 例合并严重胫骨外旋畸形、轻度膝内翻以及足外翻畸形，采用胫骨结节近端旋转截骨术。术后主观评分显著改善，且随访期间无症状复发，表明该术式长期效果满意。Bruce 等报道了多平面截骨术治疗 14 例（27 膝）严重下肢力线异常综合征（2 例合并复发性髌骨脱位）的临床疗效。股骨截骨包括 13 例髁上截骨，6 例转子间截骨，8 例股骨干截骨；胫骨截骨包括 20 例踝上截骨和 7 例胫骨干上 1/3 处截骨，其中 22 例行腓骨截骨术，5 例未行腓骨截骨术。术后无再脱位，大多数患者（11/14）可以参与到适度的体育运动中，无膝前痛，髌骨力线良好。

【小结】

　　表 12-1 总结了力线不良的分类。髌股关节疾患在运动医学领域是一种常见疾病。由于关节解剖复杂，运动学机制不完全明确，人们对其认识尚不够充分。从上述分析可知，病因不仅仅是软组织损伤，骨性畸形（包括下肢力线异常和局部骨形态异常）程度容易被低估，造成误诊和误治。当骨性畸形严重到一定程度时，骨性矫正手术就成了合理的选择。目前对于骨性畸形的诊断与治疗尚未形成统一的标准，特别是缺乏矫正手术的阈值。诊断与治疗过程相对复杂，费时费力，需要综合考虑患者的年龄、畸形程度、畸形来源、手术风险和手术难度。希望临床医师在诊疗过程中对上述骨性畸形有所注意，可以获得更为准确、更为全面的诊断和治疗髌骨脱位的方法。

表 12-1　髌骨脱位相关的下肢骨性畸形

冠状面	矢状面	水平面
膝内翻、外翻畸形	膝关节过伸	髋臼过度倾斜
Q 角过大	髌骨高度异常	股骨前倾角过大
TT-TG 过大	胫骨结节高度异常	胫骨外旋角过大
髌骨旋转	股骨髁弧度	滑车平坦或隆起
踝过度外翻	滑车长度过短	足过度外旋
异常骨盆增宽	滑车沟平坦	距下关节倾斜度过大
下肢机械轴的倾斜度过大	滑车沟基底隆起	

（冯　华）

参 考 文 献

［1］　PIETER B,PANAGIOTIS G N,DEJOUR D. The Lyon's sulcus-deepening trochleoplasty in previous unsuccessful patellofemoral surgery［J］. Int Orthop,2013,37(3):433-439.

［2］　DIEDERICHS G,KÖHLITZ T,KORNAROPOULOS E,et al. Magnetic resonance imaging analysis of rotational alignment in patients with patellar dislocations［J］. Am J Sports Med,2013,41(1):51-57.

［3］　ARENDT E A,DEJOUR D. Patella instability:building bridges across the ocean a historic review［J］. Knee Surg Sports Traumatol Arthrosc,2013,21(2):279-293.

［4］　TEITGE R A. Patellofemoral syndrome a paradigm for current surgical strategies［J］. Orthop Clin North Am,2008,39(3):287-311.

［5］　DEJOUR H,WALCH G,NOVE-JOSSERAND L,et al. Factors of patellar instability:an anatomic radiographic study［J］. Knee Surg Sports Traumatol Arthrosc,1994,2(1):19-26.

［6］　MURPHY S B,SIMON S R,KIJEWSKI P K,et al. Femoral anteversion［J］. J Bone Joint Surg Am,1987,69(8):1169-1176.

［7］　YOSHIOKA Y,SIU D,COOKE T D. The anatomy and functional axes of the femur［J］. J Bone Joint Surg Am,1987,69(6):873-880.

［8］　STRECKER W,KEPPLER P,GEBHARD F,et al. Length and torsion of the lower limb［J］. J Bone Joint Surg Br,1997,79(6):1019-1023.

［9］　TEITGE R A. Osteotomy in the treatment of patellofemoral instability［J］. Tech Knee Surg,2006,5(1):2-18.

［10］　YOSHIOKA,Y,SIU D W,SCUDAMORE R A,et al. Tibial anatomy and functional axes［J］. J Orthop Res,1989,7(1):132-137.

［11］　DE MORAIS FILHO M C,NEVES D L,ABREU F P,et al. Does the level of proximal femur rotation osteotomy influence the correction results in patients with cerebral palsy? ［J］. J Pediatr Orthop B,2013,22(1):8-13.

［12］　BRUCE W D,STEVENS P M. Surgical correction of miserable malalignment syndrome［J］. J Pediatr Orthop,2004,24(4):392-396.

［13］　PIRPIRIS M,TRIVETT A,BAKER R,et al. Femoral derotation osteotomy in spastic diplegia. Proximal or distal？［J］. J Bone Joint Surg Br,2003,85(2):265-272.

［14］ VAN HEERWAARDEN R J K,VAN DER HAVEN. Rotational osteotomies of the femur and the tibia,in Osteotomies around the knee:indications-planning-surgical techniques using plate fixators［M］. Stuttgart: Georg Thieme Verlag,2008:185-208.

［15］ PAULOS L,SWANSON S C,STODDARD G J,et al. Surgical correction of limb malalignment for instability of the patella:a comparison of 2 techniques［J］. Am J Sports Med,2009,37(7):1288-1300.

［16］ Stevens P M,Anderson D. Correction of anteversion in skeletally immature patients:percutaneous osteotomy and transtrochanteric intramedullary rod［J］. J Pediatr Orthop,2008,28(3):277-283.

［17］ VAN HUYSSTEEN A L,HENDRIX M R G,BARNETT A J,et al. Cartilage-bone mismatch in the dysplastic trochlea. An MRI study［J］. J Bone Joint Surg Br,2006,88(5):688-691.

［18］ KÖHLITZ T,SCHEFFLER S,JUNG T,et al. Prevalence and patterns of anatomical risk factors in patients after patellar dislocation:a case control study using MRI［J］. Eur Radiol,2012,23(4):1067-1074.

［19］ DEJOUR D,SAGGIN P. The sulcus deepening trochleoplasty-the Lyon's procedure［J］. Int Orthop,2010, 34(2):311-316.

［20］ SAGGIN P R,SAGGIN J I,DEJOUR D. Imaging in patellofemoral instability:an abnormality-based approach［J］. Sports Med Arthrosc,2012,20(3):145-151.

［21］ NODA M,SAEGUSA Y,KASHIWAGI N,et al. Surgical treatment for permanent dislocation of the patella in adults［J］. Orthopedics,2011,34(12):e948-951.

［22］ GALLA M L P. Physiological axes of the lower limb,in osteotomies around the knee:indications-planning-surgical techniques using plate fixators［M］. Stuttgart:Georg Thieme Verlag,2008:5-14.

［23］ VAN HEERWAARDEN R J W,Hoffman F S. Double osteotomies of the femur and the tibia,in osteotomies around the knee:indications-planning-surgical techniques using plate fixators［M］. Stuttgart:Georg Thieme Verlag,2008:167-184.

［24］ SOMERVILLE E W. Persistent foetal alignment of the hip［J］. J Bone Joint Surg Br,1957,39-B(1): 106-113.

［25］ INSALL J,FALVO K A,Wise D W. Chondromalacia Patellae. A prospective study［J］. J Bone Joint Surg Am,1976,58(1):1-8.

［26］ MEISTER K,JAMES S L. Proximal tibial derotation osteotomy for anterior knee pain in the miserably malaligned extremity［J］. Am J Orthop(Belle Mead NJ),1995,24(2):149-155.

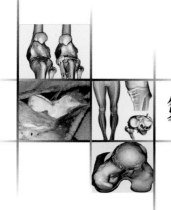

第十三章
下肢旋转畸形的临床评估

髌股关节不稳定是骨科常见的症状,可以表现为膝前痛、膝关节不适感、反复摔倒,其他髌股关节不稳定的症状可能包括髌股关节摩擦音、别卡感、膝关节肿胀、上下楼困难、下蹲困难和髌骨错动感。

髌股关节不稳定的第一次出现通常由轻微的外伤诱发,通常为扭转应力:屈膝约30°位,足和小腿固定,躯干和大腿内旋(图13-1)。近年来,学术界对于内侧髌股韧带(medial patellofemoral ligament,MPFL)损伤的研究很多,但是髌股关节不稳定并不能简单的归咎于单一韧带损伤,需要临床医师对患者的膝关节、下肢乃至全身系统进行整体评估。

髌股关节不稳定的病因是多因素的,很多患者存在发育性骨性解剖异常因素,包括股骨滑车发育不良、高位髌骨、胫骨结节过度外偏、髌骨过度外倾、股骨过度前倾、胫骨过度外旋、膝关节过伸和膝外翻(表13-1)。

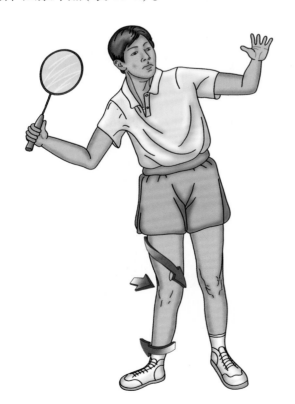

图 13-1　髌骨脱位常见的受伤机制
屈膝约30°位,足和小腿固定,躯干和大腿内旋,容易导致髌骨向外侧脱位。

表 13-1　髌股关节不稳定患者常见的发育性骨性解剖异常因素

主要因素	次要因素	主要因素	次要因素
股骨滑车发育不良	股骨过度前倾	胫骨结节过度外偏	膝关节过伸
高位髌骨	胫骨过度外旋	髌骨过度外倾	膝外翻

在评估髌股关节不稳定时,检查者需要考虑整个下肢的解剖和生物力学,不仅要考虑膝关节动力学,还要考虑患者的步态和姿势、下肢的内外翻力线和下肢是否存在旋转畸形。

一、髌股关节不稳定的生物力学基础

与髌股关节不稳定相关的因素包括胫骨结节外偏、股骨前倾、胫骨外旋、高位髌骨、股骨滑车或髌骨发育不良、多发关节松弛、平足、股内侧斜肌萎缩、MPFL 缺失和膝外翻。这些因素可以分为骨性因素和软组织因素,静态因素和动态因素。其中,骨性结构是髌股关节稳定的基础,股内侧斜肌是髌骨稳定的重要的动力性因素,是对抗导致髌骨向外侧脱位的力量。MPFL 是最主要的软组织稳定结构,可限制髌骨向外侧脱位。

骨性结构异常会严重影响髌股关节的稳定性,例如股骨滑车发育平坦,会影响髌股关节对合关系,不利于髌股关节稳定;膝外翻和胫骨结节外偏会增加髌骨的外向合力,导致髌骨容易发生向外侧脱位(图 13-2);股骨过度前倾和胫骨过度外旋会直接导致髌股关节对合不良。这些骨性因素的异常均可导致髌股关节力学环境不良,是形成髌股关节不稳定的潜在基础。

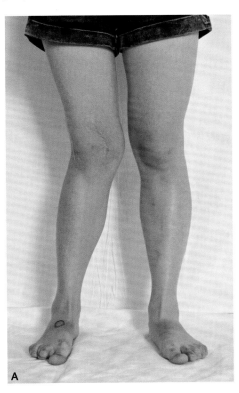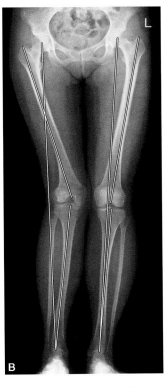

图 13-2　右膝髌骨脱位患者合并严重的膝外翻畸形。经历两次失败手术
A. 患者站立位显示右下肢膝外翻畸形;B. 双下肢负重位全长像显示右侧膝外翻畸形。

二、体格检查

髌股关节不稳定的病因是多元性的。体格检查并不应该局限于膝关节,而应该把患者作为一个整体进行评估,每个病例都需要评估整个下肢甚至全身情况,全面寻找力学环境不良的因素。很多髌股关节不稳定的患者都存在一些发育异常或者易患因素,我们需要根据患者的病史,进行系统的体格检查,个体化分析髌骨脱位的诱因,同时评估其严重程度。发现严重程度高的病因并进行针对性的治疗是治疗成功的关键。

系统地体格检查除了检查髌股关节稳定性以外(图 13-3),还需要针对髌骨脱位患者可能存在的骨性发育异常因素进行逐一的筛查,避免遗漏。表 13-2 按照冠状面、矢状面、水平面将骨性发育异常进行分类,介绍了每种骨性发育异常的临床表现、相对应的评估方法和治疗手段。

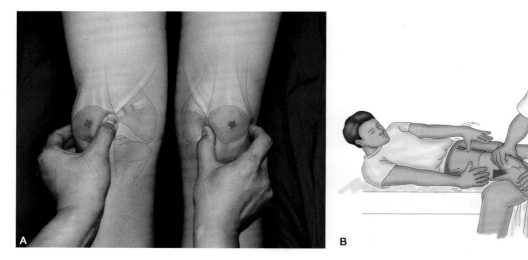

图 13-3　髌骨稳定性检查
A. 髌骨外推试验;B. 外推恐惧试验。

表 13-2　髌股关节不稳定患者骨性发育异常的临床表现、评估方法和治疗手段

发生平面	临床表现	评估方法	治疗方法
冠状面	胫骨结节外偏	CT 测量 TT-TG	胫骨结节内移截骨术
	膝外翻	体格检查+下肢全长 X 线片	股骨髁上截骨术
矢状面	高位髌骨	Carton 指数	胫骨结节远端移位术
水平面	股骨过度前倾	髋内外旋检查 + CT	股骨去旋转截骨术
	胫骨过度外旋	小腿外旋检查 + CT	胫骨去旋转截骨术
	滑车发育不良	纯侧位 X 线检查 + CT	股骨滑车成形术
	髌骨倾斜	倾斜试验检查 + CT	外侧松解术

三、髌骨运动轨迹

正常情况下,髌骨应该位于股骨滑车的中心位置。在膝关节完全伸直时,髌骨会轻微外移,随着屈膝角度不断加大,髌骨逐渐向远端移动,在屈膝 30°~40° 位置时,髌骨进入股骨滑车。一旦进入滑车,髌骨和滑车即形成契合,一直到完全屈膝。对于正常人的伸膝和屈膝过程,髌骨几乎是直向地在近端和远端间移动,仅在接近伸直的终末期轻度向外侧滑移。

复发性髌骨脱位的患者可能存在 J 形征(J-sign)。在膝关节主动伸直过程中,髌骨运动轨迹不是直向运动,而是在伸膝过程中髌骨脱离滑车沟时向外侧滑动/跳动,或屈膝过程中髌骨进入滑车沟时向内侧滑动/跳动,都被认为是 J 形征阳性,髌骨相对于股骨滑车的运动轨迹呈反向的 J 形。

检查方法:患者取坐位,从屈膝 90° 到完全伸直,反复屈伸膝关节,检查者从前方观察髌骨运动轨迹。如果髌骨出现突然向外侧跳动或明显向外侧滑动,即为 J 形征阳性(图 13-4、视频 6)。

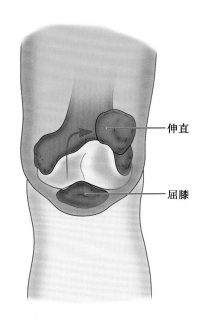

伸直

屈膝

视频6

图 13-4　左膝 J 形征(J-sign)示意
显示膝关节自屈曲逐渐伸直的过程中,髌骨的运动轨迹呈反向的 J 形。

视频 6　左膝 J 形征(J-sign)

J 形征意味着髌骨轨迹过度偏外,可能是由于髌骨内外侧软组织张力不平衡,作用于髌骨的外侧拉力过大。产生 J 形征异常轨迹的原因还不清楚,Post 认为股内侧斜肌的缺损、骨形态不良(股骨滑车发育不良、高位髌骨),或内外侧软组织不平衡等病理改变都可能会在膝关节被动屈伸时会出现 J 形征。笔者团队近期的一项流行病学研究显示,股骨前倾角增大、膝关节扭转角增大和高位髌骨是髌骨轨迹不良(J 形征)发生的危险因素。

四、股骨前倾角和胫骨外旋角的临床检查

1. 股骨前倾角　通过查体测量股骨前倾角，可以使用 Craig 试验（图 13-5），或者转子突出角度试验（trochanteric prominence angle test, TPAT）。被检查者取俯卧位于检查床上，膝关节屈曲 90°，髋关节内旋，检查者触诊股骨大转子，当大转子在外侧最突出时，测量小腿长轴与铅垂线之间的夹角，即为股骨前倾角。也有作者采用通髁角度试验（transcondylar angle test, TCAT）来测量这一角度，体位与 Craig 试验相同，检查者触诊股骨大转子，在其最突出时触诊股骨内外髁，测量内外髁连线与水平线的夹角，即为股骨前倾角。两种检查方法均可借助机械和电子量角器测量，或直接目测读数，最终结果均为正值。

Yoon 等报道了 TPAT 和 TCAT 的测量结果，Shultz 等、Nguyen 等、Hudson 等、Souza 等、McKeon 等和 Maier 等分别给出使用 TPAT 法测量不同人群的股骨前倾角的结果，具体研究对象、测量结果见表 13-3。可以看出，不同测量者得到的股骨前倾角的均值差异较大，范围在 8.3°~27.1°，进一步的详细评估，有赖于影像学检查的具体测量结果。北京积水潭医院采用多平面 CT 平扫的方法，进一步测量患者的股骨前倾角和胫骨外旋角，通过精确的量化值来决定是否需要手术调整下肢旋转力线（详见第十四章）。

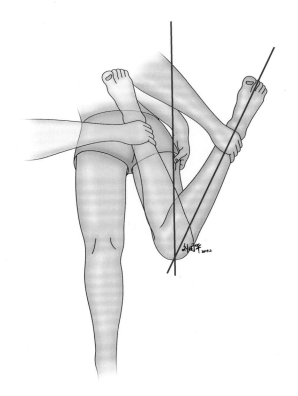

图 13-5　股骨前倾角的查体方法（Craig 试验）
检查者触诊股骨大转子，当大转子在外侧最突出时，此时测量小腿长轴与铅垂线之间的夹角，即为股骨前倾角。

表 13-3　股骨前倾角的查体测量结果

研究者（研究年份/年）	查体方法	研究对象	测量结果/°
Yoon（2014）	TPAT 和 TCAT	10 名健康志愿者的 19 个下肢 种族：未报道	TPAT：27.10±7.41 TCAT：30.62±6.55
Shultz（2007）	TPAT	100 名健康志愿者的双下肢 男 50 名，女 50 名 种族：未报道	左侧：12.9±7.3 右侧：13.4±7.6
Nguyen（2007）	TPAT	100 名健康志愿者的双下肢 男 50 名，女 50 名 美国人	男性 左侧：8.6±5.0（2.0~23.3） 右侧：8.9±5.3（0.3~19.3） 女性 左侧：17.2±6.6（4.0~35.0） 右侧：18.0±6.7（5.7~33.3）

研究者(研究年份/年)	查体方法	研究对象	测量结果/°
Hudson (2008)	TPAT	34 名健康志愿者的双下肢 男 15 名,女 19 名 美国人	15.1±5.9
Souza (2009)	TPAT	18 名健康志愿者,男 9 名,女 9 名 美国人	测量者 1:12.1±6.4 测量者 2:13.8±7.6
Medina (2009)	TPAT	118 名健康志愿者的右下肢 49 名普通成人,69 名运动员 美国人	男性:8.3±3.5(1.0~16.0) 女性:11.5±3.3(5.0~21.0)
Maier (2012)	TPAT	45 名无症状志愿者的单侧下肢 男 21 名,女 24 名 美国人	目测:15.1±5.2(0~25.0) 量角器测:18.7±6.7(0~42.0)

2. 髋关节内、外旋角　可以通过测量髋关节的内、外旋角度来简单评估股骨前倾角。这种方法简单易行,但并不能测量股骨前倾角的真实值。一般在正常情况下,髋关节内外旋角度为 40°~50°(表 13-4),如果髋关节内旋角度超过外旋角度 30°以上,提示股骨前倾角过大,需要进一步的影像学检查和测量(图 13-6、图 13-7)。

表 13-4　髋关节内、外旋角和足-大腿角的正常值范围

	均值/°	范围/°
髋内旋角	男性:50	25~65
	女性:40	15~60
髋外旋角	45	25~65
足-大腿角	10	−5~30

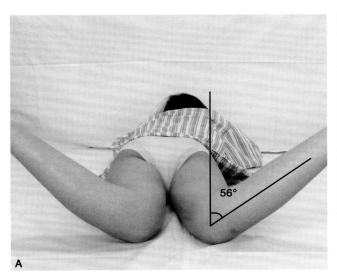
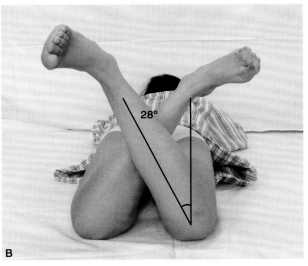

图 13-6　右股骨前倾角的测量

A. 髋关节内旋至极限,测量小腿与垂直面的夹角,即为髋关节内旋角;B. 髋关节外旋至极限,测量小腿与垂直面的夹角,即为髋关节外旋角。此例患者内外旋角度差值为 56°−28° = 28°。

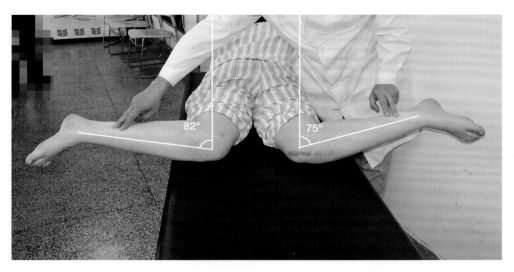

图 13-7　如果患者表现为髋关节内旋角度极大,接近 90°,需要警惕,提示患者的
股骨前倾角非常大(此例患者为复发性髌骨脱位手术失败翻修的病例)

3. 胫骨外旋角　在患者屈膝 90°位时测量双足与股骨纵轴的夹角,即足-大腿角(thigh-foot angle),该角度等同于胫骨外旋的角度(图 13-8、表 13-4)。

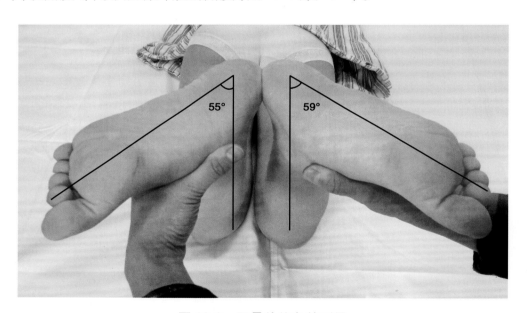

图 13-8　胫骨外旋角的测量

屈膝 90°位,双足自然外旋,测量双足轴线与股骨轴线的夹角(足-大腿角),该角度
等于胫骨外旋角度。此例患者的胫骨外旋角左侧为 55°,右侧为 59°。

【小结】

1. 复发性髌骨脱位患者,临床查体时评估髌骨轨迹非常重要,J 形征往往是发现下肢旋转力线不良的重要线索。

2. 对于髌骨脱位的患者,评估下肢力线非常重要,尤其是下肢旋转力线(股骨前倾、胫骨外旋),常常容易被忽略。

3. 临床查体是非常有用的工具,可以用来明确诊断、决定进一步的影像学检查和选择最佳的治疗方案。同时需要注意,一定要充分理解这些检查的意义,错误的理解可能会对患者造成错误的或不必要的手术治疗。

（张辉　张志军）

参 考 文 献

［1］ STAHELI L T,CORBETT M,WYSS C,et al. Lower-extremity rotational problems in children. Normal values to guide management［J］. J Bone Joint Surg Am,1985,67(1):39-47.

［2］ YOON T L,PARK K M,CHOI S A,et al. A comparison of the reliability of the trochanteric prominence angle test and the alternative method in healthy subjects［J］. Man Ther,2014,19(2):97-101.

［3］ SHULTZ S J,NGUYEN A D. Bilateral asymmetries in clinical measures of lower-extremity anatomic characteristics［J］. Clin J Sport Med,2007,17(5):357-361.

［4］ NGUYEN A D,SHULTZ S J. Sex differences in clinical measures of lower extremity alignment［J］. J Orthop Sports Phys Ther,2007,37(7):389-398.

［5］ HUDSON D. A comparison of ultrasound to goniometric and inclinometer measurements of torsion in the tibia and femur［J］. Gait Posture,2008,28(4):708-710.

［6］ SOUZA R B,POWERS C M. Concurrent criterion-related validity and reliability of a clinical test to measure femoral anteversion［J］. J Orthop Sports Phys Ther,2009,39(8):586-592.

［7］ MEDINA M J,HERTEL J. Sex differences and representative values for 6 lower extremity alignment measures［J］. J Athl Train,2009,44(3):249-255.

［8］ MAIER C,ZINGG P,SEIFERT B,et al. Femoral torsion:reliability and validity of the trochanteric prominence angle test［J］. Hip Int,2012,22(5):534-538.

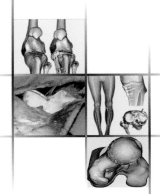

第十四章
下肢旋转畸形的影像学评估

当查体发现复发性髌骨脱位的患者存在明显的髌骨轨迹不良（J形征），或者髋关节内外旋明显不对称，或者足-大腿角明显增大，预示着患者可能存在股骨过度前倾和/或胫骨过度外旋，需要进行进一步的影像学评估，测量下肢旋转力线。

临床常用的测量下肢旋转力线的影像学评估方法包括CT、MRI，也有文献报道使用X线片、B超测量下肢旋转力线，但是临床应用有限。

一、CT扫描方法

进行CT扫描时，患者取平卧位，膝关节完全伸直，髌骨严格向上（"looking to the roof"），这通常要求将足外旋15°，然后患者双足使用绑带固定在脚踏上。需要连续扫描双下肢全长，或者扫描特定范围以减少患者的射线暴露。扫描范围需要包括髋关节、膝关节和踝关节的三个特定区域（图14-1）。

1. 髋关节　扫描范围包括从股骨头顶部到小转子，扫描平面需要通过双侧股骨颈，位于转子窝的顶部。

2. 膝关节　包括从髌骨上极到胫骨结节，其中，需要选择4个特定层面进行测量。

（1）髌骨：扫描平面需要通过髌骨中心，通过髌骨横断面最宽的位置。

（2）股骨远端：扫描平面需要通过股骨滑车近端，在CT扫描图像上髁间窝看起来像罗马拱门的形状。

（3）胫骨近端：扫描平面通过胫骨近端干骺端，恰好位于关节面下方。

（4）胫骨结节：扫描平面通过胫骨结节近端。

3. 踝关节　扫描平面包括内外踝和距骨，测量时，选择通过内外踝的基底的图像。

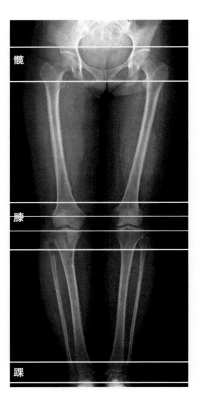

图14-1　评估髌股关节的下肢多层面CT的扫描位置和范围

148

二、CT 测量方法

基于髋-膝-踝或下肢全长 CT 平扫的结果,可以获得下肢一系列的测量数据,用来评估胫骨结节外偏程度[胫骨结节-股骨滑车间距(tibial tubercle-trochlear groove distance,TT-TG)]、髌骨倾斜、股骨前倾和胫骨外旋。

(一) 胫骨结节-股骨滑车间距测量

TT-TG 最初由 Goutallier 和 Bernageau 在 1978 年描述,当时通过膝关节屈膝 30°位 X 线片进行评估。TT-TG 能够量化伸膝装置在冠状面的力线,与临床检查的 Q 角作用相同,但是比 Q 角更准确。在 1987 年,Henri Dejour 和他的团队首先采用 CT 来描述 TT-TG,最初采用屈膝 15°位和膝关节 0°位两个位置进行评估。后来,Henri Dejour 认为膝关节伸直位的测量更加可信,测量结果与轻度屈膝位的结果并没有显著不同,因此目前通常在膝关节伸直位进行 CT 扫描测量 TT-TG。

测量 TT-TG 需要两个特殊的扫描平面,第一个扫描平面需要通过股骨滑车近端,称为"参考平面",通常为通过股骨滑车关节软骨的第一个扫描平面,定位方法是在这个扫描平面能够看到股骨滑车外侧关节面的软骨下骨有轻度的硬化表现,或者股骨髁间窝顶呈现罗马拱门的形态(图 14-2A)。第二个扫描平面通过胫骨结节的近端(图 14-2B)。这两个扫描平面通过 CT 软件进行叠加,首先标记股骨后髁的连线作为参考线,然后标记股骨滑车最低点和胫骨结节中点,分别投影在参考线上,测量这两点间的距离,即为 TT-TG(图 14-2C)。对于股骨滑车发育不良的患者,如果无法标记股骨滑车的最低点,可以使用"罗马拱门"的中点替代。

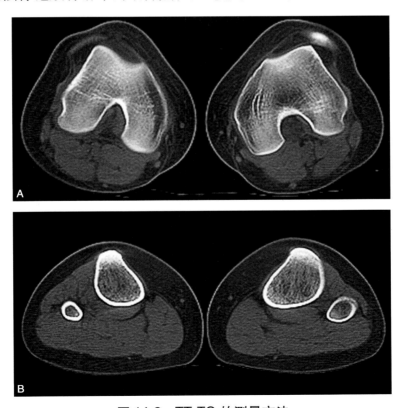

图 14-2　TT-TG 的测量方法
A. 第一个扫描平面通过股骨滑车近端;B. 第二个扫描平面通过胫骨结节近端。

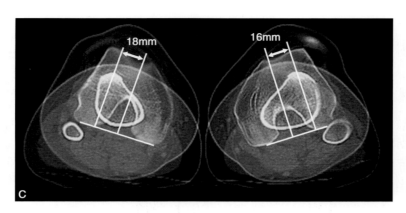

图 14-2(续)　TT-TG 的测量方法

C.将两个扫描平面叠加,标记股骨后髁的连线作为参考线,股骨滑车最低点和胫骨结节中点,分别投影在参考线上,测量这两点间的距离,即为 TT-TG。图中 TT-TG 测量值:右侧 18mm,左侧 16mm。

TT-TG 在正常人群的参考值为<12mm。

对于复发性髌骨脱位的患者,TT-TG 的平均值为(19.8±1.6)mm,而正常对照人群 TT-TG 平均值为(12.7±3.4)mm,差异有统计学意义($P = 0.0002$)。如果将 TT-TG 的阈值设定为 20.0mm,复发性髌骨脱位的患者中有 56%的患者 TT-TG>20.0mm,而正常对照人群仅有 3.5%超过阈值。因此,目前把 TT-TG>20.0mm 作为进行胫骨结节内移截骨术的阈值。通过胫骨结节内移截骨术,将 TT-TG 值控制在 10.0~15.0mm 的范围内。

(二) 髌骨倾斜评估

髌骨倾斜的测量需要使用两个扫描平面:第一个扫描平面是参考平面,与测量 TT-TG 的参考平面相同(图 14-3A);第二个扫描平面通过髌骨的最大横径(图 14-3B)。将两个平面重叠后,使用股骨后髁的连线作为参考线,标记通过髌骨横轴的直线,测量两条直线的夹角,即为髌骨倾斜角(图 14-3C)。

髌骨倾斜角的阈值:<20°。

Dejour 等的研究发现,正常人群的髌骨倾斜角均值为(10.0±5.8)°,复发性髌骨脱位患者的髌骨倾斜角均值为(28.8±10.5)°,差异有统计学意义($P = 0.0001$)。对比股四头肌收缩时和股四头肌放松时的髌骨倾斜角度发现,正常人在股四头肌收缩时髌骨倾斜角增加 1.5°,而复发性髌骨脱位患者的髌骨倾斜角平均增加 6.0°。Dejour 建议在股四头肌放松状态下,将髌骨倾斜角异常的阈值设定为 20.0°。研究发现,在股四头肌放松的状态下,83%的复发性髌骨脱位的患者的髌骨倾斜角>20.0°,而正常人群中髌骨倾斜角>20.0°的概率仅有 3%。

髌骨倾斜被认为是股内侧肌发育不良的结果,发育不良的股内侧肌在髌骨的止点更高而且更垂直,缺少斜行的肌纤维。最近的研究(2007 年)显示,股骨滑车发育不良与髌骨倾斜之间有很强的统计学相关性,股骨滑车发育越差,髌骨倾斜角度越大。

(三) 股骨前倾评估

评估股骨前倾也需要重叠两个扫描平面。仍然使用股骨滑车扫描平面作为参考平面,

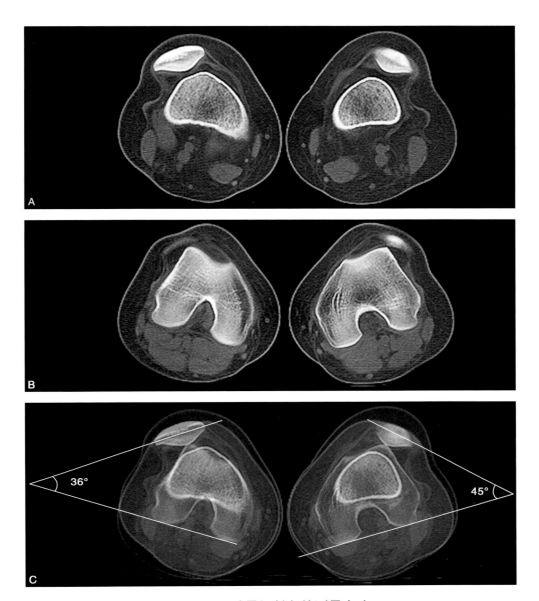

图 14-3 髌骨倾斜角的测量方法

A. 第一个扫描平面通过股骨滑车近端;B. 第二个扫描平面通过髌骨的最大横径;C. 将两个扫描平面叠加,标记股骨后髁的连线作为参考线,绘制通过髌骨横轴的直线,测量两条直线的夹角,即为髌骨倾斜角。图中髌骨倾斜角的测量值:右侧 36°,左侧 45°。

即第一个扫描平面,同时标记股骨后髁的连线作为参考线(图 14-4A)。第二个扫描平面通过股骨颈(图 14-4B)。将两个扫描平面叠加,绘制通过股骨头和股骨颈中心的连线,头颈连线与股骨后髁参考线的夹角即为股骨前倾角(图 14-4C)。

股骨前倾角的正常值为(10.8±8.7)°,对于复发性髌骨脱位的患者,平均值为(15.6±9.0)°,差异有统计学意义(P = 0.013)。

(四)胫骨外旋评估

胫骨外旋的评估需要使用两个扫描平面:第一个扫描平面位于胫骨关节面下方(图 14-5A),第二个扫描平面需要通过踝关节(图 14-5B),将两个扫描平面重叠,绘制胫骨平台后缘的切线作为参考线,内外踝连线与参考线的夹角即为胫骨外旋角(图 14-5C)。

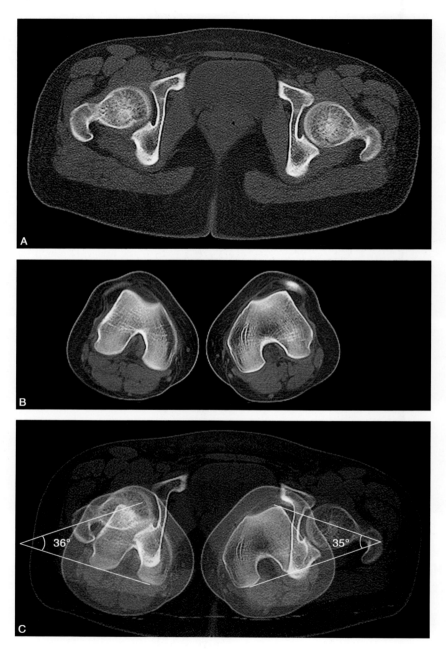

图 14-4 股骨前倾角的测量方法

A. 第一个扫描平面通过股骨头颈部；B. 第二个扫描平面通过股骨滑车近端；C. 将两个扫描平面叠加，标记股骨后髁的连线作为参考线，绘制通过股骨头和股骨颈中心的连线，测量两条直线的夹角即为股骨前倾角。图中股骨前倾角的测量值：右侧为 36°，左侧为 35°。

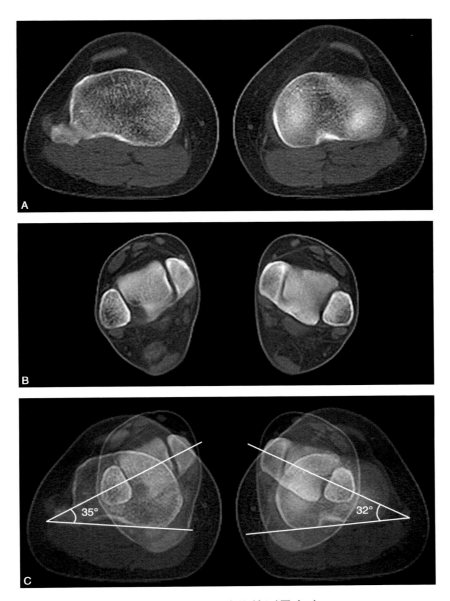

图 14-5　胫骨外旋的测量方法

A. 第一个扫描平面位于胫骨关节面下方；B. 第二个扫描平面通过踝关节；C. 将两个扫描平面重叠，绘制胫骨平台后缘的切线作为参考线，内外踝连线与参考线的夹角即为胫骨外旋角。图中胫骨外旋角的测量值：右侧为 35°，左侧为 32°。

研究显示，对于复发性髌骨脱位的患者，胫骨外旋角平均值为 33°，而正常人群的胫骨外旋角平均值为 35°。髌骨脱位患者与正常人群的胫骨外旋角两组数据变化太大，差异无统计学意义。

（五）常用的基于二维 CT 平扫测量股骨前倾角的方法和结果

使用二维 CT 平扫评估股骨前倾角和胫骨外旋角，是目前使用最广泛的方法。但是需要注意，在实际测量中，不同的研究方法在标定各条标记线时仍然存在差异，这些标记线的差异最终会影响测量结果。其中，影响最大的是股骨近端轴线，也就是股骨头颈的轴线，包括选取关键扫描平面的差异和标记头颈线时确定股骨颈点方法的差异，是导致测量结果存在系统性误差的主要原因。

目前,常用的测量方法有六种(表 14-1、图 14-6、图 14-7),根据选取单一关键平面还是两个关键平面、选择普通横断面还是斜行扫描平面(扫描平面平行于股骨头颈方向),测量方法可以分为双平面叠加法、单一平面法、单一斜行扫描平面法和斜行扫描平面叠加法。

表 14-1 目前常用的股骨前倾角测量方法

测量方法分类		具体测量方法
双平面叠加法:分别选取股骨头平面和股骨颈/大转子平面,两个平面叠加	Waidelich 法	股骨头中心平面:选择股骨头的中心为标志点。 大转子平面:包绕大转子的椭圆,与大转子和小转子相切,选择椭圆中心为标志点,两者的连线为股骨头颈的轴线。
	Murphy 法	股骨头中心平面:选择股骨头的中心为标志点。 股骨颈平面:选择股骨颈基底处切面绘制椭圆,股骨颈点为椭圆的中心,两者的连线为股骨头颈的轴线。
	Yoshioka 法	股骨头中心平面:选择股骨头的中心为标志点。 股骨颈平面:选择股骨颈最狭窄处切面,股骨颈点为股骨颈最狭窄处中点,两者的连线为股骨头颈的轴线。
单一平面法	Hernandez 法	选择单一扫描平面,需要包括股骨头、股骨颈和大转子。 股骨颈点为股骨颈几何中心,与股骨头中心的连线为股骨头颈的轴线。
单一斜行扫描平面法	Jarrett 法	扫描平面为平行于股骨颈的单一斜切面。 股骨颈轴为扫描平面所见的股骨头颈图像的几何轴线。
斜行扫描平面叠加法	Yoshioka 斜面法	扫描平面为平行于股骨头颈方向的斜面。 股骨头中心选择股骨头的中心为标志点;股骨颈点为股骨颈最狭窄处斜切面,选择股骨颈最狭窄处中点作为标志点,两者的连线为股骨头颈的轴线。

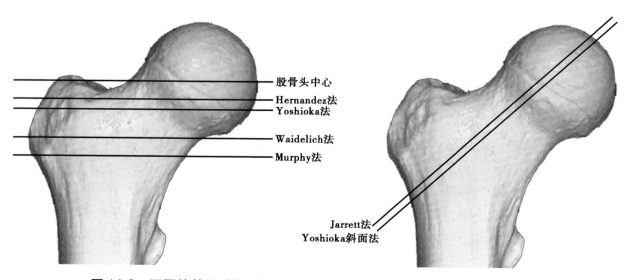

图 14-6 不同的基于 CT 平扫的测量方法中股骨头颈关键平面选择的差异

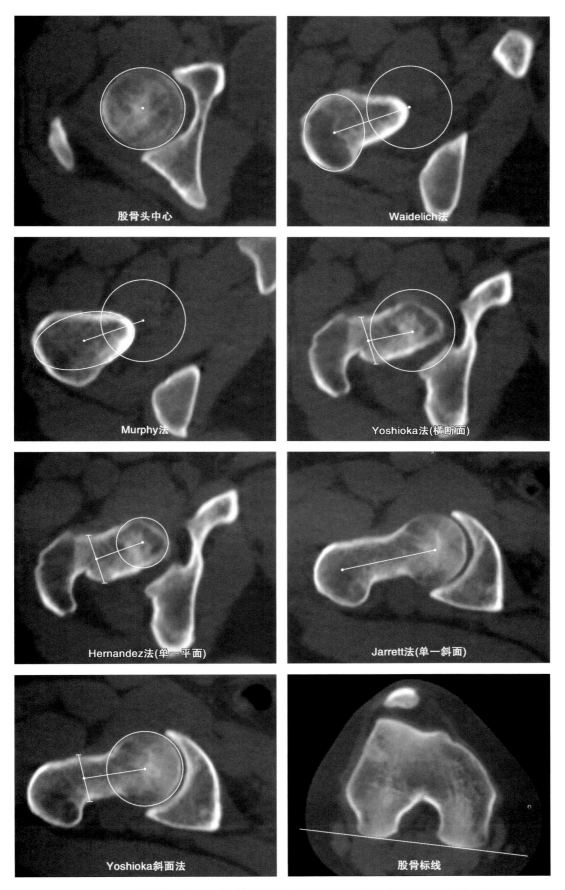

图 14-7　不同的基于 CT 平扫的测量方法中关键平面选择和标线方法的差异

　　笔者综述了 1994 年至今文献报道中不同的股骨前倾角测量方法的结果(表 14-2),测量对象包括下肢标本、健康志愿者和膝前痛、髌骨脱位或有髋关节疾患的患者,结果发现,不同文献报道的测量结果差异较大,即使使用相同的测量方法,也存在一定的差异。

表 14-2　1999 年至今文献报道基于 CT 平扫的股骨前倾角测量结果

作者(报道年份/年)	测量方法	研究对象	测量结果/°
Strecker (1997)	Waidelich 法	355 例成人患者,505 股骨	平均:24.1±17.4
Brunner (2016)	Waidelich 法	14 对无骨科病史的标本:7 男,7 女	平均:19.2±6.3
Kenawey (2011)	Murphy 法	4 对无骨科病史的标本:3 男,1 女	平均:17.9±5.0
Keshmiri (2016)	Murphy 法	10 个无骨科病史的标本	平均:14.4±6.9
Dejour (1994)	Murphy 法	患者组:110 例髌骨脱位患者的 143 膝 对照组:患者组中 67 例单侧髌骨脱位患者的健侧膝关节	患者组:15.6±9.0 对照组:10.8±8.7 差异有统计学意义
Sugano (1998)	Murphy 法 Yoshioka 法	30 个健康志愿者的单侧股骨:15 男,15 女	Murphy 法:26.0±9.1 Yoshioka 法:17.8±8.9
Erkocak (2016)	Yoshioka 法	35 例单侧膝前痛患者 患膝组:35 个患侧下肢 健膝组:35 个健侧下肢 对照组:40 名健康人(40 个单侧下肢)	患膝组:14.7±4.3 健膝组:15.1±3.9 患膝与健侧差异无统计学意义 对照组:11.6±3.5 对照组与患膝组差异有统计学意义
Folinais (2013)	Yoshioka 法 (平卧位)	30 例髋关节疾病患者的 43 个下肢	平均:13.7±9.4
Imai (2017)	Yoshioka 法 (站立位)	68 个健康日本人的双下肢:24 男,44 女	男性:12.42±10.19 女性:17.17±9.26
Lausten (1989)	Hernandez 法	30 个未匹配对侧的股骨标本	平均:13.5
Kuo (2003)	Hernandez 法	10 个无骨科病史的男性股骨标本:4 左,6 右	平均:12.4±3.8
Seber (2000)	Hernandez 法	50 名男性健康志愿者的双侧下肢	左侧:5.8±8.4 右侧:6.5±7.7 差异无统计学意义
Prakash (2016)	Hernandez 法	患者组:42 例髌骨脱位韩国人(48 膝) 对照组:36 例单侧脱位韩国人的健侧膝关节及 51 名健康韩国人的单侧膝关节,共 87 正常膝关节	患者组:19.2±10.4 对照组:12.0±8.4 差异有统计学意义

　　2016 年,Kaiser 等对比了 6 种常用的基于 CT 平扫的股骨前倾角测量方法(表 14-3),研究对象为 26 对成人股骨标本(11 女,15 男),平均年龄 73.7 岁。由 2 名骨科医师和 2 名放

射科医师完成测量。结果显示,不同测量方法的测量者内和测量者间信度均较好。股骨远端标线的差异最小,最大差异 3.6°,平均差异 1.0°,因此 Kaiser 认为测量误差主要来源于股骨头颈标记线的差异。对比不同的测量方法,Hernandez 法的测量者内差异(11.4°)和测量者间差异(13.6°)最大,可能与 Hernandez 法需要在单一平面内显示股骨头、股骨颈和大转子,当颈干角较大时,在单一 CT 扫描平面内可能难以获得满意的图像。而双平面叠加法比较适合用来确定股骨头颈轴线。

表 14-3　对比 6 种常用的基于 CT 平扫的测量方法

测量方法	测量结果/°	测量信度		文献报道正常人群平均值/°
		测量者内信度	测量者间信度	
Waidelich 法	22.4±6.8	0.88~0.98	0.91~0.92	19.2~24.1
Murphy 法	17.5±7.0	0.95~0.98	0.93	10.8~26.0
Yoshioka 法	13.4±6.9	0.94~0.97	0.92~0.95	12.4~17.1
Hernandez 法	11.4±7.4	0.94~0.98	0.94~0.96	5.8~12.4
Jarrett 法	14.9±7.5	0.94~0.98	0.92~0.94	15.7~16.7
Yoshioka 斜面法	13.4±7.1	0.94~0.99	0.96	—

(六) 常用的基于二维 CT 平扫测量胫骨外旋角的方法和结果

基于二维 CT 平扫测量胫骨外旋角的标线方法也存在差异(图 14-8),胫骨近端最常用的标线方法为胫骨平台后缘切线,胫骨远端最常用的标线方法为通过内、外踝的几何中心,绘制内外踝连线为远端标志线。将胫骨近端和胫骨远端的 CT 图像叠加,两条标线之间的夹角即为胫骨外旋角。文献显示,少数研究的胫骨近端标线选择通髁线,或者远端标线选择 Jend 方法绘制标线,研究结果会因为标线方法的不同而存在差异,在参阅测量结果

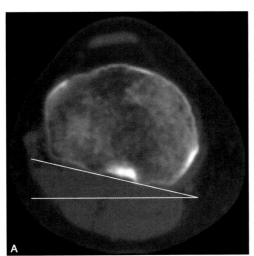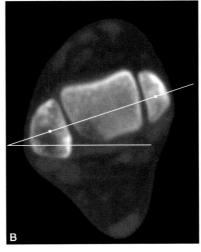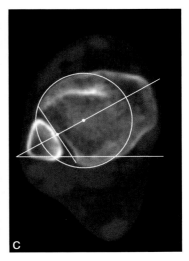

图 14-8　基于 CT 测量胫骨外旋的不同标线方法

A.胫骨近端标线方法,为胫骨平台后缘切线;B.胫骨远端标线方法,为内外踝几何中心的连线;C.Jend 方法,先绘制胫骨远端最适合的圆,需要与胫骨远端轮廓相切,包括胫骨远端的腓骨切迹,但是不包括内踝,此圆的圆心(也就是"pilon 圆心")与腓骨切迹连线中点的连线,就是 Jend 胫骨远端标线。

时需要注意。

笔者综述了最常用的基于二维 CT 平扫测量胫骨外旋角的文献,这些文献中胫骨近端标线都采用胫骨平台后缘切线的方法,胫骨远端标线方法略有差异,详见表 14-4。测量结果显示,除了 Mullaji 等报道的印度人胫骨外旋角平均值为 21.6°,其他文献的测量结果平均值都在 27.9°至 36.2°之间。

表 14-4 文献报道基于 CT 平扫的胫骨外旋角测量结果

研究者(报道年份/年)	远端轴线	研究对象	测量结果/°
Eckhoff (1994)	内踝中点与腓骨切迹中点的连线	112 对下肢骨标本:51 男,61 女	平均:36.00±9.00 左侧:32.00±10.00 右侧:40.00±9.00 两侧差异有统计学意义
Kenawey (2011)	内外踝前后缘平分线	4 对无骨科病史的膝关节标本:3 男,1 女	平均:27.90±6.00
Manuel (1992)	Pilon 中心与腓骨切迹中点的连线	21 个胫骨标本	平均:36.20±6.60 左侧:35.00±3.80 右侧:37.00±8.20
Keshmiri (2016)	胫距关节面中心与腓骨切迹中点的连线	10 个无髌骨不稳定病史的标本	平均:27.90±5.70
Reikeras (1989)	内、外踝中心的连线	50 个无下肢畸形挪威人的双下肢:24 男,26 女	男性: 左侧:34.00±10.30 右侧:35.70±7.60 女性: 左侧:30.70±10.40 右侧:32.30±8.50
Lang (1998)	内、外踝中心的连线	7 名健康人的双下肢:5 男,2 女	平均:33.79±10.02 左侧:33.14±12.24 右侧:34.43±8.16
Mullaji (2008)	内、外踝中心的连线	50 名健康印度人的双下肢:42 男,8 女	平均:21.60±7.60 (范围 4.80~39.50)
Folinais (2013)	内、外踝前后缘平分线	30 例髋关节疾病患者(43 下肢):15 男,15 女	平均:30.30±9.60
Madadi (2016)	胫腓骨远端前后缘平分线	60 名健康人的双侧下肢:30 男,30 女	平均:30.00±8.70

注:以上测量方法近端轴线均为胫骨平台后缘切线。

(七) CT 三维重建

由于操作简便,二维 CT 平扫目前是测量下肢旋转力线的最常用的方法,但是,二维 CT 平扫在测量股骨近端轴线时仍存在许多争议,存在多种参考平面的选择和多种股骨头颈标线的方法,造成不同测量方法的测量结果之间存在较大差异。因此,如何更加标准化地定义测量方法,提高不同人群测量结果间的可比性,是下肢旋转力线影像学测量的重要研究方向。

CT 三维重建能够在二维 CT 扫描的基础上借助其他软件对结果进行三维重建,获得更加接近真实解剖结构的三维模型,并能够在三维空间中任意拖动和旋转。在实际测量时,为了获得股骨远、近两端的测量轴线,测量者可在三维空间中任意旋转重建后的下肢模型,清楚地显示股骨头颈结构,使股骨头颈与股骨远端重叠在一起,获得满意的二维图像,然后根据解剖标志在二维平面上的投影进行测量。

笔者采用 Mimics 20.0 软件对二维 CT 平扫进行三维重建,获得股骨头颈与股骨远端重叠的图像,测量股骨前倾角。需要标定股骨头的中心和股骨颈的中心,两者连线与股骨后髁切线的夹角,即为股骨前倾角(图 14-9)。也可以在 CT 工作站获取三维重建的图像,旋转至同样位置,进行测量。文献报道的基于三维 CT 重建的股骨前倾角测量方法和结果见表 14-5。

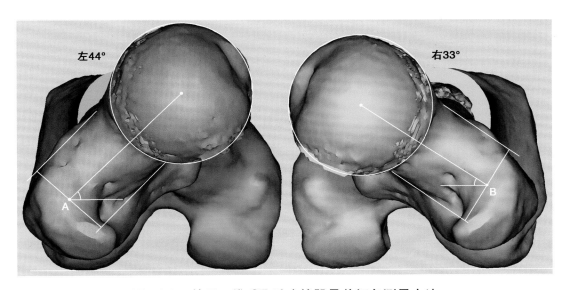

图 14-9　基于三维 CT 重建的股骨前倾角测量方法

绘制股骨头中心与股骨颈中心的连线,测量股骨头颈中心连线和股骨后髁切线的夹角,即为股骨前倾角。此例患者左侧股骨前倾角(∠A)为 44°,右侧股骨前倾角(∠B)为 33°。

表 14-5　基于三维 CT 重建的股骨前倾角的测量方法和结果

研究者(报道年份/年)	测量方法示意图	研究对象	测量结果/°
Sugano (1998)		30 名健康志愿者的单侧股骨:15 男,15 女	平均:19.8±9.3
Folinais (2013)		30 例髋关节病患者的 43 个下肢:15 男,15 女	平均:13.4±9.1 测量者间信度 0.93

续表

研究者(报道年份/年)	测量方法示意图	研究对象	测量结果/°
Chantar-apanich（2017）	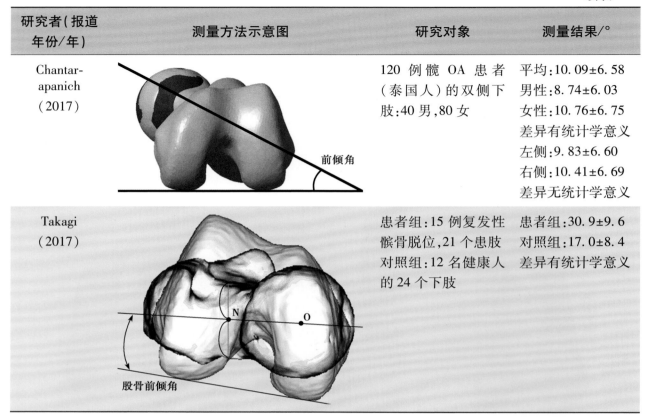	120 例髋 OA 患者（泰国人）的双侧下肢:40 男,80 女	平均:10.09±6.58 男性:8.74±6.03 女性:10.76±6.75 差异有统计学意义 左侧:9.83±6.60 右侧:10.41±6.69 差异无统计学意义
Takagi（2017）		患者组:15 例复发性髌骨脱位,21 个患肢 对照组:12 名健康人的 24 个下肢	患者组:30.9±9.6 对照组:17.0±8.4 差异有统计学意义

对于胫骨外旋角度的测量,笔者采用三维重建后将胫腓骨远端与近端重叠的方法,观察方法由远端指向近端,标记内外踝几何中心连线与胫骨平台后缘切线的夹角,即为胫骨外旋角(图 14-10)。文献报道的基于三维 CT 的胫骨外旋角测量方法和结果见表 14-6。

同样,可以将胫骨近端与股骨远端重叠,测量膝关节的股骨-胫骨扭转角度(图 14-11)。

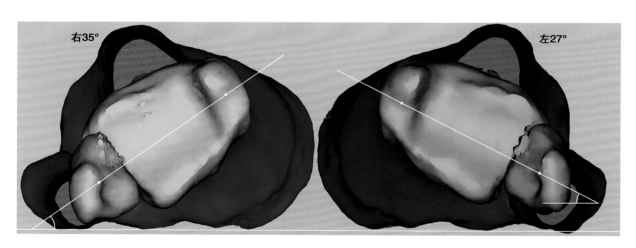

图 14-10 基于三维 CT 重建的胫骨外旋角测量方法

绘制胫骨内外踝几何中心连线,与胫骨平台后缘切线的夹角,即为胫骨外旋角。此例患者左侧胫骨外旋角为 27°,右侧胫骨外旋角为 35°。

表 14-6 基于三维 CT 的胫骨外旋角的测量方法和结果

研究者(报道年份/年)	测量方法	研究对象	测量结果/°
Folinais (2013)	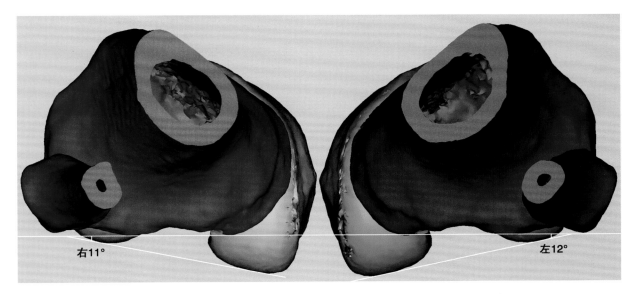	30 例髋关节病患者的 43 个下肢:15 男,15 女	平均:30.8±8.8
Takagi (2017)		患者组:15 例 RPD 患者的 21 个患肢 对照组:12 名健康人的 24 个下肢	患者组:21.6±10.8 对照组:32.9±7.6 差异有统计学意义

图 14-11 基于三维 CT 重建的膝关节股骨-胫骨扭转角的测量方法

绘制股骨内外髁后缘切线与胫骨平台后缘切线,两切线的夹角即为股骨-胫骨扭转角。此例患者左侧股骨-胫骨扭转角为 12°,右侧股骨-胫骨扭转角为 11°。

(八)核磁共振(MRI)

与其他测量方法相比,核磁共振(MRI)被用于测量股骨前倾角的时间较晚,直到 2000 年前后才逐渐应用于临床工作和研究。

在测量股骨前倾角时,MRI 扫描既可以选择横断面像(扫描平面垂直于下肢机械轴),也可以选择斜轴位像(扫描平面平行于股骨头颈方向)。既往发表的文献显示,MRI 扫描时,患者取仰卧位,膝关节完全伸直,下肢中立位。进行标准横断面像扫描时,扫描平面与下肢机械轴垂直;进行斜轴位像扫描时,扫描平面通过股骨颈长轴。扫描范围为下肢全长或股骨全长。测量股骨前倾角,首先需要绘制股骨近端轴线和远端轴线,近端轴线取股骨颈轴,远端取股骨后髁连线轴,叠加两轴所在扫描平面,测量其夹角记为股骨前倾角。

需要注意,不同文献标注股骨颈轴的方法存在较大差异,Diederichs 等在横断面像上选取股骨头中心与股骨颈中段中点连线作为股骨颈轴,Souza 和 Kulig 等在横断面像上选取股骨头中心与股骨干中心连线作为股骨颈轴,Maier 等在斜轴位像上选择股骨颈中线作为为斜轴位的股骨颈轴,Schneider 等分别在横断面像上选取股骨头中心与股骨颈远端中心连线作为股骨颈轴,Sutter 等分别在横断面和斜轴位像上选取股骨头中心与股骨颈基底部中心连线为横断面和斜轴位 FNA。股骨后髁连线轴的标记方法基本相同,无论轴位像或斜轴位像,都是由通过股骨内外髁后缘的切线所确定。不同测量方法及结果见表 14-7。

表 14-7　股骨前倾角的核磁共振测量法

研究者(报道年份/年)	MRI 扫描方法 股骨颈轴标记方法	研究对象	测量结果/°
Diederichs (2013)	横断面扫描 股骨头中心与股骨颈中段中点连线作为股骨颈轴	患者组:30 名髌骨脱位患者 对照组:30 名无膝关节病史的志愿者 10 男,20 女。	患者组: 平均:20.3±10.4(3.8~47.2) 男性:17.3±8.5(3.8~33.1) 女性:21.8±11.1(4.2~47.2) 对照组: 平均:13.0±8.4(1.6~34.1) 男性:8.3±4.4(1.6~13.7) 女性:15.4±9.0(3.4~34.1) 测量者间信度 0.981
Souza (2009)	斜轴位扫描 股骨头中心与股骨干中心连线作为股骨颈轴	18 名健康志愿者 9 男 9 女	17.1±8.4(3.7~36.5)
Maier (2012)	斜轴位扫描 股骨颈中线作为斜轴位的股骨颈轴	45 名健康志愿者的单侧下肢 21 男,24 女	平均:9.9±9.4(−9~36) 男性:5.3±6.7(−9~18) 女性:13.9±9.8(−4~36)
Schneider (1997)	横断面扫描 选取股骨颈及股骨头远端部分的切面,标记股骨头中心与股骨颈远端中心连线作为股骨颈轴	健康志愿者的 98 个下肢	平均:10.4±6.2 两侧差值:4.6±3.3
Sutter (2015)	方法 1:横断面扫描 方法 2:斜轴位扫描 两种方法均选取股骨头中心与股骨颈基底部中心连线为股骨颈轴	63 名健康志愿者的单侧下肢 32 男,31 女	方法 1(横断面扫描): 测量者 1:12.7±10.0 测量者 2:12.8±10.1 方法 2(斜轴位扫描): 测量者 1:9.2±8.4 测量者 2:9.6±9.1

需要注意,在测量股骨前倾角时,MRI 扫描时在冠状面的倾斜角会影响股骨前倾角的测量值。Schneider 等对比了标准横断面与不同倾斜角度的斜轴位扫描方法测量股骨前倾角,发现进行斜轴位扫描时,扫描平面的倾斜角越大,股骨前倾角的测量值越大(表 14-8,图 14-

12）。而 Sutter 等对比横断面与斜轴位扫描方法,发现进行斜轴位扫描时,股骨前倾角的测量值小于横断面扫描的测量值(表 14-9,图 14-13)。

　　使用 MRI 测量胫骨外旋角通常在横断面像上进行标记。扫描时,患者取仰卧位,膝关节完全伸直,下肢中立位,足背屈 90°至与水平面垂直,扫描范围为胫骨全长。测量的近端轴线一般为胫骨内外侧平台最后缘的切线,远端轴线为双踝轴,其具体标记方法在不同研究中稍有不同。近远轴线夹角即胫骨外旋角的 MRI 测量值。(表 14-10)

表 14-8　Schneider 等对比股骨头颈部不同扫描角度对股骨前倾角测量的影响

N＝42 个下肢	横断面扫描	轻度倾斜的斜轴位	明显倾斜的斜轴位
股骨前倾角 （均值±标准差）	11.2°±5.4°	12.1°±6.0°	16.7°±6.3°

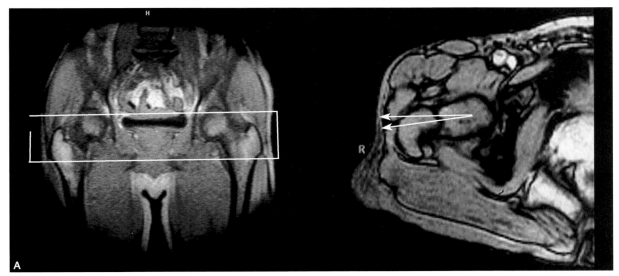

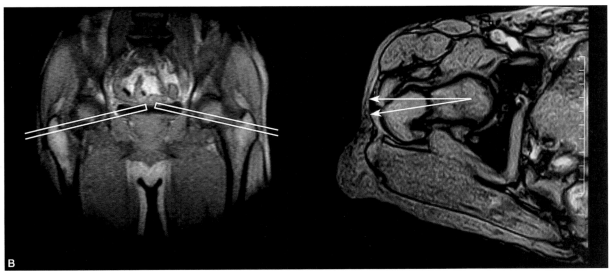

图 14-12　Schneider 等对比股骨头颈部不同扫描角度对股骨前倾角测量的影响
A. MRI 横断面扫描,选择股骨颈及股骨头远端部分的切面,标记股骨头中心与股骨颈远端中心连线作为股骨颈轴,测量股骨前倾角平均值为 11.2°;B. 轻度倾斜扫描平面,相同的方法标记股骨颈轴,测量股骨前倾角平均值为 12.1°。

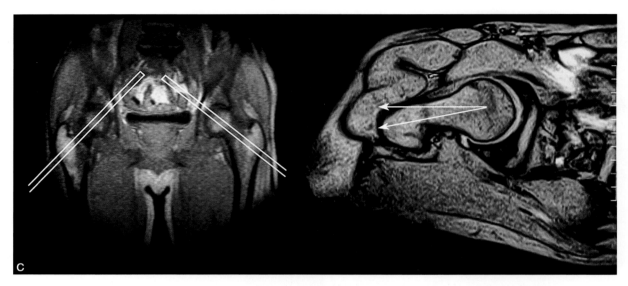

图 14-12(续) Schneider 等对比股骨头颈部不同扫描角度对股骨前倾角测量的影响
C. 加大倾斜扫描平面,测量股骨前倾角平均值为 16.7°。

表 14-9 Sutter 等对比横断面与斜轴位扫描方法对股骨前倾角测量的影响

	横断面扫描(均值±标准差)	斜轴位扫描(均值±标准差)
测量者 1	12.7°±10.0°	9.2°±8.4°
测量者 2	12.8°±10.1°	9.6°±9.1°

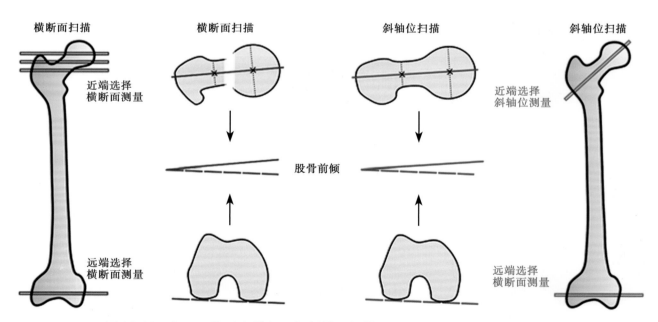

图 14-13 Sutter 等对比横断面与斜轴位扫描方法对股骨前倾角测量的影响
股骨头颈部分别使用 MRI 横断面扫描和斜轴位扫描(扫描平面平行于股骨颈方向),股骨远端采用横断面扫描,测量股骨前倾角,横断面扫描的股骨前倾角测量值大于斜轴位扫描方法。

表 14-10 胫骨外旋角的核磁共振测量法

研究者(报道年份/年)	远端轴线标记方法	研究对象	测量结果/°
Schneider（1997）	Pilon 区中心与腓骨切迹中点连线	健康志愿者的 98 个下肢	平均:41.7±8.8 两侧差值:6.1±4.5
Diederichs（2013）	内外踝中点连线	患者组:30 名髌骨脱位患者 对照组:30 名无膝关节病史的志愿者 10 男,20 女	患者组: 平均:25.3±6.9(9.5~40.2) 男性:27.0±6.7(17.4~40.2) 女性:24.5±7.0(9.5~32.9) 对照组: 平均:25.3±7.4(14.5~46.0) 男性:23.1±5.5(15.1~32.8) 女性:26.4±8.1(14.5~46.0) 测量者间信度 0.948

在标记胫骨远端轴线时,不同文献描述的方法略有不同。Schneider 等以胫距关节面(pilon 区)中心与胫骨远端的腓骨切迹中点连线为双踝轴,Diederichs 等以内外踝连线为双踝轴。

【小结】

1. 使用 CT 平扫测量股骨前倾角的方法相对简单,但是误差偏大,可以用来对患者进行筛查。

2. 三维 CT 重建的测量方法相对准确,建议在去旋转截骨术前,使用三维重建后进行测量,避免测量方法引起的系统误差。

3. 核磁共振与二维 CT 在扫描平面和参考轴线的选取上非常相似,同样存在股骨近端扫描方法和轴线标记方法的差异,影响股骨前倾角的测量结果。

（张辉 李岳）

参 考 文 献

［1］ DEJOUR H,WALCH G,NOVE-JOSSERAND L,et al. Factors of patellar instability:an anatomic radiographic study［J］. Knee Surg Sports Traumatol Arthrosc,1994,2(1):19-26.

［2］ KAISER P,ATTAL R,KAMMERER M,et al. Significant differences in femoral torsion values depending on the CT measurement technique［J］. Arch Orthop Trauma Surg,2016,136(9):1259-1264.

［3］ STRECKER W,KEPPLER P,GEBHARD F,et al. Length and torsion of the lower limb［J］. J Bone Joint Surg Br,1997,79(6):1019-1023.

［4］ BRUNNER A,EICHINGER M,HENGG C,et al. A simple method for measurement of femoral anteversion-validation and assessment of reproducibility［J］. J Orthop Trauma,2016,30(8):e273-278.

［5］ KENAWEY M,LIODAKIS E,KRETTEK C,et al. Effect of the lower limb rotational alignment on tibiofemoral contact pressure［J］. Knee Surg Sports Traumatol Arthrosc,2011,19(11):1851-1859.

［6］ KESHMIRI A,MADERBACHER G,BAIER C,et al. Significant influence of rotational limb alignment parameters on patellar kinematics:an in vitro study［J］. Knee Surg Sports Traumatol Arthrosc,2016,24(8):2407-2414.

［7］ SUGANO N，NOBLE P C，KAMARIC E. A comparison of alternative methods of measuring femoral anteversion［J］. J Comput Assist Tomogr，1998，22（4）：610-614.

［8］ ERKOCAK O F，ALTAN E，ALTINTAS M，et al. Lower extremity rotational deformities and patellofemoral alignment parameters in patients with anterior knee pain［J］. Knee Surg Sports Traumatol Arthrosc，2016，24（9）：3011-3020.

［9］ FOLINAIS D，THELEN P，DELIN C，et al. Measuring femoral and rotational alignment：EOS system versus computed tomography［J］. Orthop Traumatol Surg Res，2013，99（5）：509-516.

［10］ IMAI N，MIYASAKA D，ITO T，et al. The anteroposterior axis of the tibia is approximately perpendicular to the anterior pelvic plane in the standing position in healthy Japanese subjects［J］. J Orthop Surg Res，2017，12（1）：136.

［11］ LAUSTEN G S，JØRGENSEN F，BOESEN J. Measurement of anteversion of the femoral neck. Ultrasound and computerised tomography compared［J］. J Bone Joint Surg Br，1989，71（2）：237-239.

［12］ KUO T Y，SKEDROS J G，BLOEBAUM R D. Measurement of femoral anteversion by biplane radiography and computed tomography imaging：comparison with an anatomic reference［J］. Invest Radiol，2003，38（4）：221-229.

［13］ SEBER S，HAZER B，KÖSE N，et al. Rotational profile of the lower extremity and foot progression angle：computerized tomographic examination of 50 male adults［J］. Arch Orthop Trauma Surg，2000，120（5-6）：255-258.

［14］ PRAKASH J，SEON JK，WOO S H，et al. Comparison of radiological parameters between normal and patellar dislocation groups in korean population：a rotational profile CT-based study［J］. Knee Surg Relat Res，2016，28（4）：302-311.

［15］ ECKHOFF D G，JOHNSON K K. Three-dimensional computed tomography reconstruction of tibial torsion［J］. Clin Orthop Relat Res，1994，（302）：42-46.

［16］ BUTLER-MANUEL P A，GUY R L，HEATLEY F W. Measurement of tibial torsion-a new technique applicable to ultrasound and computed tomography［J］. Br J Radiol，1992，65（770）：119-126.

［17］ REIKERÅ S O，HØISETH A. Torsion of the leg determined by computed tomography［J］. Acta Orthopaedica Scandinavica，2009，60（3）：330-333.

［18］ LANG L M，VOLPE R G. Measurement of tibial torsion［J］. J Am Podiatr Med Assoc，1998，88（4）：160-165.

［19］ MULLAJI A B，SHARMA A K，MARAWAR S V，et al. Tibial torsion in non-arthritic Indian adults：a computer tomography study of 100 limbs［J］. Indian J Orthop，2008，42（3）：309-313.

［20］ MADADI F，MADADI F，MALEKI A，et al. A new method for tibial torsion measurement by computerized tomography［J］. J Orthop，2016，13（1）：43-47.

［21］ SUGANO N，NOBLE P C，KAMARIC E. A comparison of alternative methods of measuring femoral anteversion［J］. J Comput Assist Tomogr，1998，22（4）：610-614.

［22］ CHANTARAPANICH N，ROJANASTHIEN S，CHERNCHUJIT B，et al. 3D CAD/reverse engineering technique for assessment of Thai morphology：Proximal femur and acetabulum［J］. J Orthop Sci，2017，22（4）：703-709.

［23］ TAKAGI S，SATO T，WATANABE S，et al. Alignment in the transverse plane，but not sagittal or coronal plane，affects the risk of recurrent patella dislocation［J］. Knee Surg Sports Traumatol Arthrosc，2018，26（10）：2891-2898.

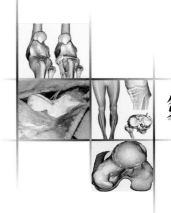

第十五章
股骨远端旋转截骨术治疗复发性
髋骨脱位

第一节　概　　述

　　Stan James 于 1970 年描述了一个髋骨发育不良综合征,称为"miserable malalignment syndrome",是一组多发下肢畸形及力线不良,包括:股骨前倾角增大、内视髋骨、膝内翻、高位髋骨、Q 角增大、胫骨外旋、胫骨近端内翻、代偿性足旋前。该综合征的核心部分是股骨和胫骨的扭转畸形,与膝前痛和髋股关节不稳定有关。此后,不断有学者对扭转畸形进行了更为深入和广泛的临床研究。

　　1996 年,Delgado 报道了 9 例患者(13 膝),均为膝前痛患者,手术采用股骨和胫骨旋转截骨术,疗效满意。2004 年 Bruce 和 Stevens 也报道了类似的手术疗效[14 例(27 膝)]。

　　人体步态研究表明:在行进过程中,膝关节的屈伸运动轴与行进方向基本垂直,偏差<10°。与之相配合,足的行进角也相当恒定地维持在外旋 10°~15°。如果下肢出现水平面的力线不良(股骨过度前倾和/或胫骨过度外旋),就会导致屈伸轴出现偏斜。为了维持足行进角处于正常范围,下肢就会通过内旋进行代偿,从而产生一个向外侧牵拉髋骨的分力。当股四头肌收缩时,这个分力就会进一步增大,久而久之导致髋骨外侧半脱位。当这个外向应力超过生理代偿能力时,髋股外侧关节面会由于承受过度应力而出现软骨病变和膝前痛,或者髋骨内侧稳定结构受到过度牵拉,出现松弛及不稳定。

　　通过上述介绍不难看出:①导致"miserable malalignment syndrome"的诸多因素中,扭转畸形(股骨前倾和胫骨外旋)是始发因素,而内视髋骨、Q 角增大、代偿性足旋前则是继发因素;②扭转畸形可以导致髋股关节疼痛和不稳定。

　　本章节将针对股骨内旋畸形(前倾角异常增大)的临床诊断和外科治疗进行介绍和分析。股骨旋转截骨术是针对性治疗,手术技术有多种选择:股骨近端旋转截骨术、股骨中段旋转截骨术和股骨远端旋转截骨术,本章节将介绍股骨远端旋转截骨术(derotational distal femoral osteotomy,D-DFO)。

第二节　手术适应证

1. 膝前痛(图 15-1)。
2. 复发性髋骨脱位。

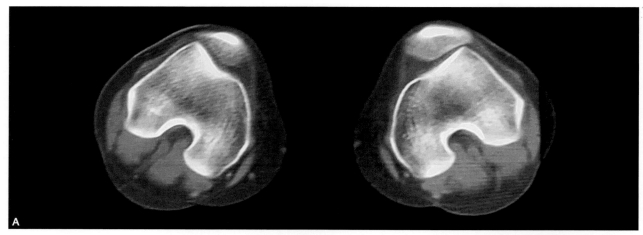

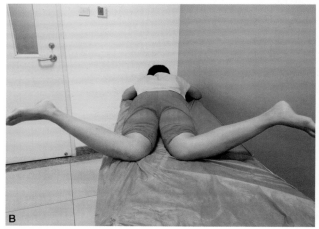

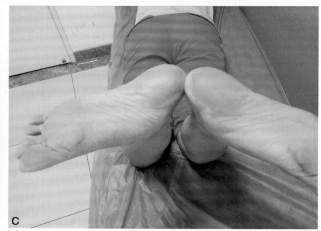

图 15-1　膝前痛示例

患者女性,30 岁。主因"双膝关节髌骨后方疼痛并逐渐加重 1 年,无脱位病史"入院。于当地医院拟行外侧支持带松解手术。A. CT 显示双膝髌骨外侧倾斜,外侧间隙窄;B. 查体显示髋关节内旋 60°~70°,提示股骨前倾角增大;C. 足外旋角 30°,提示胫骨存在过度外旋。

3. 髌骨运动轨迹异常(J 形征)(图 15-2)。

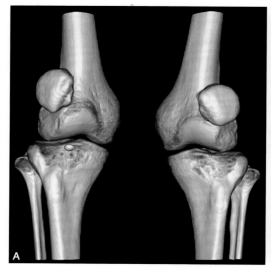

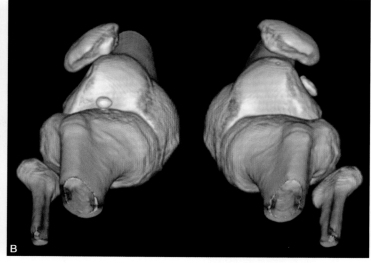

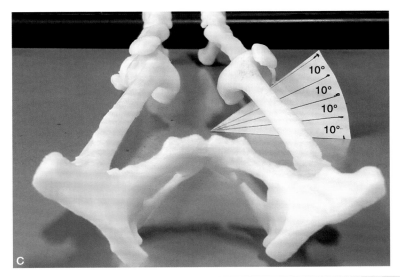

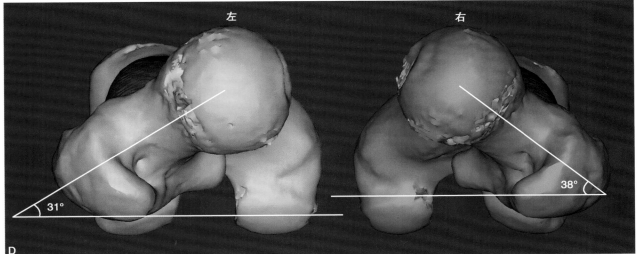

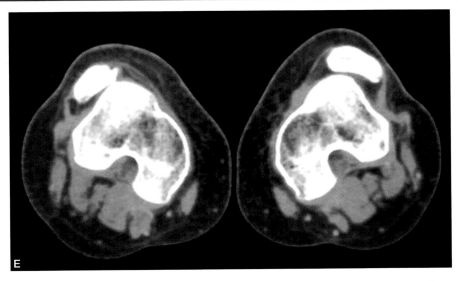

图 15-2　复发性髌骨脱位合并下肢扭转畸形及轨迹不良（J 形征）示例

患者女性，28 岁。主因"双侧髌骨脱位术后仍然反复脱位"入院。A. 三维 CT 显示股骨和胫骨之间存在明显扭转畸形；B. 轴位三维 CT 显示伸膝位髌骨外侧脱位；C. 3D 打印模型显示相对于股骨近端，股骨远端存在明显内旋畸形；D. 三维 CT 测量双膝股骨前倾角异常增大（左侧：31°。右侧：38°）；E. 二维 CT 显示伸膝位髌骨外侧脱位。

4. 髌骨伸膝位外侧半脱位或全脱位(图 15-2)。

5. 股骨前倾角增大(图 15-2)。

第三节　股骨扭转畸形的诊断

一、临床诊断

1. 症状　髌骨周围疼痛,髌骨复发性脱位。

2. 查体　髋内旋(图 15-3)。

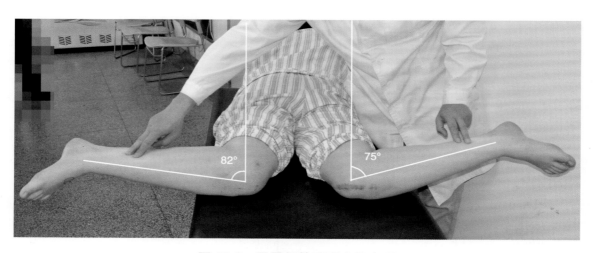

图 15-3　股骨扭转畸形查体表现

复发性髌骨脱位术后失效患者,临床检查发现股骨前倾角异常增大。双髋关节内旋角度为右侧 82°、左侧 75°,正常成年人该角度平均为 45°,提示前倾角增大。

视频7

3. 髌骨近端轨迹检查　要求在患者清醒状态下进行检查。患者取坐位,小腿自然下垂于床边。检查时嘱患者最大限度主动伸直膝关节,观察伸膝终末 10°时髌骨向外侧偏移的现象,称为 J 形征。(视频 7)

部分复发性髌骨脱位的患者,主动伸直膝关节时,髌骨轨迹表现为 J 形征。

视频 7　J 形征的检查方法(1)

二、影像学诊断

(一) X 线片

1. 正位 X 线片　股骨远端和胫骨近端不能同时处于正位位置,提示股骨和/或胫骨存在扭转畸形。

2. 切线位 X 线片　髌骨外倾、外移,外侧半脱位。

(二) 二维 CT 和三维 CT 定量测量

二维 CT 和三维 CT 均可用于股骨前倾角的测量。评估时需要重叠股骨远、近端两个扫描平面:股骨滑车扫描平面作为参考平面,以两个股骨后髁的连线作为参考线;股骨近端头颈部扫描平面作为测量平面,以股骨头中小和股骨颈中心的连线作为测量轴线,该线于参考线之间的夹角即为股骨前倾角。

　　值得注意的是:二维 CT 在确定股骨近端测量轴线时存在多种扫描平面的选择和不同的股骨头颈轴线标示方法,导致不同测量方法之间的结果存在较大差异。详见第十四章"下肢旋转畸形的影像学评估"。

第四节　股骨远端旋转截骨术前计划

1. 手术器械(图 15-4A)。
2. 内固定物(图 15-4B)。
3. 股骨前倾角的三维 CT 测量(图 15-5)和 Mimics®虚拟手术(图 15-6)。

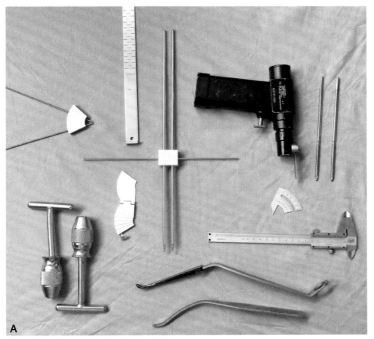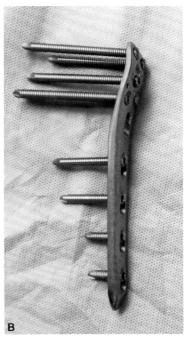

图 15-4　股骨远端旋转截骨专用器械和接骨板

A. 消毒角度尺(三种)、力线杆(配垂直针)、Schanz 针和配套 T 柄、骨撬;B. 股骨远端外侧接骨板及锁定螺钉。

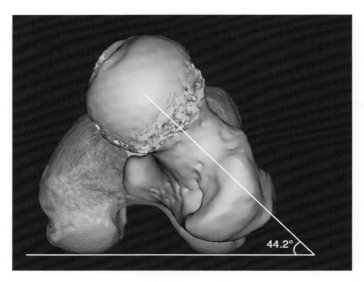

图 15-5　股骨前倾角的三维 CT 测量
股骨近端和远端影像相互叠加,股骨头中心点和股骨颈部宽度中点作为股骨近端轴线,股骨内、外髁后方连线作为股骨远端轴线,两者夹角即为股骨前倾角。

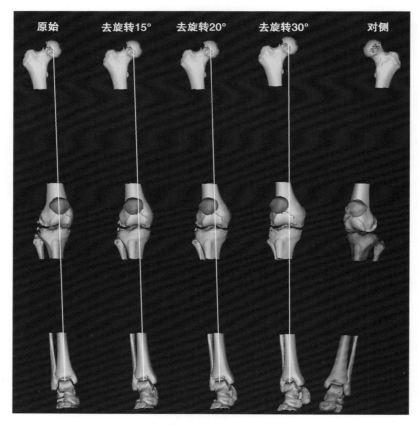

图 15-6　股骨旋转截骨虚拟手术示意
从左至右依次显示随着旋转角度的纠正,髌股关节对合关系逐步得到改善。

第五节　手　术　技　术

1. 麻醉下体格检查和术前透视　麻醉下体格检查能更准确地评估髌骨稳定性,包括屈膝 30°位髌骨外推试验和应力 X 线片(图 15-7),应力 X 线片将不稳定程度进行量化,实现科学、客观的评估。透视标准的纯侧位 X 线片用于评估髌骨高度和滑车形态、切线位 X 线片用于评估股骨滑车入口区域的形态(图 15-7)。

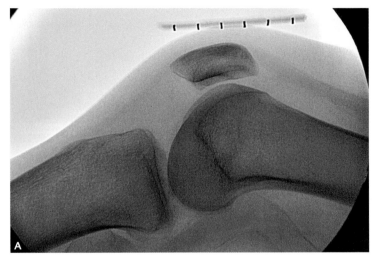
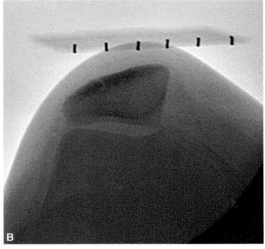
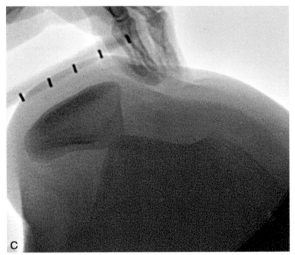

图 15-7　麻醉下髌股关节常规 X 线透视

A. 屈膝 30°纯侧位 X 线片,用于测量髌骨高度及评估滑车形态;B. 屈膝 30°切线位 X 线片,观察股骨滑车入口区域形态及髌股关节对合关系;C. 髌骨外推应力 X 线片,确认髌骨脱位的诊断,对比术前、术后,进行疗效评估。

2. 髌骨运动轨迹的关节镜动态观察　关节镜下观察到的髌骨被动运动轨迹与清醒状态下不完全相同,由于失去肌肉的动力作用而使得 J 形征减弱甚至消失。尽管如此,仍然可以观察到髌骨由伸直位半脱位至屈膝中央化的轨迹特点(图 15-8)。在截骨完成后再次进行观察,可以即刻发现截骨对髌骨运动轨迹的改善效果。

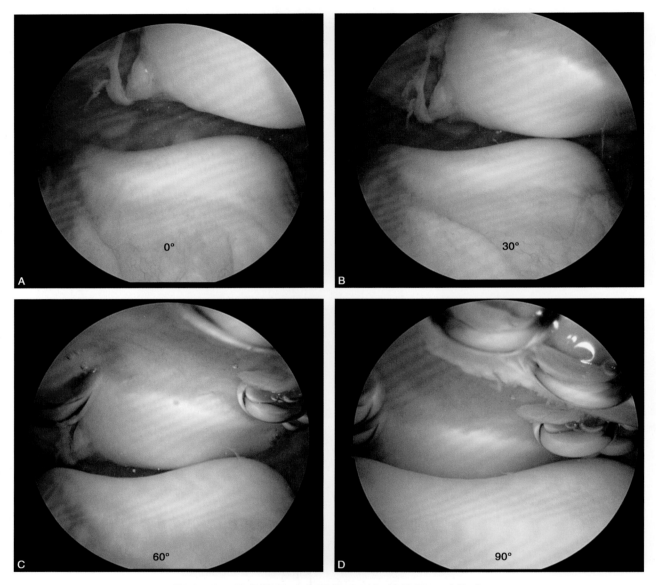

图 15-8　关节镜下动态观察 J 形征的髌骨运动轨迹

右膝,关节镜于内上入路观察,助手被动屈伸膝关节。A. 伸膝位时,髌骨外偏和外倾,处于外侧半脱位状态;B. 屈膝 30°,髌股关节外侧面开始接触,髌骨外倾和外偏减小;C. 屈膝 60°,外侧关节面接触面积进一步增大,髌骨向中线靠拢;D. 屈膝 90°,髌骨完全中央化。

　　3. **手术体位及切口**　手术体位采用平卧位,屈膝 90°,大腿外侧和足侧分别放置挡板和足档。该体位便于术中进行膝关节各种屈、伸膝角度的转换,可兼顾关节镜手术和截骨手术。在消毒铺单前应注意确认 C 臂能方便地移动,能充分投照患肢自髋关节至踝关节的全长。手术切口采用股骨远端外侧长切口(图 15-9)。

　　4. **手术显露**　切开皮肤和皮下组织后,将髂胫束近端纵行切开,显露股外侧肌。远端略呈弧形,便于显露股骨外侧髁。钝性分离后外侧肌间隙,显露股骨远端(图 15-10)。注意显露位于股骨外侧髁与骨干移行区域的膝外侧动脉。

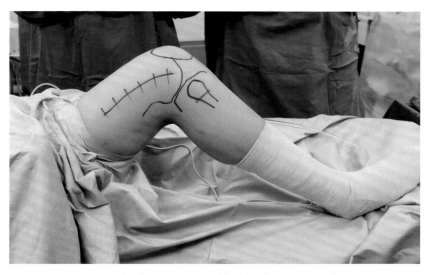

图 15-9 右膝股骨远端旋转截骨术体位和手术切口

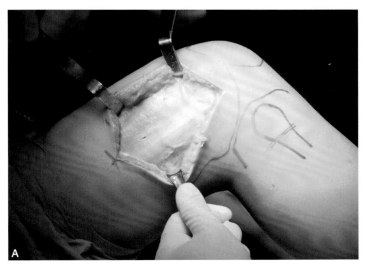

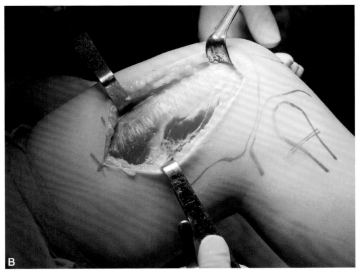

图 15-10 股骨远端旋转截骨手术显露

A.髂胫束层面,弧形切开,与皮肤切口相对应;B.显露股外侧肌及后外侧肌间隔并钝性分离,进入深层。

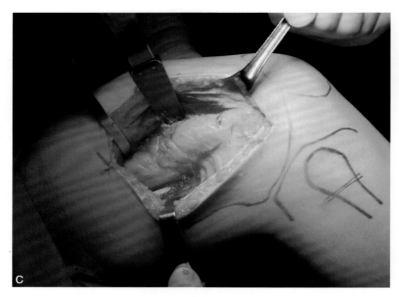

图 15-10(续)　股骨远端旋转截骨手术显露
C.股骨远端显露。

5. 截骨平面确定

（1）截骨平面：截骨平面位于股骨髁上区域、髌上囊近侧，利于骨愈合同时保持髌上囊完整。

通过 Tomofix® 接骨板的 B 孔位置设计截骨线可满足上述要求。首先将接骨板初步放置（图 15-11），透视确认位置满意后沿 B 孔置入截骨导针，截骨水平即可获得（图 15-12）。

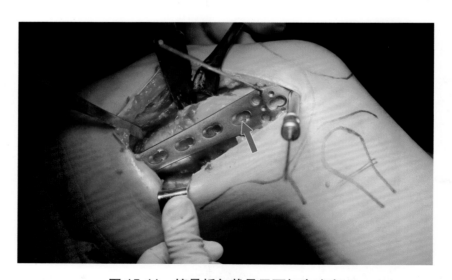

图 15-11　接骨板与截骨平面初步确定
股骨远端外侧接骨板设计曲度与股骨外侧髁骨性几何形态相吻合，借此可初步确定接骨板位置，同时保持接骨板与股骨干纵轴平行。截骨导针置入 B 孔(红色箭头)确定截骨平面。

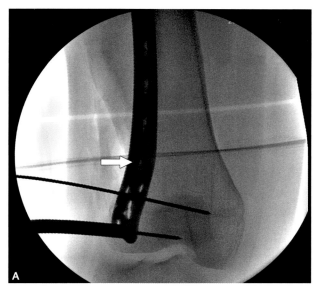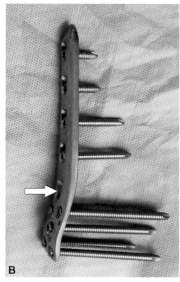

图 15-12　接骨板与截骨平面的最终确认

A.透视下确认接骨板位置满意,截骨线水平位于 B 孔处(白色箭头);B.接骨板 B 孔与截骨线的关系(白色箭头)。

（2）截骨线的双平面控制

1）冠状面:截骨线与下肢机械轴垂直,防止旋转后产生意外内、外翻(图 15-13 ~ 图 15-15)。

2）矢状面:截骨线与下肢机械轴在矢状面垂直,防止出现意外性屈、伸成角畸形(图 15-16)。

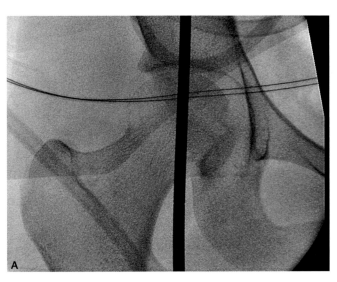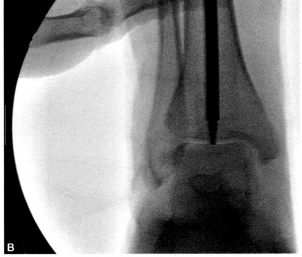

图 15-13　使用力线杆,术中透视确定下肢机械轴

A.力线杆通过股骨头中心;B.力线杆通过踝关节中心,确定下肢机械轴。

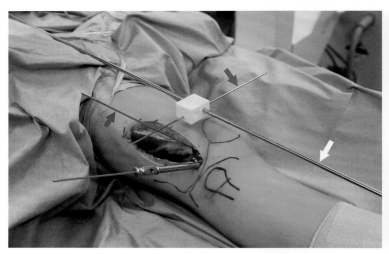

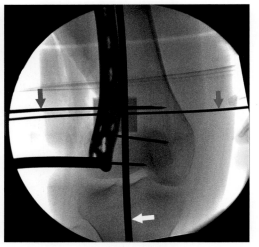

图 15-14 截骨线冠状面的控制
下肢力线机械杆(白色箭头)及与之垂直的克氏针(红色箭头)。截骨导针(蓝色箭头)与克氏针(红色箭头)在冠状面上位于同一个平面,确保此平面与机械轴垂直。

图 15-15 截骨线冠状面控制 X 线透视所见
下肢力线机械杆(白色箭头)及与之垂直的克氏针(红色箭头)。透视确认截骨导针(蓝色箭头)与克氏针(红色箭头)在冠状面上保持平行关系。

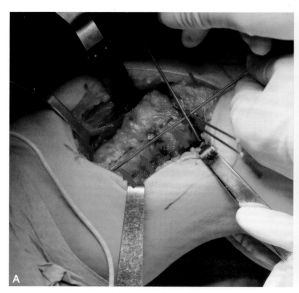

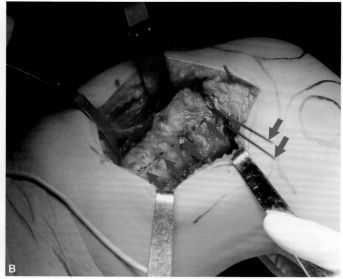

图 15-16 截骨线矢状面的控制
截骨克氏针(红色箭头)与矢状面下肢力线机械轴(与解剖轴相同,蓝色箭头)保持垂直关系。A. 蓝箭头标志为矢状面解剖轴;B. 蓝箭头标志为解剖轴标记线。

6. 旋转角度控制

（1）截骨近端角度导针（图 15-17）。

（2）截骨远端角度导针（图 15-18）。

（3）Schanz 针（图 15-19）。

7. 部分截骨　使用电锯沿截骨导针进行髁上区域的外侧、前方及后方截骨,注意暂时保留后内侧骨皮质的完整性,即部分截骨（图 15-20）。

8. 放置接骨板并临时固定　部分截骨完成后,截骨远、近端的骨性结构仍维持原有位置,没有相互移位,此时放置接骨板（图 15-21）。

9. 完全截骨　接骨板位置确认满意后,用骨刀通过截骨端的前外侧插入,将后内侧皮质骨完全截断,即完全截骨（图 15-22）,此时截骨步骤过程完成。

10. 旋转与对合控制　完成截骨后,远、近端各自均有很大的自由度,需要依照术前计划严格控制。助手把持小腿和足踝部控制截骨远端进行外旋,术者通过 Schanz 针在三个维度上控制截骨端（图 15-23）。在达到截骨端间的旋转角度后,将两个截骨面紧密贴合,防止截骨端间的前后平移、内外翻成角以及屈伸成角。

（1）旋转角度控制（图 15-23）。

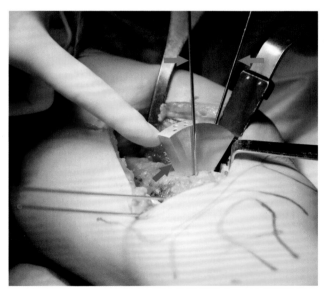 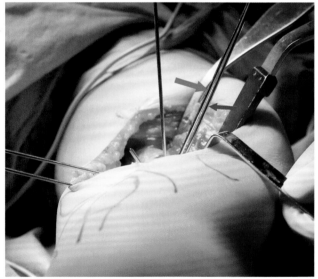

图 15-17　在截骨近端安置角度导针

2 枚导针（红色箭头）,钻入股骨前方皮质,两者相互成角且汇聚于骨干横截面中心点,角度大小与术前设计的旋转角度一致,术中通过角度尺（蓝色箭头）精确确定。

图 15-18　截骨远端角度导针的放置

在截骨远端放置 1 枚角度导针（蓝色箭头）,要求与近端角度导针中的 1 枚内侧导针（红色箭头）相平行。

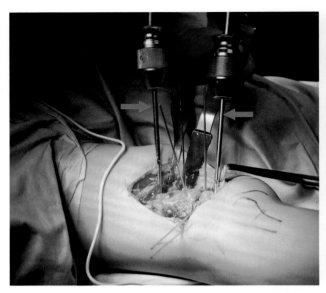

图 15-19　Schanz 针安置

截骨远、近端各钻入 1 枚导针，并装配 T 形手柄（红色箭头），用于控制截骨端旋转及对合关系。

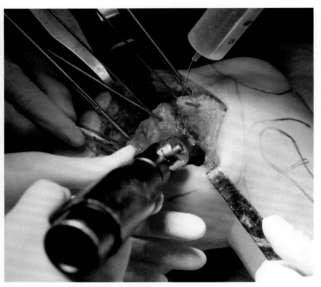

图 15-20　部分截骨

在截骨导针引导下，用电锯进行截骨，暂时保留后内侧骨皮质的完整性。

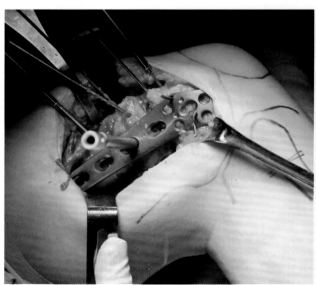

图 15-21　接骨板置放

将接骨板放置在理想位置，近端与骨干纵轴平行，远端用克氏针临时固定。

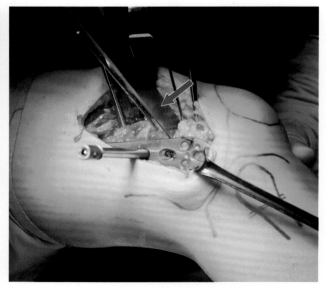

图 15-22　完全截骨

接骨板位置放置满意后，用骨刀（蓝色箭头）完全截断后内侧骨皮质，完成截骨。

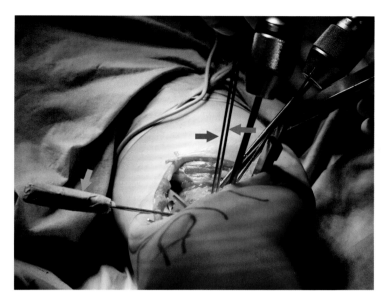

图 15-23　旋转角度控制

在 Schanz 针与 T 形手柄的协助下,完成截骨远、近端之间的旋转。要求远端
角度导针(红色箭头)与近端角度导针的外侧针(蓝色箭头)相平行。绿箭头
所示为临时间置器,用于同时矫正膝外翻畸形。

　　(2) 截骨面对合控制:当旋转角度达到预定目标后,维持该旋转角度,同时进一步确认
远、近截骨端间的三侧皮质对合满意:前方皮质可直视观察,要求无"台阶";后方皮质术中用
手指触摸;外侧皮质(接骨板贴合面)直视观察。如此可防止截骨端间出现意外的成角畸形
和平移。

　　(3) 同时矫正外翻畸形:对于合并外翻畸形>10°者,需要予以同时纠正。在完成预定
旋转角度及保证截骨端对合满意的情况下,通过截骨板 B 孔插入临时间置器至截骨端外
侧皮质,将外侧皮质适当张开(具体程度视外翻程度而定),当内固定全部完成后取出
(图 15-23)。

　　11. 接骨板固定　　按照标准操作流程完成接骨板的锁定螺钉固定(图 15-24)。需要注
意的是,对于较小的膝关节,最远端的螺钉有可能部分突入髁间窝,影响后交叉韧带,可通过
关节镜观察并替换为短螺钉。

　　12. 术中透视确认　　截骨板固定完成后进行最后的透视,确保截骨端、下肢力线及内固
定物的位置满意(图 15-25)。

　　13. 髌股关节运动轨迹的关节镜下再观察　　截骨完成后、内侧髌股韧带重建前再次进行
关节镜下观察,可以即刻发现伸膝位髌骨半脱位或全脱位已经得到纠正,髌股关节对合关节
恢复正常(图 15-26)。

　　14. 内侧髌股韧带重建　　采用常规的技术进行内侧髌股韧带重建。笔者习惯使用自体
半腱肌腱作为移植物,固定方法为髌骨侧双锚钉及股骨侧隧道内可吸收挤压螺钉固定(图
15-27)。

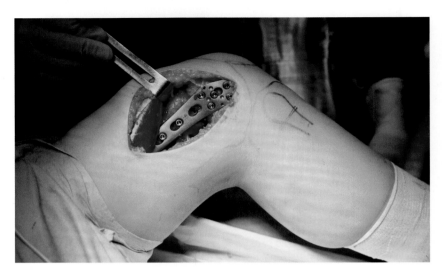

图 15-24　接骨板固定
截骨远端使用 5 枚锁定螺钉固定,近端使用 4 枚锁定螺钉固定。

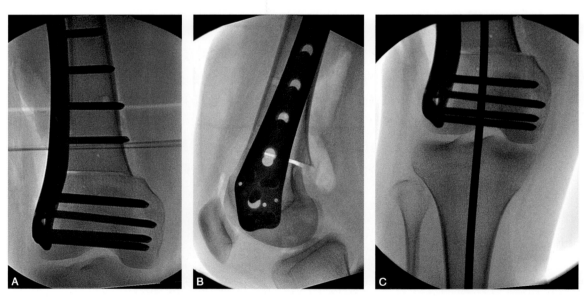

图 15-25　术中透视确认
透视膝关节正位(A)、侧位(B)及下肢力线(C)。

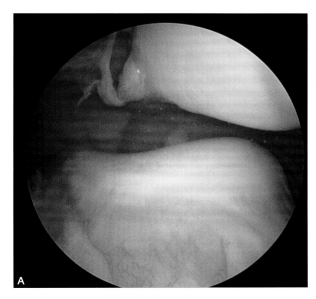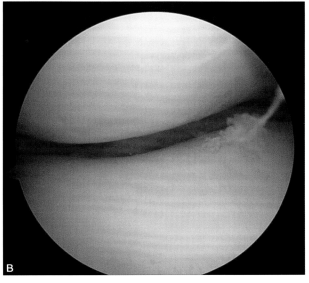

图 15-26　截骨前后关节镜对比

A. 截骨前,髌骨呈外侧半脱位状态(膝关节伸直位内上入路)B. 截骨完成后、内侧髌股韧带重建之前,关节镜再次观察显示髌股关节对合关系恢复正常。

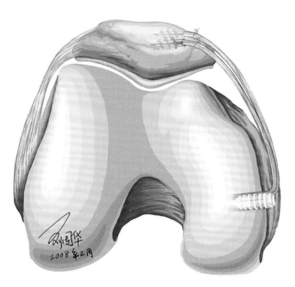

图 15-27　内侧髌股韧带重建

笔者习惯采用自体半腱肌腱作为移植物,髌骨侧采用双锚钉固定,股骨侧采用可吸收挤压螺钉固定。

第六节　术　后　处　理

术后佩戴可调节支具6周。拔出引流管及消肿后进行膝关节早期活动度及肌力训练。术后4周可部分负重,6~8周可完全负重。

【小结】

1. 严格掌握手术适应证　与复发性髌骨脱位常见的内侧髌股韧带重建手术相比,股骨远端旋转截骨术是一种侵入性较大的手术,一定要避免过度使用。

2. 手术技术要求较高　旋转截骨术是完全型截骨,在实现预定的去旋转化目标的同时,还要避免产生新的意外畸形,同时还要将固定物放置在满意的位置上,对手术技术要求较高,需要在三维空间上加以控制。

（冯　华）

参 考 文 献

［1］ DELGADO E D,SCHOENECKER P L,RICH M M,et al. Treatment of severe torsional malalignment syndrome［J］. J Pediatr Orthop,1996,16(4):484-488.

［2］ BRUCE W D,STEVENS P M. Surgical correctionof miserable alignment syndrome［J］. J Pediatr Orthop,2004,24(4):392-396.

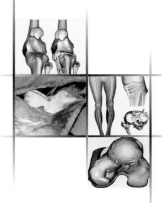

第十六章
胫骨旋转截骨术治疗复发性髌骨脱位

第一节 概 述

胫骨发育性旋转畸形最先由 Stan James 于 1970 年提出。在一组被称为"miserable malalignment syndrome"的综合征中,胫骨外旋畸形是其中一个组成部分。

Cooke 于 1990 年描述了一组由 12 例髌骨外侧半脱位组成的病例,其临床共同特征是内视膝(the inwardly pointing knee)。作者指出,胫骨外旋畸形是其病因且常被忽略。患者主诉包括膝前痛和不稳定,临床症状为打软腿、膝前痛、内侧痛、上楼梯痛、摩擦感和髌骨半脱位,体征为膝内翻步态、足外旋及 Q 角增大。

胫骨外旋可以单独出现,也可以和股骨前倾角增大同时发生。两者临床特征类似,通过查体和 CT 可以进行鉴别。因此本章节的有些内容与第十五章"股骨远端旋转截骨术治疗复发性髌骨脱位"相类似,例如,胫骨外旋导致髌股关节疼痛和不稳定的生物力学原理、髌骨轨迹不良、髌骨不稳定、外侧半脱位、髌股关节疼痛等。

本章节将针对胫骨外旋畸形的临床诊断和针对性手术技术进行描述和讨论。应该指出,胫骨旋转截骨术的截骨水平可以有多个选择:胫骨近端旋转截骨术、胫骨中段旋转截骨术和胫骨远端(即踝近端)旋转截骨术,本章节将介绍胫骨近端旋转截骨术(derotational high tibial osteotomy,D-DHTO)。

第二节 手术适应证

1. 膝前痛。
2. 复发性髌骨脱位。
3. 髌骨运动轨迹异常(J 形征)。
4. 髌骨外侧半脱位或全脱位(0°位)。
5. 胫骨外旋异常增大(图 16-1)。

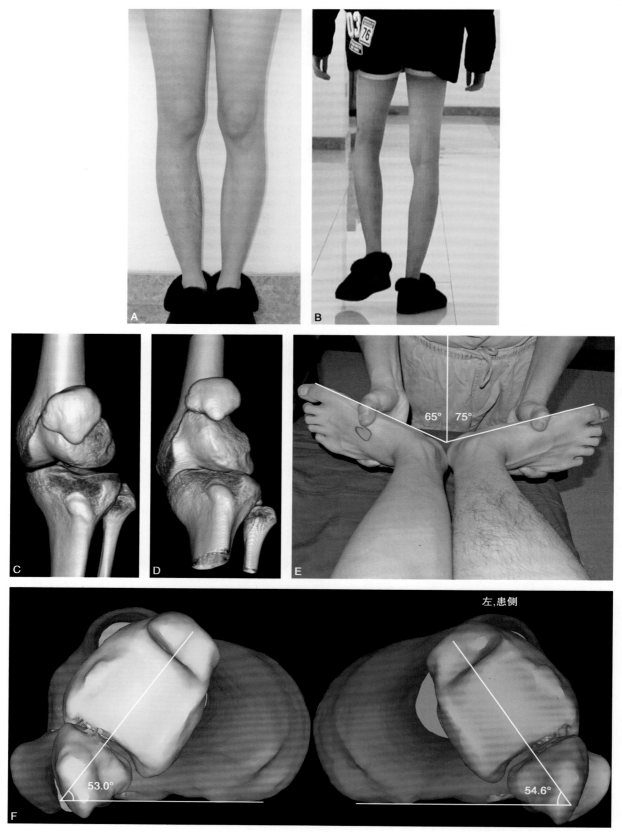

图 16-1 左膝复发性髌骨脱位合并胫骨过度外旋示例

A. 双膝髌骨内视、胫骨近端膝内翻;B. 行走时足行进角明显增大;C、D. 髌骨外侧半脱位、股骨和胫骨之间存在扭转对位不良;E. 双侧足外旋角异常增大(正常平均值为 10°);F. 三维 CT 测量显示胫骨外旋较正常明显增大(正常平均值为 30°~35°)。

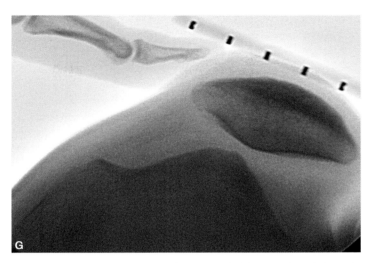

图 16-1（续）　左膝复发性髌骨脱位合并胫骨过度外旋示例
G. 应力 X 线片证实髌骨向外侧脱位。

第三节　胫骨扭转畸形的诊断

一、临床诊断

1. 髌骨周围疼痛、髌骨脱位。
2. 髌骨内视，足外旋步态、足外旋角增大（图 16-1A、E）。
3. 髌骨异常运动轨迹（J 形征）。

二、影像学诊断

（一）X 线片

1. 正位 X 线片　股骨远端和胫骨近端不能同时处于正位位置，提示股骨和/或胫骨存在扭转畸形。

2. 切线位 X 线片　髌骨外倾、外移，外侧半脱位。

（二）二维 CT 和三维 CT 定量测量

二维 CT 和三维 CT 均可用于胫骨外旋的测量。评估时需要重叠胫骨远、近端两个扫描平面（图 16-2B），详见第十四章"下肢旋转畸形的影像学评估"。

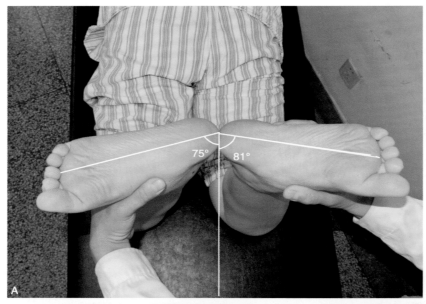

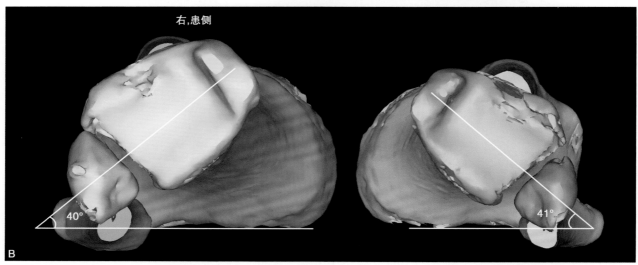

图 16-2　复发性髌骨脱位合并胫骨过度外旋示例

A. 查体显示双侧足外旋角度异常增大,正常成年人该平均值为 10°;B. 同一患者三维 CT 定量测量胫骨外旋角度显示异常增大,正常值平均为 25°。

第四节　术 前 计 划

1. 手术器械　见图 16-3。
2. 内固定物　见图 16-3。
3. 三维 CT 定量测量胫骨外旋角度(图 16-4A~D)和虚拟手术(图 16-4E)
4. 体位　见图 16-4F。

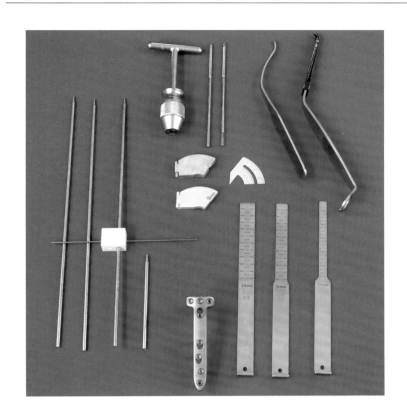

图 16-3　胫骨近端旋转截骨专用器械和接骨板

消毒角度尺（三种）；力线杆（配垂直针）；Schanz 针和配套 T 形手柄；骨撬；刻度骨刀；Tomofix®胫骨近端内侧接骨板及锁定螺钉。

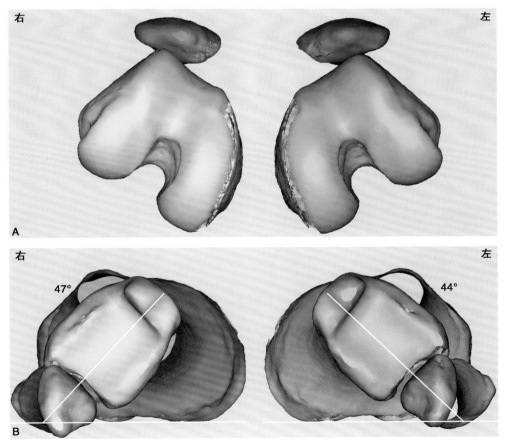

图 16-4　复发性髌骨脱位合并胫骨外旋的三维 CT 定量测量

A. 三维 CT 显示左膝髌骨外侧半脱位；B. 左侧胫骨外旋角测量值为 44°，测量时将胫骨近端（黄色部分）与胫骨远端（蓝色部分）叠加，测量胫骨近端通髁线与远端通踝线夹角，正常值平均为 25°。

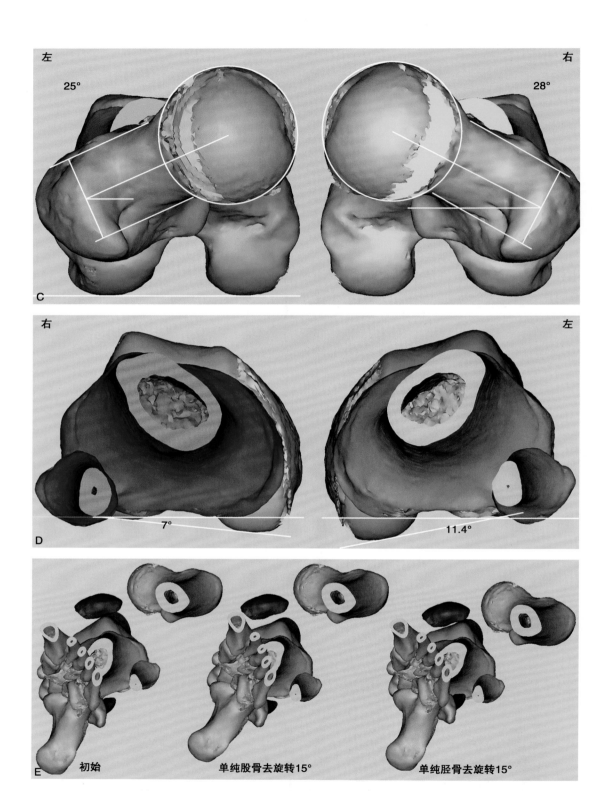

图 16-4(续)　复发性髌骨脱位合并胫骨外旋的三维 CT 定量测量

C. 左侧股骨前倾角测量值为 25°, 较正常增大; D. 左侧关节间的扭转角度为 11.4°, 较健侧（7.0°）增大; E. 术前虚拟手术显示股骨或胫骨去旋转 15°均可恢复髌股关节正常对合关系。

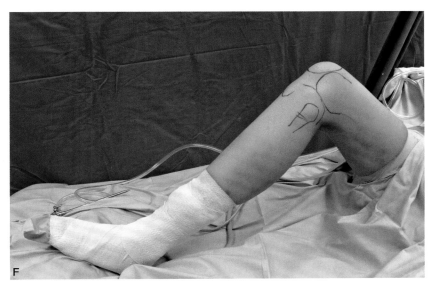

图 16-4(续)　复发性髌骨脱位合并胫骨外旋的三维 CT 定量测量

F. 手术侧为左膝,采用屈膝 90°体位,便于术中截骨、透视及关节镜手术体位转换。

第五节　手　术　技　术

1. 麻醉下查体和术前透视　麻醉下检查能更准确地评估髌骨稳定性,包括屈膝 30°位髌骨外推试验和应力 X 线片(图 16-5)。应力 X 线片将不稳定程度进行量化,实现科学、客观的评估。透视标准的纯侧位 X 线片用于评估髌骨高度和滑车形态,切线位 X 线片评估滑车入口区的形态(图 16-5)。

2. 关节镜下髌股关节运动轨迹的观察　关节镜下观察到的髌骨被动运动轨迹与清醒状态下不完全相同,由于失去肌肉的动力作用而使得 J 形征减弱甚至消失。尽管如此,仍然可以观察到髌骨由伸直半脱位至屈膝中央化的轨迹特点(图 16-6)。在截骨完成后再次进行观察,可以即刻发现截骨对髌骨轨迹的改善效果。

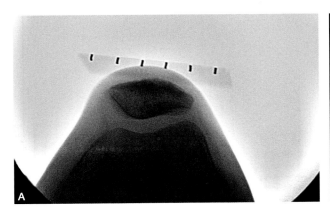
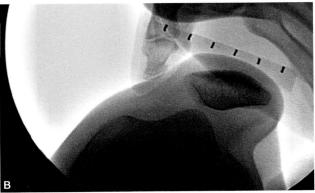

图 16-5　复发性髌骨脱位合并胫骨外旋病例(图 16-4 病例)麻醉下透视

A. 左膝髌股关节 Lauren 位 X 线片;B. 外推应力下髌骨完全向外侧脱位,可进一步明确诊断。

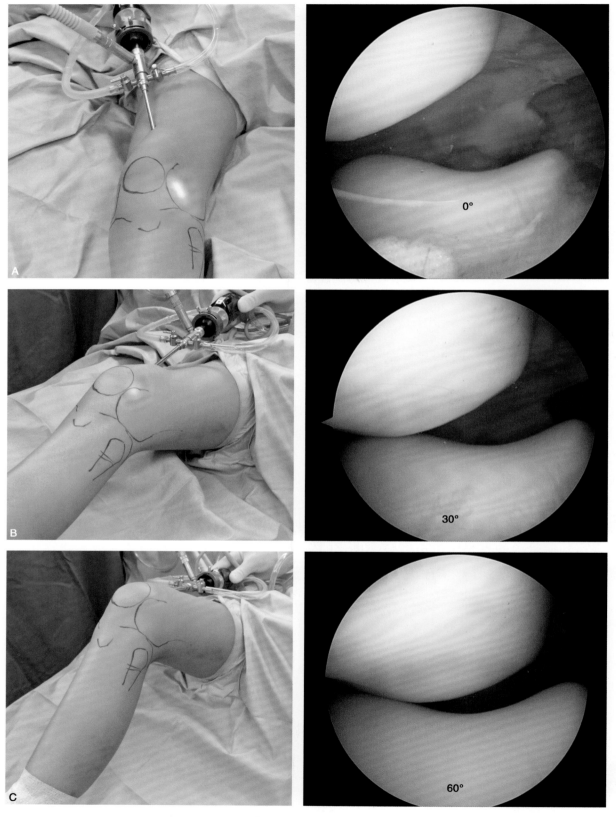

图 16-6　关节镜下动态观察髌骨运动轨迹

A. 0°位,关节镜自内上入路观察,见髌骨处于外位、倾斜;B. 屈膝 30°位,髌股外侧关节面开始接触,髌骨向中线靠近,仍处于明显外位和外倾;C. 屈膝 60°位,髌骨仍处于轻度外位和外倾。

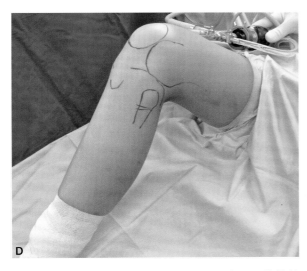
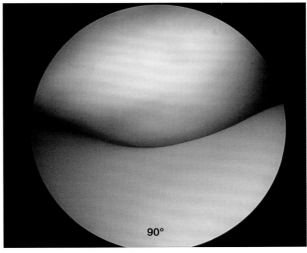

图 16-6(续)　关节镜下动态观察髌骨运动轨迹
D.屈膝 90°位,髌骨完全中央化,外倾消失。

3. 手术体位、切口及显露　患者取平卧位、屈膝 90°、大腿外侧和足侧分别放置挡板和足挡。该体位便于术中进行膝关节各种屈、伸膝角度的转换,兼顾关节镜手术和截骨手术。在消毒铺单前应注意确认 C 臂能方便地移动,能充分投照患肢自髋关节至踝关节的全长。手术切口采用胫骨近端内侧长切口。切开皮肤和皮下组织后,沿胫骨结节分别向内、外侧剥离。内侧切取半腱肌腱后沿胫骨后内缘纵行切开内侧副韧带后缘纤维,外侧沿骨膜下剥离腓骨肌,充分显露胫骨结节区域的内、外两侧骨皮质。沿后内侧间隙进行胫骨后方皮质的骨膜下剥离,后方剥离范围区域为截骨线区域(图 16-7)。

4. 截骨平面确定　胫骨旋转截骨平面有多种选择:胫骨结节近端截骨平面、经胫骨结节截骨平面、胫骨结节远端截骨平面、骨干中段截骨平面及踝关节近端截骨平面。笔者习惯于经胫骨结节截骨平面(图 16-8)。

(1) 截骨平面:位于胫骨结节水平(图 16-8)。

(2) 截骨线的双平面控制:冠状面和矢状面都与下肢机械轴垂直(图 16-9)。

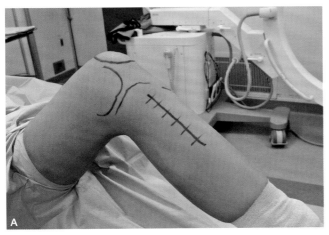
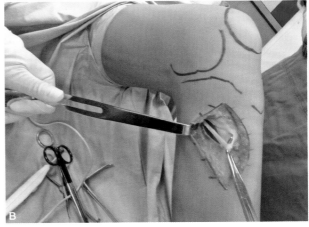

图 16-7　手术体位、切口及显露
A.左膝屈膝 90°位,胫骨近端内侧切口;B.切取半腱肌腱作为内侧髌股韧带重建移植物。

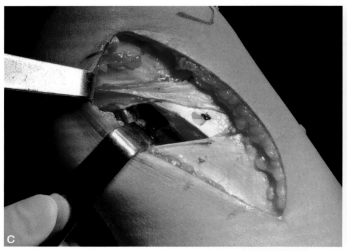
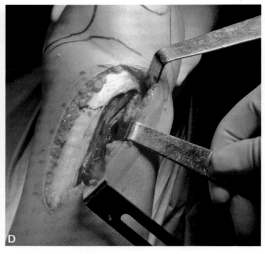

图 16-7(续)　手术体位、切口及显露

C.胫骨内侧显露,沿内侧副韧带后缘纵行切开,行骨膜下剥离,显露胫骨后方,便于截骨时保护后方血管束;D.胫骨外侧显露,沿胫骨外侧骨性凸起切开筋膜层,剥离肌肉,显露胫骨近端外侧骨性结构。

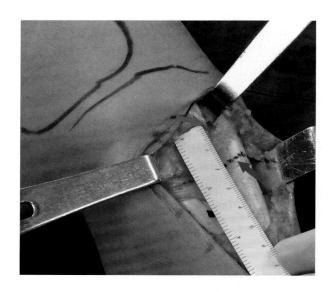

图 16-8　截骨平面确定

截骨平面(蓝色箭头)位于髌韧带胫骨止点(红色箭头)远端 2cm、胫骨结节最高点区域。

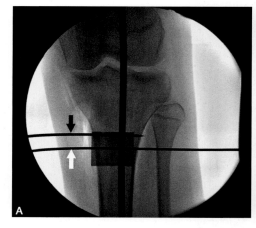
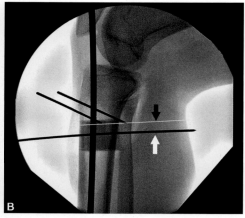

图 16-9　截骨线的双平面控制

A.冠状面控制:正位透视下确保截骨导针(黑色箭头)与机械轴的垂直杆(白色箭头)相平行;B.矢状面控制:侧位透视下确保 2 枚截骨导针所在平面(黑色箭头所示的白色线)与机械轴的垂直杆(白色箭头)相平行。

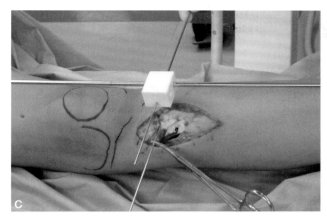
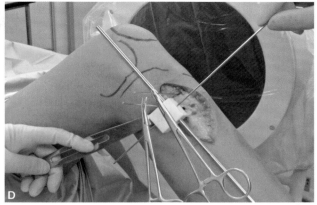

图 16-9(续)　截骨线的双平面控制

C. 外观照片显示截骨导针(止血钳)在冠状面与力线杆的关系;D. 外观照片显示 2 枚截骨导针(血管钳)在矢状面与力线杆的关系。

5. 旋转角度的控制

(1) 目标值:胫骨侧通常设定在 25°。

(2) 放置角度导针(图 16-10A、B):通过角度尺放置 2 枚近端导针,呈内、外侧排列,相互成角且汇聚于骨干轴位中心点(与术前设计的旋转角度一致)。远端 1 枚克氏针与内侧导针平行。

(3) 放置 Schanz 针:在截骨远、近端各放置 1 枚 Schanz 针(图 16-10C),配上 T 形柄后,可精确把控截骨端的旋转及对合。

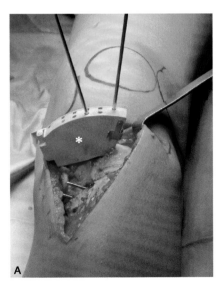
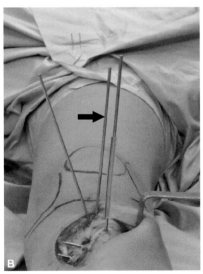
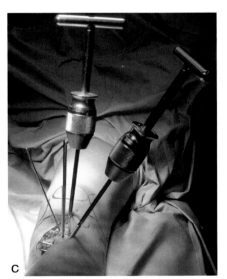

图 16-10　旋转截骨的角度控制

A. 截骨近端 2 枚角度导针呈内、外侧排列,夹角通过特制角度尺(＊)精确放置。该病例胫骨原始外旋角度为 44°,设计去旋转(减小)20°,目标值 24°;B. 截骨远端放置 1 枚角度导针(塑料套管者),与近端内侧导针(黑色箭头)平行;C. Schanz 针在截骨远、近端各 1 枚,通过 T 形柄控制截骨端。

6. 截骨及旋转　为双平面截骨,胫骨结节上升式截骨,通过截骨导针控制旋转程度(图16-11)。

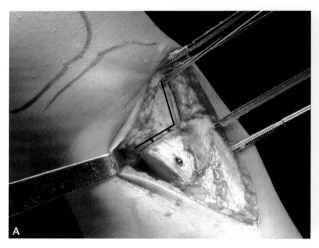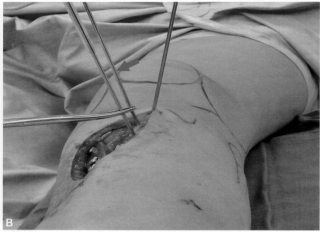

图 16-11　截骨设计与旋转控制
A. 双平面截骨设计,胫骨结节上升式截骨(黑线显示);B. 旋转完成后,要求远端角度导针(塑料套管及血管钳夹持者)与近端外侧导针(红色箭头)平行。

7. 固定及透视确认　按照标准操作流程完成接骨板的锁定螺钉固定。接骨板可以放置于胫骨外侧或内侧,笔者习惯放置于胫骨内侧。截骨板固定完成后进行最后的透视,以确保截骨端、下肢力线及内固定物的位置满意(图16-12)。

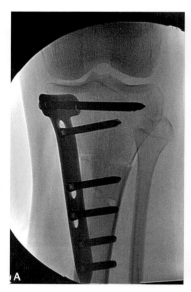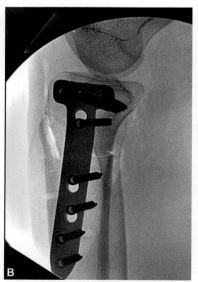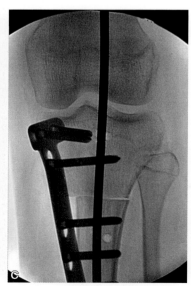

图 16-12　最终透视确认
正位(A)、侧位(B)及力线(C)透视以确认截骨、内固定物及力线满意。

8. 内侧髌股韧带重建　采用常规的技术进行内侧髌股韧带重建。笔者习惯使用自体半腱肌腱作为移植物,固定方法为髌骨侧用双锚钉、股骨侧隧道内用可吸收挤压螺钉固定(图16-13)。

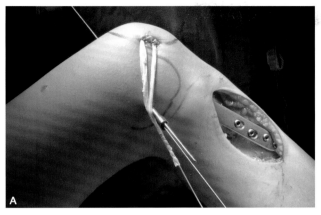
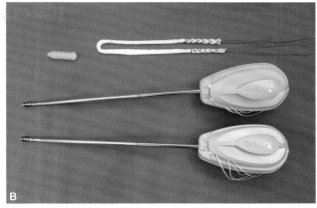

图 16-13　内侧髌股韧带重建

A. 内侧髌股韧带移植物；B. 固定方法采用双锚钉加可吸收挤压螺钉，移植物采用自体半腱肌腱。

9. 关节镜下髌股关节运动轨迹的再观察　截骨完成后、韧带拉紧固定前再次进行关节镜观察，可以即刻发现伸膝位髌骨半脱位或全脱位已经得到纠正，髌股关节对合关节恢复正常（图 16-14）。

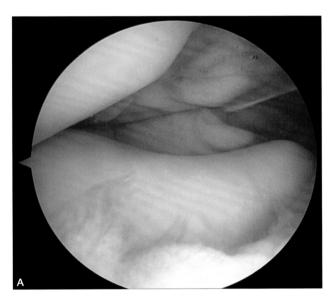
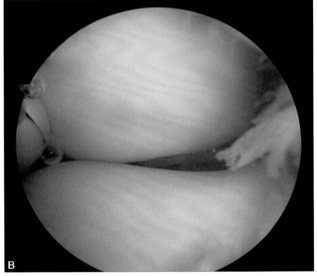

图 16-14　髌股关节运动轨迹再观察

A. 截骨术前髌骨处于外侧半脱位状态（0°位）；B. 截骨术后，内侧髌股韧带置入但未拉紧时，髌股关节对合关系已恢复正常。

第六节　术后处理

术后佩戴可调节支具 6 周。拔出引流管及消肿后进行膝关节早期活动度及肌力训练。术后 4 周可部分负重，6~8 周可完全负重。

与股骨旋转截骨术相比，胫骨截骨术后局部反应更为明显，需要密切观察引流量、小腿肿胀情况，预防血栓形成。

【小结】

1. 水平面的力线不良（胫骨外旋和股骨内旋）容易被忽略。

2. 胫骨过度外旋与股骨过度内旋产生相同的力学效应，导致髌股关节对合不良及髌骨运动轨迹不良，表现为髌骨内视、大腿内旋步态、疼痛、不稳定及髌股关节病。

3. 胫骨外旋可以单独发生，也可以与股骨内旋合并发生，需要进行识别。

4. 胫骨外旋的临床筛查包括查体和步态观察，明确诊断需要行二维 CT 检查。

5. 目前学术界尚没有明确的胫骨过度外旋需要手术矫正的阈值，笔者建议胫骨外旋>45°宜进行胫骨旋转截骨术。

6. 胫骨旋转截骨手术技术要求高，比股骨远端旋转截骨技术难度更大。

7. 胫骨旋转截骨术后并发症较股骨截骨术后多，需要特别关注。

（冯　华）

参 考 文 献

［1］COOKE T D,PRICE N,FISHER B,et al. The inwardly pointing knee. An unrecognized problem of external rotational malalignment［J］. Clin Orthop Relat Res,1990,（260）:56-60.

［2］BRUCE W D,STEVENS P M. Surgical correctionof miserable alignment syndrome［J］. J Pediatr Orthop,2004,24（4）:392-396.

［3］DELGADO E D,SCHOENECKER P L,RICH M M,et al. Treatment of severe torsional malalignment syndrome［J］. J Pediatr Orthop,1996,16（4）:484-488.

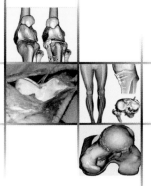

第十七章
股骨滑车发育畸形的影像学评估

1987年，Dejour介绍了髌骨脱位患者的四种异常解剖结构，并且给出了相应的阈值。这四种异常解剖结构包括：股骨滑车发育不良、高位髌骨、胫骨结节过度外偏、髌骨过度外倾。Dejour认为这四种异常是造成髌骨脱位的主要因素。

股骨滑车发育不良是指患者的股骨滑车没有发育成为正常的凹面的解剖形状，而是成为平坦的甚至是凸起的形状（图17-1）。患者的股骨滑车沟底高度异常，在滑车近端形成骨性凸起，突出于股骨干前方皮质，因此，在膝关节屈膝早期，凸起的股骨滑车无法为髌骨提供骨性稳定性，导致容易发生复发性髌骨脱位。

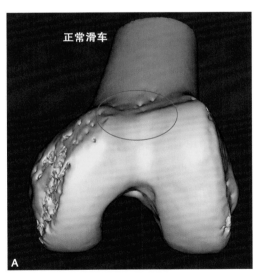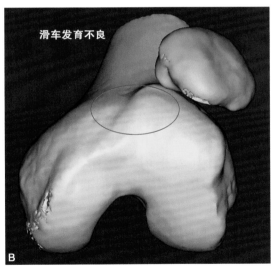

图17-1　正常股骨滑车发育不良的对比

A. 正常的股骨滑车，红圈所示为滑车入口，也是临床评估的重点区域，正常情况下此区域呈凹槽形；B. 复发性髌骨脱位患者的膝关节CT三维重建，显示股骨滑车入口区域（红圈）发育不良，股骨滑车沟底高度异常抬高，在滑车近端形成骨性凸起，突出于股骨干前方皮质。

1985年，比利时的放射科医师Maldague和Malghem开始着眼于通过侧位X线片评估股骨滑车的形态。他们发现在膝关节侧位X线片上，股骨滑车发育不良有异常的特征，同时与股骨滑车沟角>145°存在相关性。他们在膝关节侧位X线片测量股骨滑车沟的深度（在距离股骨滑车起点下方 1.0cm 的位置），发现髌骨脱位的患者平均深度为 2.7mm，而没有脱位症状的对照组平均深度为 5.9mm。

20 世纪 80 年代，里昂学派的 Henri Dejour 和 Gilles Walch 发表了一系列论文，系统介绍了髌股关节不稳定的重要研究数据：①股骨滑车发育不良发生率在脱位组和正常对照组间的对比为 96% *vs.* 3%；②在纯侧位 X 线片上测量股骨滑车与股骨前方皮质的相对位置，提出了交叉征（crossing sign）的概念，此后逐渐演化成为纯侧位 X 线片诊断股骨滑车发育不良的特殊征象；③基于上述概念，提出了 1984 年版的股骨滑车发育不良三种类型的分型方法；④Henri Dejour 和 Gilles Walch 还介绍了另外两种股骨滑车发育不良的征象，但并未整合到分型方法中。股骨滑车凸起征表现为：在交叉征的近端，股骨滑车基底抬高，高于股骨前方皮质，阈值为凸起≥3mm。滑车深度是指在交叉征远端，股骨滑车侧壁的顶点到股骨滑车基底的距离。滑车深度≤4mm 被认为是异常。这些影像学征象有着重要的意义，第一次提出了股骨滑车发育不良与股骨外侧髁高度减小（滑车深度）和/或滑车基底抬高（凸起征）有关。

1998 年，Franck Remy 和 Francois Gougeon 报道了对 1987 年版的 Henri Dejour 和 Gilles Walch 的滑车发育不良分型的组间和组内可信度分析结果，发现该分型的组间和组内可信度存在交叉，尤其是对于 II 型滑车发育不良。原因可能是滑车近端骨性凸起（bump）和股骨滑车的非对称性并没有被纳入分型标准。1998 年，David Dejour 和 Bertrand Lecoultre 对 177 例复发性髌骨脱位患者进行了研究，对比膝关节纯侧位 X 线片、轴位 X 线片和 CT 扫描图像。增加了股骨滑车发育不良的两个新征象：滑车上凸起（supratrochlear spur）和双线征（double contour sign）。滑车上凸起是整个股骨滑车的最高点，通常起于股骨滑车关节面的近端，高于股骨前方皮质。双线征是发育低平的股骨内侧髁关节面在膝关节纯侧位 X 线片上的投影。1998 年，作者使用交叉征、滑车上凸起和双线征，发表了新的股骨滑车发育不良的四种类型的分型标准。

其他作者评估股骨滑车发育不良的方法：Biedert 在 2009 年发表了关于使用 MRI 评估股骨滑车发育不良的形态学研究。Biedert 认为股骨滑车深度的降低是由于股骨滑车基底抬高或内外髁高度降低（变平坦）所致。Biedert 采用在膝关节轴位 MRI 影像测量股骨外侧髁、股骨滑车中心、股骨内侧髁高度与股骨髁宽度的比值（百分比），发现髌骨脱位患者的股骨滑车中心和股骨内侧髁高度明显高于正常人群（图 17-2、图 17-3）。另外，作者还发现了一种未被 Dejour 分型所包括的股骨滑车发育不良的类型，即"股骨滑车外侧关节面过短"的类型。作者使用"股骨外侧髁指数"（lateral condyle index）评估股骨滑车外侧关节面，而且作者指出，此类患者适于使用抬高股骨外侧髁的方法进行滑车成形术。

2010 年，Dejour 发表了临床研究结果，基于新的股骨滑车发育不良的四型分型标准，将传统的里昂学派股骨滑车加深成形术进行改良，同时联合软组织重建术，治疗 B 型和 D 型股骨滑车发育不良的复发性髌骨脱位。基本原理是通过加深股骨滑车，恢复发育不良的滑车的正常形态和解剖结构，减小股骨滑车沟角；通过滑车成形术，将滑车沟的中心点轻度外移，减小 TT-TG，达到近端重排的目的。

本章节将详细介绍股骨滑车发育不良的影像学评估方法，包括膝关节纯侧位 X 线检查、二维 CT 和三维 CT 重建的影像学特点。

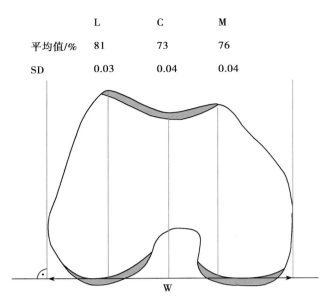

图 17-2　正常人群的股骨滑车中心和内、外侧髁的高度与股骨髁宽度的比值
Biedert 使用 MRI 测量股骨滑车外髁高度（L）的平均值为 81%，股骨滑车中心高度（C）为 73%，股骨内侧髁高度（M）为 76%。

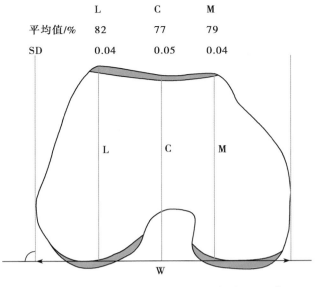

图 17-3　髌骨脱位患者的股骨滑车中心和内、外侧髁的高度与股骨髁宽度的比值
Biedert 使用 MRI 测量股骨外侧髁高度（L）与正常人群差异无统计学意义（82%），而股骨滑车中心高度（C，77%）和股骨内侧髁高度（M，79%）高于正常人群，差异有统计学意义。

第一节　X 线检查

X 线片通常是所有影像学检查的第一步。通过 X 线片和查体，临床医师通常能够决定下一步需要的特殊检查（例如 MRI、CT 或加强 CT、骨扫描或超声等）。

一、膝关节正位 X 线片

通常拍摄伸直位膝关节正位 X 线片。对于某些特殊情况，例如半月板切除术后、前交叉韧带重建术后或创伤术后，可以拍摄屈膝 30°位或 45°位 X 线片（Rosenberg 位像），以检查关节间隙变窄的情况。对于髌骨不稳定，在膝关节正位 X 线片能够看到髌骨偏离正常的位置，向外侧脱位（图 17-4）。有时可能在侧隐窝发现游离体，提示在髌骨脱位的过程中，髌骨与股骨外侧髁撞击造成骨软骨骨折（图 17-5）。

二、膝关节侧位 X 线片

膝关节侧位 X 线片对于髌骨不稳定的诊断和评估非常重要，需要拍摄完美的膝关节纯侧位 X 线片，即要求两个股骨后髁的边缘完全重合，这对放射科技师的要求很高。一张完美的膝关节纯侧位 X 线片可以评估股骨滑车发育不良和髌骨高度。

膝关节纯侧位 X 线片通常在屈膝 15°~20°拍摄；当然，也可以在膝关节完全伸直位进行拍摄，但是，由于股四头肌的收缩影响髌骨的位置，所以伸直位的膝关节侧位 X 线片对于髌骨高度的评估可能不准确；另外，有些患者能够过伸膝关节而出现膝反屈，过伸位的膝关节

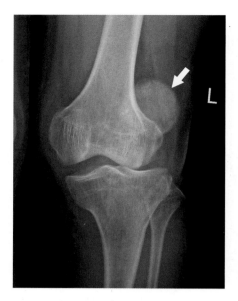

图 17-4　膝关节正位 X 线片显示髌骨向外侧脱位（白色箭头所示）

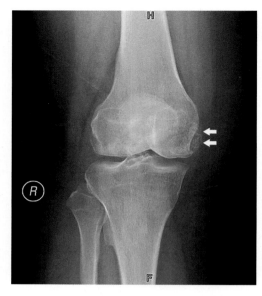

图 17-5　膝关节正位 X 线片显示侧隐窝游离体（白色箭头所示）

侧位 X 线片会造成高位髌骨的假阳性。

（一）股骨滑车发育不良的 X 线征象

1. 正常表现　在膝关节纯侧位 X 线片上,正常的膝关节滑车形态有以下三个特点（图 17-6）。

（1）Blumenssat 线延续为股骨滑车沟基底线,该基底线始终位于股骨髁轮廓线的后方,意味着股骨滑车沟低于股骨滑车的侧壁。

（2）滑车基底线的最高点不超过股骨干前方皮质的延长线。

（3）股骨内、外滑车轮廓线几乎重叠,只显影为一条轮廓线。

2. 异常表现　在纯侧位 X 线片上,发育异常的膝关节滑车形态也有以下三个特点。

（1）交叉征:Henri Dejour 在 1987 年描述了交叉征（crossing sign）,介绍了股骨滑车发育不良在膝关节纯侧位 X 线片的特殊表现。在股骨滑车发育不良的膝关节纯侧位 X 线片上,股骨滑车沟基底线会与股骨外侧髁的轮廓线相交叉,即为交叉征（图 17-7、图 17-8）,意味着股骨滑车发育平坦。研究发现,对于有髌骨完全脱位经历的患者,96%存在交叉征;而在正常人群中,仅有 3%存在交叉征。

（2）凸起征:1996 年由 Dejour 提出"凸起征"（spur 或者 bump）或"滑车近端凸起征"（supratrochlear spur）,是指在膝关节纯侧位 X 线片

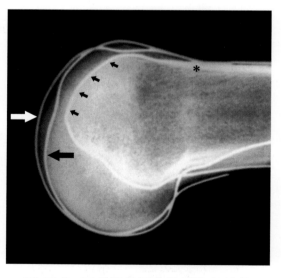

图 17-6　正常股骨滑车纯侧位 X 线片

特点为:滑车沟基底线（黑色小箭头）位于股骨外侧髁轮廓线（黑色大箭头）和内髁轮廓线（白色细箭头）的后方和下方;滑车沟基底线的最高点基本与股骨干前方皮质延长线平齐或不超过股骨干前方皮质延长线（白色实线）;股骨内、外侧髁轮廓线重叠。星号（﹡）是股骨内、外髁轮廓线与股骨前方皮质融合的位置。

上,股骨滑车沟基底线的最高点位于股骨前方皮质延长线的前方(图17-7、图17-9)。这种征象的实质是股骨滑车近端的整体抬高,在屈膝早期,当髌骨进入滑车时,整体抬高的股骨滑车会产生"滑雪跳台"的作用,髌骨必须越过滑车近端的凸起,或者绕过滑车近端的凸起(形成异常轨迹),才能进入股骨滑车,因此容易出现髌骨向外侧脱位。如果凸起征≥3mm即为异常,意味着股骨滑车基底高于股骨外侧髁的轮廓。

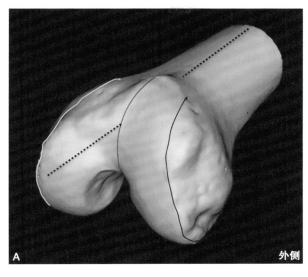
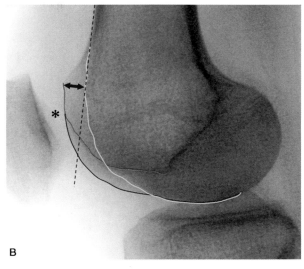

图 17-7　股骨滑车发育不良患者的三维 CT 图像和膝关节纯侧位 X 线片对比
同一患者的三维 CT(A)和膝关节纯侧位 X 线片(B)对比显示股骨滑车发育不良的三个征象:①红色线为股骨滑车基底轮廓,蓝色实线为股骨外侧髁轮廓,两者交叉形成交叉征(∗所示);②红色线在股骨前方皮质延长线(蓝色虚线)前方达到最高点,形成凸起征(蓝色双箭头),三维 CT(A)显示股骨滑车基底高于股骨前方皮质,同时也高于股骨外侧髁;③黄色线为发育低平的股骨内侧髁轮廓线,投影在纯侧位 X 线片上表现为双线征。

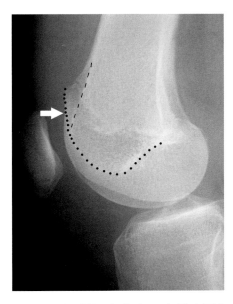
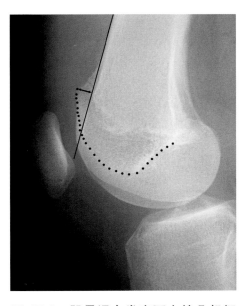

图 17-8　股骨滑车发育不良的交叉征
在膝关节纯侧位 X 线片上,交叉征显示为股骨滑车沟基底线(黑色点线)与股骨外侧髁轮廓线相交叉(白色箭头)。

图 17-9　股骨滑车发育不良的凸起征
在膝关节纯侧位 X 线片上,凸起征显示为股骨滑车沟基底线最高点(黑色双箭头)高于股骨前方皮质延长线(黑色实线)。

（3）双线征：是指在膝关节纯侧位 X 线片上，内、外侧滑车轮廓线彼此分开，呈现双线，观察点位于交叉征下方（图 17-7、图 17-10）。双线征的实质是股骨内侧滑车发育低平。

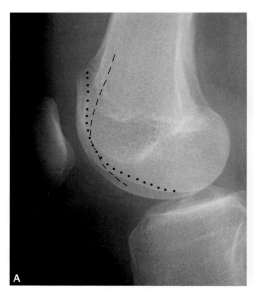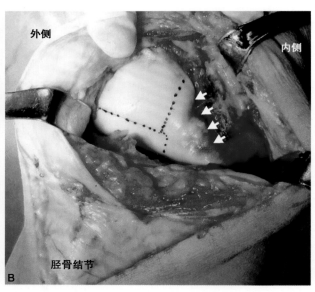

图 17-10　股骨滑车发育不良的双线征
A. 在膝关节纯侧位 X 线片上，双线征显示为股骨内侧髁轮廓线（短虚线）与股骨外侧髁轮廓线（黑色点线）彼此分开，呈现双线，股骨内侧髁轮廓线位于交叉征下方；B. 双线征实际上是发育低平的股骨内侧髁（白色箭头）在纯侧位上的投影。

（二）股骨滑车发育不良的分型

最初 Hennry Dejour 依据交叉征的程度，将股骨滑车发育不良分为三型，交叉征出现的位置越低，意味着股骨滑车发育不良越严重。但是，这种分型方法在使用中存在一些局限，尤其是对于 Ⅱ 型滑车发育不良的观察者间一致性较低。在 1996 年，Dejour 和 Le Coultre 对比了 177 例髌骨不稳定患者的 X 线片和术前与术后的 CT，结合膝关节纯侧位 X 线片和股骨远端 CT 扫描图像，提出了新的、更准确的股骨滑车发育不良的四型分型方法（表 17-1、图 17-11）。

新的四型分型方法与之前的分型方法相比，具有较高的观察者间的一致性，尤其是"交叉征"和"滑车上凸起征"，具有很高的诊断可重复性。Dejour 的研究（2007 年）显示，对于复发性髌骨脱位的患者，54% 为 A 型的股骨滑车发育不良，B 型占 17%，C 型占 9%，D 型占 11%。

表 17-1　Dejour 的股骨滑车发育不良分型方法

分型	X 线征象	轴位 CT 表现
A 型	交叉征	股骨滑车沟较浅，股骨滑车沟角>145°，内、外侧滑车形态基本正常
B 型	交叉征+凸起征	股骨滑车沟平坦或凸起，内、外侧滑车形态正常
C 型	交叉征+双线征	内侧滑车发育差，外侧滑车形态异常，呈凸轮状
D 型	交叉征+凸起征+双线征	滑车沟呈外凸状，外侧滑车形态异常，呈凸轮状，内侧滑车发育差、有悬崖征

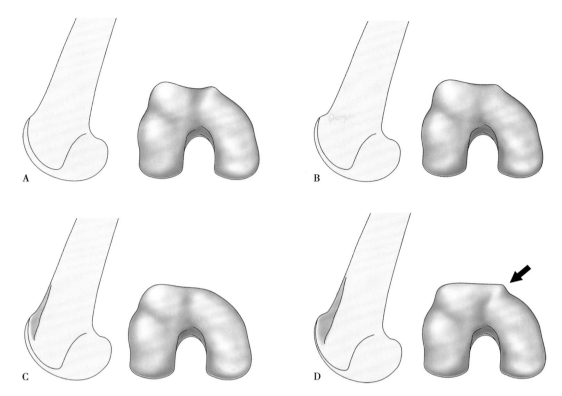

图 17-11　Dejour 的股骨滑车发育不良的分型方法
A 型:交叉征,股骨滑车沟较浅;B 型:交叉征+凸起征,股骨滑车沟平坦或凸起;C 型:交叉征+双线征;D 型:交叉征+凸起征+双线征,不对称的滑车关节面,内侧滑车发育差,悬崖征(黑色箭头)。

三、膝关节轴位 X 线片

膝关节轴位 X 线片能够反映股骨滑车在入口区域是否存在异常,同时能够评估髌骨与股骨滑车在滑车入口位置的对合关系。在拍摄膝关节轴位 X 线片时,屈膝角度不能过大,要控制在 30°~45°,可以采用 Merchant 方法或 Laurin 方法,屈膝角度超过 90°的轴位 X 线投照的区域不是入口区,对于评估股骨滑车发育不良没有太多实际意义,但是可以用于习惯性髌骨脱位的评估。Merchant 位与 Laurin 位的拍摄膝关节轴位 X 线片的方法主要区别于不同的屈膝角度和投照角度。以下介绍两种不同的投照技术及相应的评估指标。

(一) Merchant 位

1. 投照方法(图 17-12)　患者取平卧位,膝关节屈膝 45°,小腿或足置于可调角度的平台上。X 线的投照方向与水平面成 30°角,由头侧指向足侧。X 线片盒置于膝关节远端 30cm 的位置,与 X 线的投射方向垂直。同时拍摄双侧髌股关节。使用 Merchant 位 X 线片测量股骨滑车沟角(sulcus angle)和适合角(congruence angle)。

2. 股骨滑车沟角(图 17-13)　股骨滑车沟角由两条线构成,分别连接股骨滑车最低点与滑车内外侧关节面的最高点。滑车沟角用来评估股骨滑车沟的形态,滑车沟角越大,意味着股骨滑车越低平。在 Merchant 位测量的股骨滑车沟角平均值为 138°,男性与女性相同。

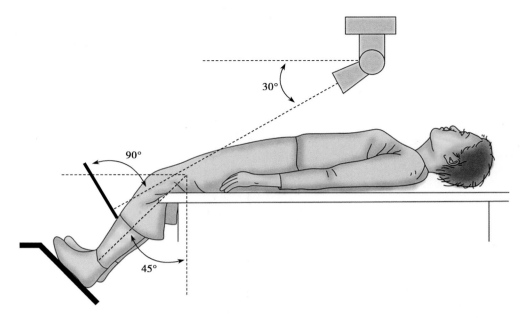

图 17-12　Merchant 位拍摄膝关节轴位 X 线片
Merchant 位拍摄方法为 45°/30°配置,即屈膝 45°,管球与水平面成 30°角。

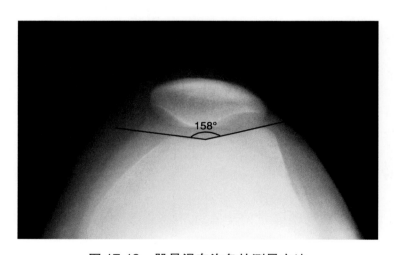

图 17-13　股骨滑车沟角的测量方法

3. 适合角(图 17-14)　在髌骨轴位 X 线片上标记股骨滑车沟角(∠BAC)的角平分线(AD)作为基准线,第二条线连接股骨滑车最低点(A)与髌骨关节面嵴的最低点(E),AE 与 AD 的夹角(∠DAE)就是适合角。如果髌骨嵴的最低点在基准线 AD 的外侧,适合角就为正值;如果髌骨嵴的最低点在基准线的内侧,适合角就为负值。一般认为适合角的平均值为 -6°(标准差为 11°),但是这些数据带有一定的主观性,并不能定义患者的类别,除非统计学研究得出病理的阈值。

(二) Laurin 位

1. 投照方法(图 17-15)　拍摄 Laurin 位 X 线片时,患者采取坐位,膝关节屈曲 20°,患者手持 X 线片盒,置于髌骨近端约 12cm 处大腿前方,X 线投照方向由足侧指向头侧,低于水平面 20°。使用 Laurin 位 X 线片测量外侧髌股角(lateral patellofemoral angle)和髌股指数(patellofemoral index)。

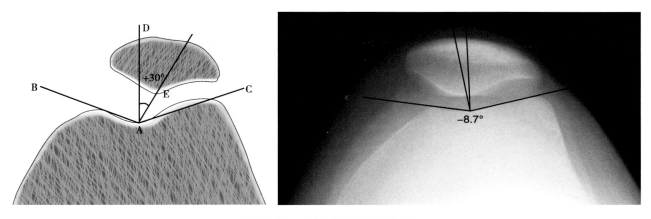

图 17-14　适合角的测量方法

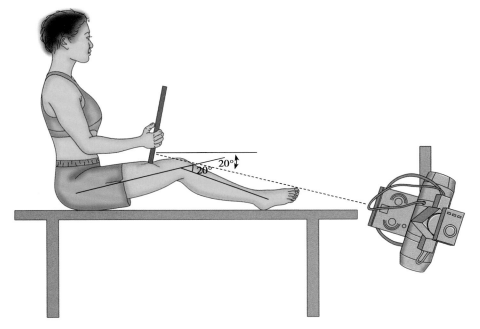

图 17-15　Laurin 位拍摄膝关节轴位 X 线片的方法

Laurin 位拍摄方法为 20°/20°配置,即屈膝 20°,管球与水平面成 20°角。

2. 外侧髌股角(图 17-16)　外侧髌股角的定义为股骨内髁顶点(B)与股骨外髁顶点(C)的连线(BC)与髌骨外侧关节面的切线(DE)的夹角。如果这个角为 0°或向内开口(<0°),则被认为是不正常的。

3. 髌股指数(图 17-17)　髌股指数定义为髌骨-股骨关节面的内侧间隙(a)与外侧间隙(b)的比值,即 a/b。正常值<1.6。

无论采用哪种技术拍摄髌骨轴位 X 线片,膝关节的屈膝角度都非常重要。如果屈膝角度控制在 0°~30°,拍摄出的髌骨轴位 X 线片显示股骨滑车的内侧关节面大约占据 1/3,而外侧关节面占据 2/3。如果内外侧关节面各占据 50%,意味着屈膝角度接近 90°,这样的轴位 X 线片不能显示股骨滑车入口的形状,对诊断股骨滑车发育不良没有太多价值(图 17-18)。但是,高角度屈膝的轴位 X 线片可以用于诊断和评估习惯性髌骨脱位的髌股关节对合关系(图 17-19)。

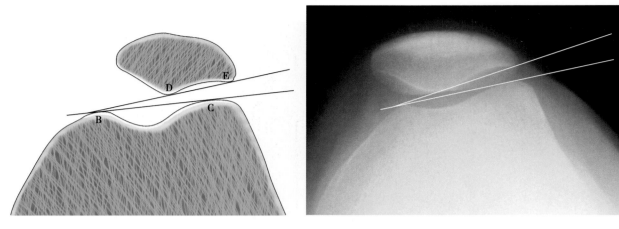

图 17-16　外侧髌股角的测量方法

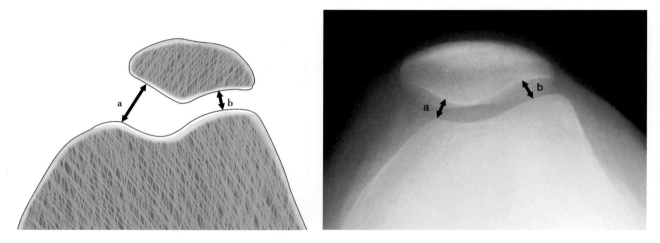

图 17-17　髌骨指数的测量方法

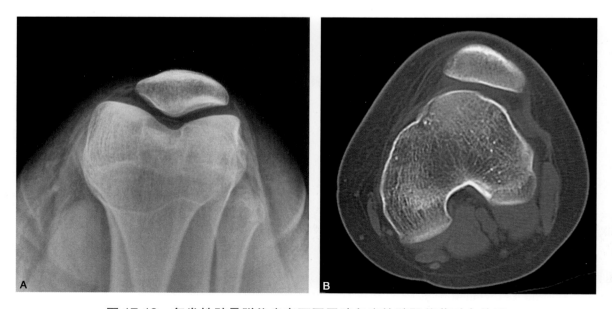

图 17-18　复发性髌骨脱位患者不同屈膝角度的髌股关节对合关系

A.高角度屈膝的髌骨轴位 X 线片显示髌股关节对合关系正常,无法反映复发性髌骨脱位患者股骨滑车入口区域的形态与髌股关节对合关系;B.同一患者,伸膝位 CT 显示在股骨滑车入口区域,股骨滑车严重发育不良,髌股关节对合不良,髌骨外侧半脱位。

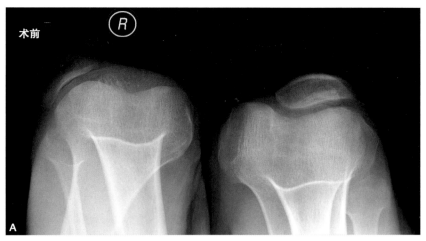

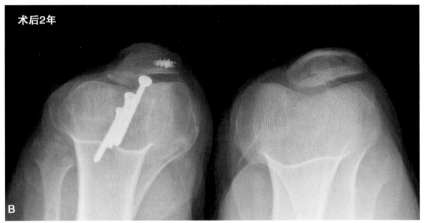

图 17-19　高角度屈膝的髌骨轴位 X 线片可以用来诊断习惯性髌骨脱位

右膝习惯性髌骨脱位。A. 术前高角度屈膝轴位 X 线片显示右膝髌骨向外侧脱位,符合习惯性髌骨脱位的诊断,左膝髌股关节对合正常;B. 术后 2 年高屈膝角度轴位 X 线片显示右膝髌骨复位,恢复正常对合关系。

（三）髌骨形态分型

在髌骨轴位像上,髌骨的形态变化很大,Wiberg 将髌骨形态分为三种类型(图 17-20)。

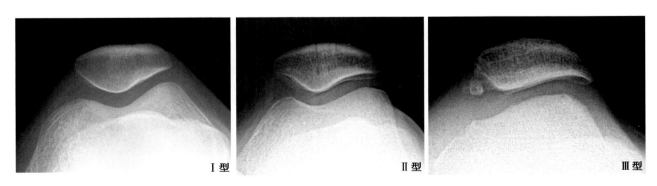

图 17-20　髌骨形态的 Wiberg 分型

1. Wiberg Ⅰ型　髌骨内外侧关节面均为凹面,且内外侧关节面宽度基本一致。

2. Wiberg Ⅱ型　髌骨内侧关节面小,为平坦或轻度凹陷的形状,外侧关节面宽大,轮廓为凹面。

3. Wiberg Ⅲ型　髌骨内侧关节面非常短小,而且内侧关节面的方向与外侧关节面几乎垂直。

对于复发性髌骨脱位,髌骨的形态多为 Wiberg Ⅱ型,如果患者为严重的滑车发育不良,髌骨则可表现为 Wiberg Ⅲ型。

(四) 髌股关节应力 X 线片

髌股关节不稳定的临床确诊依据是再现髌骨相对于股骨滑车出现脱位,在此过程中,患者可能出现疼痛或者恐惧感,而疼痛或恐惧感并不能量化,因此,临床需要一种新的方法来描述并量化髌骨相对于股骨滑车脱位,髌股关节应力 X 线片是唯一能够客观描述髌股关节不稳定的临床检查方法。

使用髌股关节应力 X 线片,首先需要定义什么是正常的髌股关节对位关系,什么是髌骨脱位,同时需要寻找能够评估髌股关节正常位置和髌骨脱位的测量方法。

髌股关节应力 X 线片可以用来评估髌股关节脱位和由此造成的不稳定。由于髌骨脱位最常见于屈膝早期(约屈膝 30°位置),因此,可以选择屈膝 30°的髌骨轴位来拍摄髌股关节应力 X 线片(图 17-21)。

技术:在屈膝 30°位,术者用手稳定股骨,同时向髌骨内侧缘施加向外侧的推力,将髌骨推向外侧,拍摄受力状态下的髌骨切线位像(图 17-22A)。如果评估髌骨向内侧移位,术者的一只手稳定股骨远端,另一只手在髌骨外侧缘施加向内侧的推力,将髌骨推向内侧(图 17-22B)。

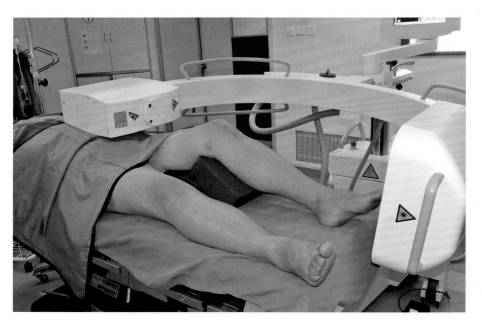

图 17-21　麻醉下利用 C 臂透视、拍摄髌股关节轴位 X 线片的技术(Merchant 技术)

一般,首先拍摄不受力状态下的髌骨轴位 X 线片,然后分别拍摄外推和内推应力下的髌骨轴位 X 线片,同时拍摄健侧髌骨轴位 X 线片(如果患者是单侧病变)作为对比。外推应力 X 线片用于评估髌骨向外侧的不稳定,而内推应力 X 线片用于评估髌骨向内侧的不稳定。

测量:首先描画出股骨滑车内外侧关节面最高点的连线,作为测量基准线。如果是髌骨内推应力 X 线片,通过髌骨外侧缘和股骨滑车外侧关节面的最高点分别作基准线的垂线。测量两条垂线之间的距离,患侧与健侧分别测量并进行对比。

对于考虑为髌股关节不稳定的患者,可以在手术前、麻醉下拍摄髌骨轴位 X 线片(图 17-21)。患者取平卧位,使用海绵垫将膝关节置于屈膝 30° 位。使用 C 臂透视拍摄应力 X 线片,将 C 臂水平放置,管球位于股骨侧,接收端位于足侧,X 线投射方向指向足侧,在髌骨上方放置标尺,拍摄非受力、内推和外推条件下的髌股关节应力 X 线片。可以徒手或者使用推力计向髌骨施加压力,使用推力计的优势在于可以控制推力的大小,双膝可以施加同等大小的应力,便于双侧对比。(图 17-22)

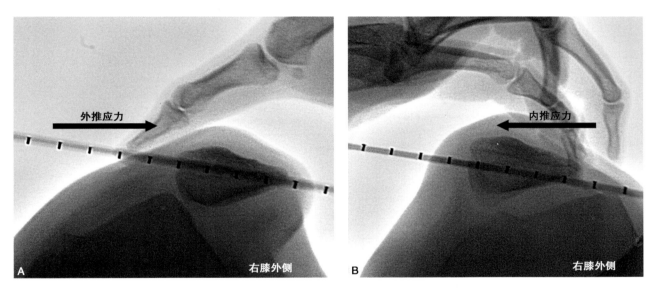

图 17-22　麻醉下髌骨应力 X 线片

A. 外推髌骨时,髌骨能够向外侧完全脱位;B. 内推髌骨时,髌骨内向移位程度正常。投照时放置刻度标尺,便于进行量化测量。

第二节　CT 检查

CT 检查对于分析髌股关节的形态和对合关系非常重要,能够完美地显示髌骨和股骨的形态,进行多个参数的测量。这些参数中,很多与 X 线轴位 X 线片测量的参数相似,但是 CT 具有不可替代的优点:①CT 能够在膝关节伸直位成像,能够更准确地显示髌骨外倾或者髌骨半脱位,因为拍摄髌骨轴位 X 线片时要求的屈膝角度,会使髌骨进入股骨滑车而导致髌骨复位,纠正或减小了髌股关节的异常;②CT 能够显示一些解剖标志用于辅助定位,例如股骨后髁,而这些结构在髌骨轴位 X 线片中无法被显示。

使用 CT 除了观察股骨滑车形态外,还可以测量 TT-TG、髌骨倾斜角等参数。如果检查"髋-膝-踝"CT,还可以测量股骨前倾角、胫骨外旋角和股骨-胫骨旋转角,能够获得一系列下肢力线的数据,所以,建议常规使用"髋-膝-踝"CT 来评估髌股关节不稳定的患者。

一、检查方法

进行 CT 扫描时患者采取平卧位,膝关节完全伸直,髌骨严格向上("looking to the roof"),这通常要求将足外旋15°,然后患者双足使用绑带固定在脚踏上。为了进行测量,扫描范围需要包括髋关节、膝关节和踝关节 5 个特定的区域(详见第十四章,图 17-23)。

1. 髋关节 扫描范围包括从股骨头顶部到小转子,扫描平面需要通过双侧股骨颈,位于转子窝的顶部。

2. 髌骨 扫描平面需要通过髌骨中心,通过髌骨横断面最宽的位置。

3. 股骨远端 扫描平面需要通过股骨滑车的近端,在 CT 扫描图像上髁间窝看起来像罗马拱门的形状。

4. 胫骨近端 扫描平面通过胫骨近端干骺端,恰好位于关节面下方。

5. 胫骨结节 扫描平面通过胫骨结节的近端。

6. 踝关节 扫描平面包括踝关节,通过内外踝的基底。

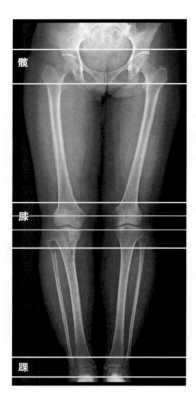

图 17-23 评估髌股关节的下肢多层面 CT 的扫描位置和范围

二、股骨滑车形态的 CT 表现

除了使用膝关节纯侧位 X 线片评估股骨滑车的状况,使用 CT 能够提供股骨滑车发育状况的更多信息。现在的薄层 CT 扫描技术(1.4mm 层厚)能够准确地分析股骨滑车形态和股骨内外髁的关节面(图 17-24)。Carillon 研究了 MRI 的股骨滑车外侧关节面的倾斜角度,发现正常人群和股骨滑车发育不良的患者倾斜角度的差异有统计学意义,阈值为 11°,使用 CT 测量能够得到同样的结论。

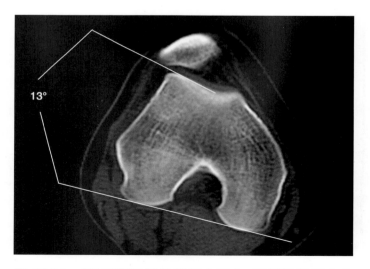

图 17-24 CT 观察股骨外侧滑车形态,测量股骨滑车外侧关节面倾斜度为 13°

三、三维 CT 重建

　　三维 CT 重建能够更加直观地显示膝关节全面的骨性结构,提示医师髌骨与股骨滑车的对位关系,是否存在股骨滑车发育不良、是否存在胫骨结节过度外偏等异常征象。但是,三维重建只能给医师主观的感觉,并不能够提供客观的测量数据,因此,对于滑车发育不良的分度和 TT-TG 的测量,依然需要依赖纯侧位 X 线片和 CT 平面扫描的结果(图 17-25 ~ 图 17-27)。

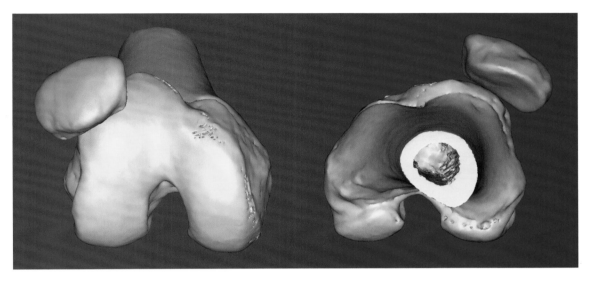

图 17-25　复发性髌骨脱位患者的三维 CT
患者女性,16 岁。主因"右膝复发性髌骨脱位"入院。三维 CT 重建显示股骨滑车发育不良,同时显示髌骨与股骨滑车对合不良。

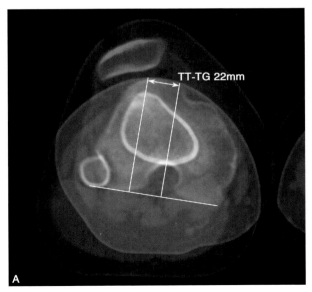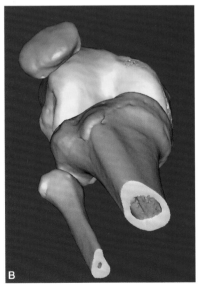

图 17-26　CT 平扫与三维重建的优缺点
A. CT 平扫可以测量 TT-TG,此例患者 TT-TG = 22mm;B. CT 三维重建显示胫骨结节与股骨滑车沟中心的关系,虽然三维重建的图像更加直观,但是不能量化测量。

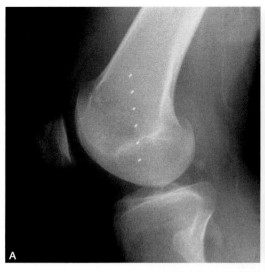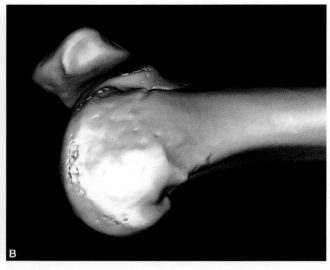

图 17-27　股骨滑车发育不良的膝关节纯侧位 X 线片与三维 CT 的关系
A. 股骨滑车发育不良患者的膝关节纯侧位 X 线片显示为 D 型股骨滑车发育不良;B. 三维 CT 重建的膝关节侧位图像,能够直观地显示股骨滑车的形态,辅助临床诊断。

【小结】

1. 股骨滑车发育不良是复发性髌骨脱位常见的骨性发育不良,其评估方法需要依据膝关节纯侧位 X 线片和 CT 检查,股骨滑车发育不良的三个典型征象是交叉征、凸起征和双线征,临床医师需要熟练掌握这三种征象的影像特征。

2. Dejour 提出的股骨滑车发育不良的分型方法是目前业界认同度最高的分型方法,其中 B 型和 D 型可以使用"滑车加深术"进行股骨滑车成形,具体手术方式详见下一章。

（张　辉）

参 考 文 献

[1] DEJOUR H,WALCH G,NOVE-JOSSERAND L,et al. Factors of patellar instability:an anatomic radiographic study[J]. Knee Surg Sports Traumatol Arthrosc,1994,2(1):19-26.

[2] MALGHEM J,MALDAGUE B. Depth insufficiency of the proximal trochlear groove on lateral radiographs of the knee:relation to patellar dislocation[J]. Radiology,1989,170(2):507-510.

[3] DEJOUR D,REYNAUD P,LECOULTRE B. Douleurs et instabilité rotulienne. Essai de classification[J]. Med Hyg,1998(56):1466-1471.

[4] BIEDERT R M,BACHMANN M. Anterior-posterior trochlear measurements of normal and dysplastic trochlea by axial magnetic resonance imaging[J]. Knee Surg Sports Traumatol Arthrosc,2009,17(10):1225-1230.

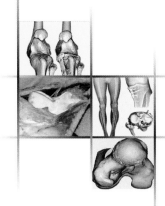

第十八章
股骨滑车成形术

一、概述

导致髌骨脱位的原因主要包括:骨性结构异常、软组织损伤或异常、周围肌肉功能不良。其中,最主要的因素是骨性结构异常。而内侧髌股韧带(medial patellofemoral ligament,MP-FL)断裂或被拉长是继发于髌骨脱位的结果,导致髌骨脱位的最基本的原因是解剖结构的异常,例如股骨滑车发育不良、高位髌骨、伸膝装置力线不良。所有"原发的"异常因素都需要辨别、矫正,然后再进行"继发的"异常软组织结构的修复或重建。

1987年,Dejou介绍了髌骨脱位患者的四种解剖结构异常,并且给出了相应的阈值。这四种解剖异常包括:股骨滑车发育不良、高位髌骨、胫骨结节过度外偏、髌骨过度外倾。作者认为这四种异常因素是造成髌骨脱位的主要因素。

股骨滑车发育不良是指患者的股骨滑车没有发育成为正常的凹面解剖形状,而是成为平坦的甚至是凸起的形状。患者的股骨滑车沟底高度异常,在滑车近端形成骨性凸起,突出于股骨干前方皮质,因此,在膝关节屈膝早期,凸起的股骨滑车无法为髌骨提供骨性稳定性,导致容易发生复发性髌骨脱位。Amis等认为,股骨滑车发育不良会明显降低髌骨的外侧稳定性,而加深发育不良的股骨滑车沟能够明显改善髌骨的外侧稳定性。

1915年,Albee首次针对股骨滑车发育不良进行手术矫正治疗——股骨外侧滑车垫高术(the lateral facet elevating trochleoplasty)。该术式在股骨外侧滑车关节面下方截骨,垫入修整的骨块移植物,抬高股骨滑车外侧壁,为防止髌骨向外侧脱位提供机械性阻挡(图18-1)。

1978年,法国医师Masse提出了手术矫正股骨滑车发育不良的理念。Masse的手术技术能够重塑股骨滑车的形态,同时能够避免损伤股骨滑车的关节软骨。首先去除股骨滑车下方的骨质,然后使用打压器将股骨滑车压低,但是Masse的手术并未考虑股骨滑车的内、外侧关节面。

这段时期,人们发现了髌骨脱位患者存在股骨滑车发育不良,但并不了解两者的相关性。

20世纪80年代,里昂学派的Dejour和Walch发表了一系列的论文,提出了基于纯侧位X线片的股骨滑车发育不良的诊断方法:交叉征、凸起征≥3mm和滑车深度≤4mm。这些影像学征象有着重要的意义,第一次提出了股骨滑车发育不良与股骨外侧髁高度减小(滑车深

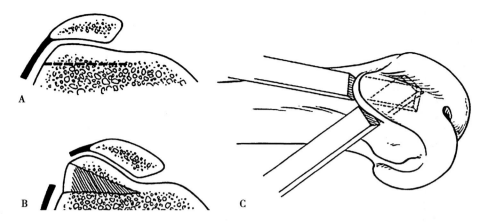

图 18-1　第一代的股骨滑车发育不良矫正手术

Albee 提出的外侧滑车垫高术。A. 虚线显示骨刀截骨的位置；B. 抬高股骨滑车
外侧壁并植骨，进行外侧滑车垫高术；C. 术中骨刀截骨的方向和深度。

度）和/或滑车基底抬高（凸起征）有关。据此，Dejour 提出了治疗严重股骨滑车发育不良的新手术方法：股骨滑车加深成形术，即通过去除滑车下方的骨性凸起、下压滑车内/外侧关节面重塑滑车沟（图 18-2）。

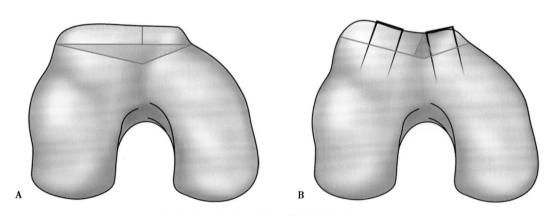

图 18-2　Dejour 提出的股骨滑车加深术

A. 图中所示股骨滑车平坦，在滑车下方进行楔形截骨，楔形切除滑车下方的松质骨（红色三角形所示）；B. 将滑车关节面下压，使之与 V 字形骨床贴合，并使用门形钉固定，恢复正常的滑车形态。

1994 年，瑞士医师 Bereiter 提出了另一种股骨滑车成形手术，即"Bereiter"成形术。在股骨滑车入口处掀起厚度约 2mm 的骨软骨薄片，深度达到髁间窝顶端，使用高速磨钻将滑车下方的软骨下骨打磨加深成形，最后，将滑车的骨软骨薄片复位，使用 3mm 宽的 Vicryl 带捆绑固定，同时将骨膜与骨软骨片周边缝合。2010 年，Blond 报道了关节镜下 Bereiter 滑车成形术（图 18-3）。

2002 年，Goutallier 提出了滑车楔形下压成形术（recession-wedge），用于治疗股骨滑车发育不良（图 18-4）。

虽然股骨滑车成形术的雏形早在约两个世纪之前即已诞生，但一直鲜为人知。目前，生物力学和临床研究都证实了股骨滑车发育不良在病因学上是一种与众不同的病理类型，不应该被忽略。股骨滑车成形术能够获得令人满意的临床疗效。虽然对于股骨滑车严重发育

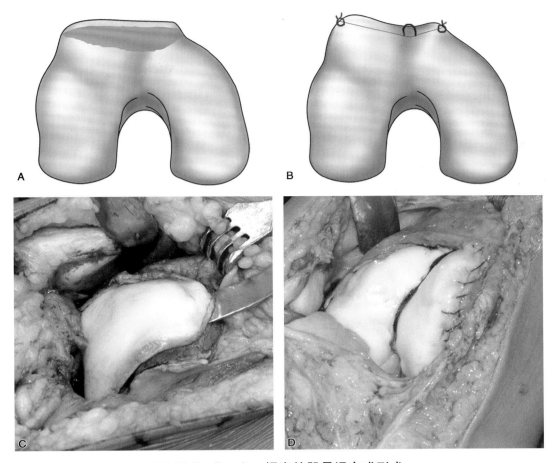

图 18-3 Bereiter 提出的股骨滑车成形术
A. 在股骨滑车入口处保留约 2mm 厚度的软骨下骨，使用高速磨钻切除软骨下骨的松质骨（红色区域）；B. 将股骨滑车的软骨下骨薄片下压并缝合固定，恢复正常的滑车沟形态；C. 使用骨刀截骨，保留约 2mm 厚度的软骨下骨薄片；D. 使用缝线下压并缝合固定后，恢复滑车沟的形态。

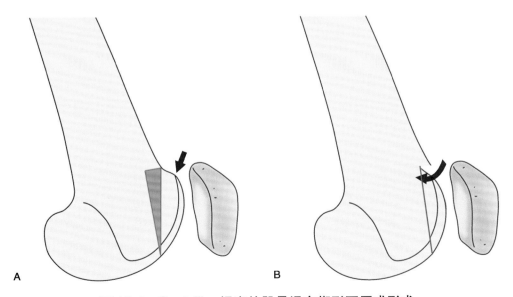

图 18-4 Goutallier 提出的股骨滑车楔形下压成形术
A. 膝关节侧位观显示股骨滑车基底隆起（黑色箭头），高于股骨前方皮质，符合股骨滑车发育不良的表现；在股骨滑车入口下方切除楔形骨块（红色三角），切除骨块厚度与股骨滑车基底隆起的高度相同；B. 将股骨滑车骨块整体下压，使之贴合在骨床上，滑车基底与股骨前方皮质相平，恢复滑车基底的正常高度。

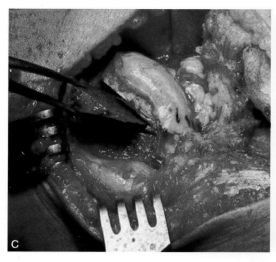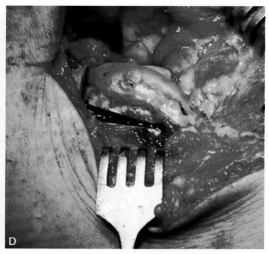

图 18-4（续）　Goutallier 提出的股骨滑车楔形下压成形术
C. 术中在滑车入口下方截去楔形骨块；D. 截骨后，将股骨滑车骨块整体下压固定。

不良的病例是否需要矫正骨性结构还存在争议，但越来越多的医师开始对滑车发育不良的诊断和治疗感兴趣，该技术的前景是令人鼓舞的。

北京积水潭医院从 2009 年开始尝试进行股骨滑车成形术，同时联合 MPFL 重建、胫骨结节移位等术式治疗复发性髌骨脱位，期间经历了多次技术改进。下文笔者将介绍北京积水潭医院使用的股骨滑车成形术的详细操作流程。

二、股骨滑车成形术手术技术

（一）体位

患者取平卧位，患肢外侧放置侧方挡板，远端放置脚踏，使膝关节能够保持屈膝约 80°位，术中能够保证膝关节进行全范围屈伸活动。术中使用止血带，压力为 300mmHg（1mmHg＝0.133kPa）。

（二）显露

该病例右侧为患膝，做膝关节前方正中直切口，切口由髌骨上极近端 5cm 向远端延伸至胫骨结节（图 18-5）。分离皮下组织，将皮瓣分别向内外侧游离，充分显露髌骨和髌腱的内外侧。

沿髌骨内侧缘切开关节，切口向近端延长，沿股内侧肌纤维走行方向劈开股内侧肌的肌腹约 4~5cm。髌骨内侧切开的范围要充分，尤其要向近端充分延伸，保证在屈膝位髌骨能够向外侧脱位，充分显露股骨滑车的入口。这里我们能够看到，患者的股骨滑车入口处没有正常股骨滑车的 V 字形凹陷，而是呈凸面，符合"股骨滑车发育不良"的诊断，同时可以看到，股骨滑车的关节软骨光滑完整，没有软骨损伤的表现，可以进行股骨滑车成形术（图 18-6）。

沿股骨滑车的关节软骨边缘切开滑膜组织（图 18-7），并沿股骨前方皮质中线将滑膜组织向近端切开，使用骨膜剥离器沿股骨前方皮质推开骨膜和滑膜，将内外侧滑膜瓣向两侧拉开，充分显露股骨滑车近端的股骨前方皮质（图 18-8）。此时，我们能够看到，患者股

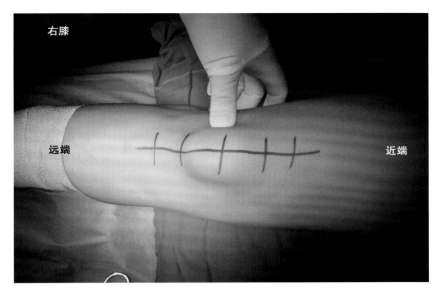

图 18-5　股骨滑车成形术采用的正中直切口
正中切口向近端延伸至髌骨上极近端 5cm,如果同时需要进行胫骨结
节移位,切口向远端延伸至胫骨结节。

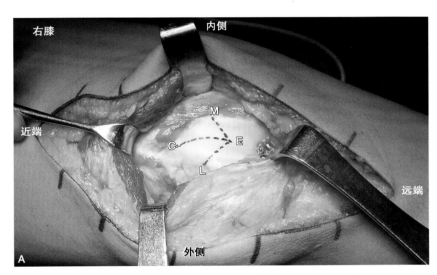

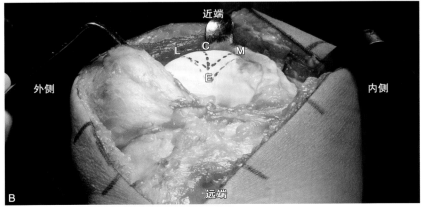

图 18-6　从不同角度观察股骨滑车入口的形态
A. 外侧观可见股骨滑车入口平坦,没有滑车沟形态;B. 切线位观可见
股骨滑车入口隆起呈凸面,没有正常股骨滑车的 V 字形凹陷。

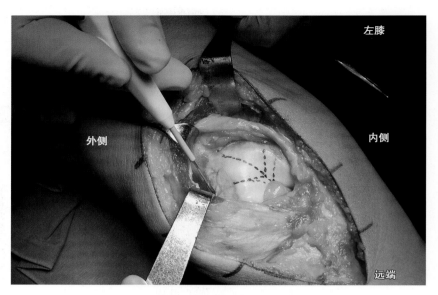

图 18-7　沿股骨滑车的关节软骨边缘切开滑膜组织

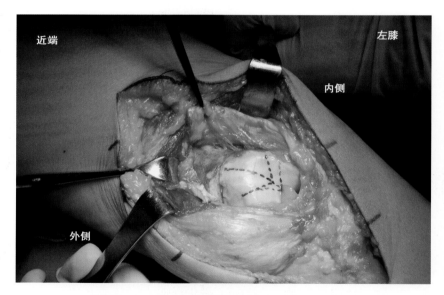

图 18-8　显露股骨滑车近端的股骨前方皮质

使用骨膜剥离器沿股骨前方皮质推开骨膜和滑膜后,将内外侧滑膜瓣
向两侧拉开,充分显露股骨滑车近端的股骨前方皮质。

骨滑车近端发育为隆起的骨性凸起,与发育不良的股骨滑车连续,形成滑雪跳台(ski jump-ing)的形状,明显高于股骨前方皮质,无法发挥限制髌骨稳定的作用。这种征象与术前膝关节纯侧位 X 线片显示的"股骨滑车近端骨突"的征象一致,是 D 型股骨滑车发育不良的标志(图 18-9)。

在屈膝过程中,髌骨必须越过或绕过滑车近端的骨性凸起,才能进入股骨滑车。因此,对于此例患者,股骨滑车成形的目的是要通过截骨,切除高于股骨前方皮质的滑车近端骨突,同时加深股骨滑车入口的滑车沟,恢复股骨滑车正常的 V 字形解剖形态。

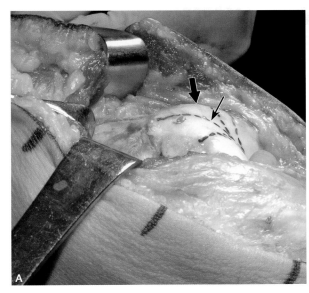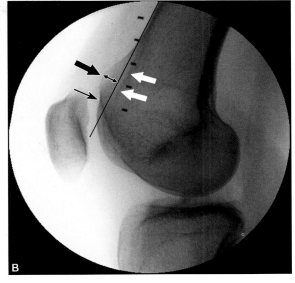

图 18-9　术中所见股骨滑车发育不良的形态与术前膝关节纯侧位像相符

A.患者股骨滑车近端发育为隆起的骨性凸起,与发育不良的股骨滑车连续,形成滑雪跳台的
形状,明显高于股骨前方皮质;B.术前膝关节纯侧位 X 线片显示股骨滑车近端凸起征(黑色
粗箭头),同时可以看到交叉征(黑色细箭头)、双线征(白色箭头),诊断为 D 型股骨滑车发育
不良,与术中所见吻合。图中黑色细线为股骨前方皮质的延长线,根据比例尺计算股骨滑车
近端凸起的高度为 6mm。

(三)"新"滑车的规划

使用记号笔根据股骨前方皮质的位置,标记需要截骨的范围(图 18-6,C 为关节软骨
边缘截骨起始点,E 为滑车软骨下骨截骨的终点)。然后,根据患者髁间窝顶点的位置,沿
下肢机械轴的方向向股骨滑车近端延长,作为"假想"的股骨滑车沟中心线(图 18-6,虚线
CE 表示)。根据术前 CT 测量的 TT-TG 和髌骨轨迹,适当调整股骨滑车沟线的位置,使其
在股骨滑车入口处轻度外偏,适应患者的髌骨轨迹,同时能够减小术后的 TT-TG。然后,使
用记号笔标记股骨滑车内外髁截骨线的合页位置(图 18-6,内侧为 M 点,外侧为 L 点,虚线
ME 为内侧骨软骨瓣合页位置,LE 为外侧合页位置),确定患者股骨滑车成形术的截骨
范围。

(四)股骨滑车截骨术

使用带有深度标记的骨刀进行截骨。基于股骨前方皮质的高度,所有高出股骨前方皮
质的部分,直到股骨滑车入口的软骨边缘,都需要被去除,通常情况下,需要去除一个三角形
(楔形)的骨块。同时需要适度下挖加深截骨面的骨床,使股骨滑车的骨软骨瓣能够充分下
压,形成高度正常的滑车,不再有滑车近端的骨性凸起。

在发育不良的股骨滑车的软骨下骨下方进行 V 字形截骨,切除三角形骨块,并将股骨滑
车的骨软骨瓣下压,加深股骨滑车沟,达到股骨滑车成形的目的。由于本例患者有明显的滑
车近端骨性凸起(spur 或 bump),因此需要首先切除股骨滑车近端的骨突,使股骨滑车的入
口与股骨前方皮质平齐。使用骨刀沿股骨滑车入口的关节软骨边缘进行软骨下截骨(图 18-
10),方向指向预先规划的软骨合页处。在截骨过程中,需要控制骨刀的深度,防止损伤关节
软骨。然后,以股骨前方皮质的高度作为参照,沿股骨前方皮质截骨(图 18-11),骨刀的方向

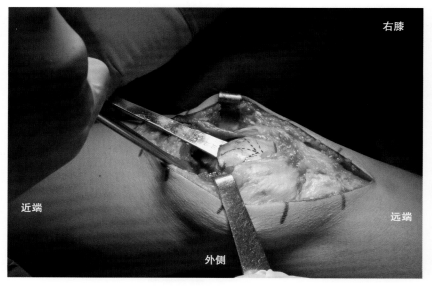

图 18-10 使用骨刀沿关节软骨边缘截骨

使用骨刀沿股骨滑车入口的关节软骨边缘截骨，方向指向预先规划的合页处，控制骨刀的深度，防止损伤关节软骨。

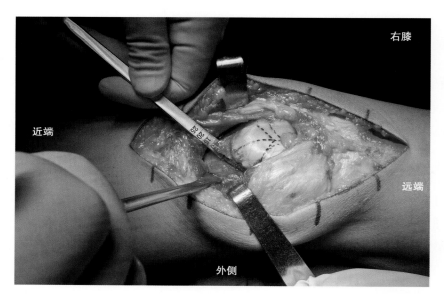

图 18-11 截除滑车成形的三角形骨块

以股骨前方皮质的高度为参照，沿股骨前方皮质截骨，骨刀的方向同样指向软骨合页处，截除股骨滑车近端和股骨滑车下方的三角形骨块。

同样指向软骨合页处，截除股骨滑车近端和股骨滑车下方的三角形骨块。使用尖嘴咬骨钳初步修整截骨面（图 18-12），去除股骨滑车下方多余的松质骨，适当地下挖加深截骨区，尤其是股骨滑车沟的中心区域，用来重塑新的 V 字形股骨滑车沟。

然后，使用高速磨钻打磨修整股骨滑车下方的截骨区。

打磨的目的：①在骨刀截骨的基础上，进一步使用高速磨钻打磨和修整截骨面，根据术前设计加深截骨区域，使截骨后的股骨滑车骨软骨瓣能够紧密贴合在截骨的骨床上，促进截骨愈合；②使用高速磨钻有利于控制打磨的深度，保留相对厚度的软骨下骨，一般软骨下骨

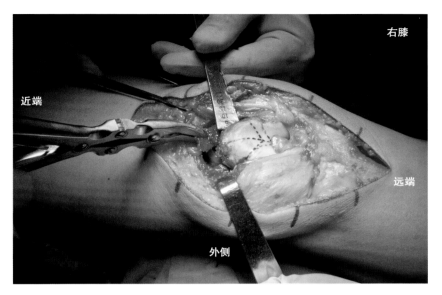

图 18-12 使用尖嘴咬骨钳初步修整截骨面

的厚度控制在 5mm 以上,避免过度破坏软骨下骨,防止术后出现关节软骨坏死;③打磨股骨滑车骨软骨瓣的合页处,此处需要切除部分软骨下骨,造成合页部位的骨软骨骨折,这样可以顺利地下压股骨滑车的骨软骨瓣。

在使用高速磨钻打磨的过程中,为了避免局部高温造成组织坏死,需要持续使用生理盐水冲洗,冷却降温(图 18-13)。

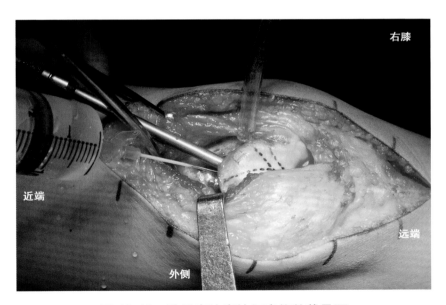

图 18-13 使用高速磨钻打磨修整截骨面
使用高速磨钻打磨修整截骨面,使截骨后的股骨滑车骨软骨瓣能够紧密贴合在截骨的骨床上,促进截骨愈合。为了避免局部高温造成组织坏死,需要持续使用生理盐水冲洗,冷却降温。

完成打磨后,检查截骨深度是否足够,股骨滑车近端的骨性凸起是否被完全去除(图 18-14)。然后,使用锋利的薄骨刀沿预先设计的股骨滑车沟中心的截骨线,切开关节软骨(图

223

18-15)。如果股骨滑车的骨软骨瓣仍然不能顺利下压,可以使用薄骨刀沿着骨软骨瓣的合页位置,部分切开关节软骨,但是注意不要完全切断骨软骨瓣,这样可以很容易地下压股骨滑车两侧的骨软骨瓣。

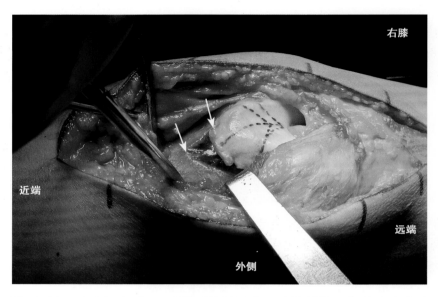

图 18-14　完成打磨后,可以看到股骨滑车近端的骨性凸起被完全去除
箭头所示为股骨滑车下方的三角形截骨区,用于加深新的股骨滑车沟。

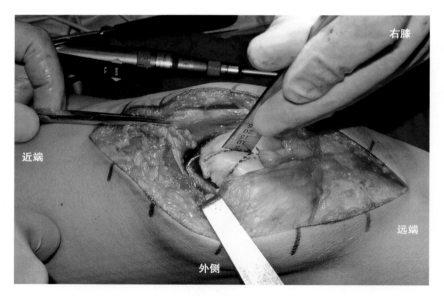

图 18-15　使用锋利的薄骨刀进行关节面截骨
沿预先设计的股骨滑车沟的中心线,使用锋利的薄骨刀切开关节软骨,使骨软骨瓣能够充分下压。

如果需要,可以使用高速磨钻进一步打磨股骨前方皮质的截骨线,使之能够与股骨滑车的骨软骨瓣完全贴合。经过截骨和打磨,股骨滑车两侧的骨软骨瓣能够轻松地下压复位,股骨滑车沟被加深,滑车沟的中心线与股骨前方皮质平齐,成形后的股骨滑车中心线呈平缓的弧线与髁间窝顶连续。

完成股骨滑车成形的截骨后,可以使用不同的固定方式进行骨软骨瓣的固定。例如门形钉、可吸收缝线、缝合锚钉等。对于本例患者,笔者使用缝合锚钉进行固定,用缝合锚钉的尾线将骨软骨瓣压在截骨床上。在髁间窝顶点的上方,先使用直径2.0mm的克氏针垂直软骨面方向钻孔,深度约20mm,然后,使用直径3.5mm的缝合锚钉(双尾线)拧入骨孔,锚钉尾端的深度达到软骨下骨。将锚钉的两条尾线分别经过滑车成形的骨软骨瓣表面,固定在股骨髁上前内和前外侧皮质。可以使用肩关节外排锚钉(例如Versalok,Depuy)固定。注意两条尾线的方向要靠近股骨滑车的中线,这样可以保证拉紧尾线后,骨软骨瓣能够紧密地与骨床贴合。本例患者使用Versalok固定锚钉的尾线,分别拉紧两条尾线并适当调整尾线的位置和方向,确定Versalok锚钉的位置(图18-16)。由于股骨滑车近端的骨皮质较厚,笔者首先用直径3.5mm的斯氏针在股骨髁上垂直骨皮质钻孔,并适当扩大骨孔的入口以适应直径5mm的Versalok锚钉。打入Versalok锚钉后,将尾线拉紧并维持张力,固定锚钉(图18-17~图18-20)。在完成股骨滑车固定后,切线位观察股骨滑车,可以看到股骨滑车恢复了正常的滑车沟形态(图18-21、图18-22)。膝关节纯侧位X线片对比显示,术前股骨滑车发育不良为D型,术后交叉征和股骨滑车上凸起征均消失,股骨滑车改善为正常形态(图18-23)。

(五) 髌骨运动轨迹评估和其他手术处理

股骨滑车成形术后,膝关节股骨滑车恢复至接近正常的解剖形态。通常情况下,我们进行屈伸膝活动检查,从0°位至全范围屈膝,检查髌骨与成形后的股骨滑车是否适合,在屈伸膝的过程中是否会出现跳动或弹响,髌骨是否仍然有向外侧脱位的趋势。根据术前规划,进一步进行其他手术处理。通常情况下我们会同时进行MPFL重建,根据术前CT测量的TT-TG结果决定是否需要进行胫骨结节移位术,根据术前测量的髌骨高度决定是否需要调整伸膝装置(胫骨结节近端/远端移位),根据髌骨外侧支持带的紧张程度决定是否需要进行髌骨外侧支持带松解。所有的手术都完成后,再次做屈伸膝关节活动,检查和评估髌骨的轨迹(图18-24)。

关闭内侧关节囊,修复劈开的股内侧肌。逐层关闭切口。关节内可以放置引流管。

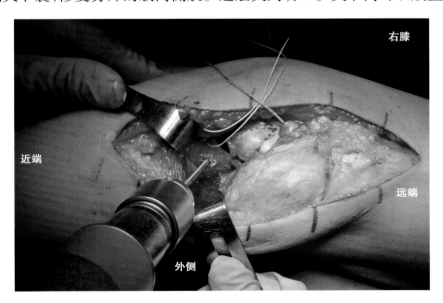

图18-16　使用Versalok锚钉固定骨软骨瓣
确定外排锚钉的位置后,首先用直径3.5mm的斯氏针在股骨髁上垂直骨皮质钻孔,并适当扩大骨孔的入口以适应直径5mm的Versalok锚钉。

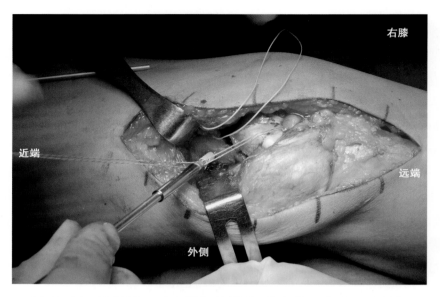

图 18-17　使用 Versalok 锚钉的尾线,将股骨滑车成形的骨软骨瓣下压固定在截骨区

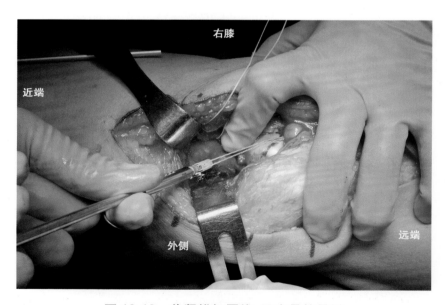

图 18-18　收紧锚钉尾线,固定骨软骨瓣

在使用 Versalok 锚钉固定股骨滑车成形的骨软骨瓣时,需要将骨软骨瓣充分下压,使之与截骨面完全贴合,然后拉紧尾线并固定,保证术后截骨区域完全愈合。

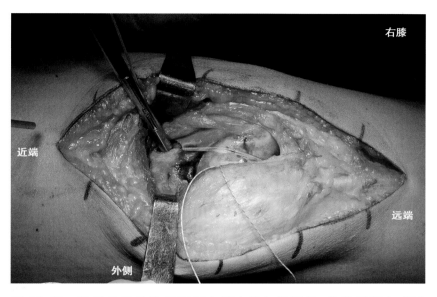

图 18-19　使用 2 枚外排锚钉固定缝合锚钉的尾线,将股骨滑车成形的骨软骨瓣下压固定

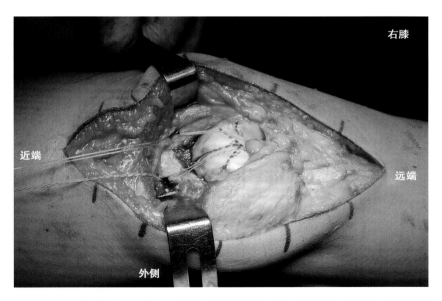

图 18-20　完成固定后,可以看到股骨滑车成形的骨软骨瓣与截骨面完全贴合

227

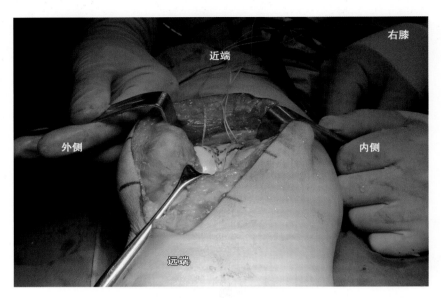

图 18-21　股骨滑车成形术后,股骨滑车入口恢复了 V 字形

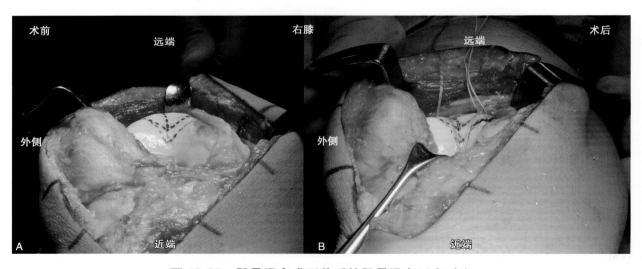

图 18-22　股骨滑车成形前后的股骨滑车形态对比

A. 术前股骨滑车为凸面,没有正常的滑车形态;B. 股骨滑车成形术后,可以看到股骨滑车恢复了正常的滑车沟形态。

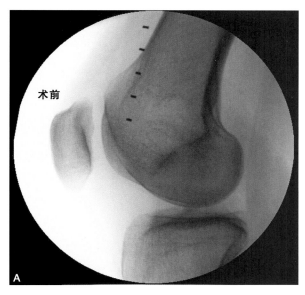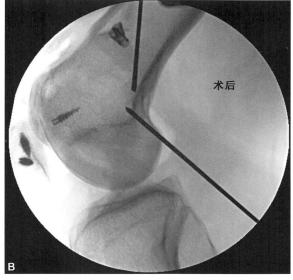

图 18-23　股骨滑车成形术前后膝关节纯侧位 X 线片对比

A. 术前股骨滑车发育不良,为 D 型;B. 股骨滑车成形术后,交叉征和股骨滑车上凸起征均消失,可以看到股骨滑车成形术使用的缝合锚钉和外排锚钉。另外还对此例患者同时进行了 MPFL 重建和胫骨结节内移截骨术,图 B 中的克氏针影像是用于透视辅助 MPFL 重建的股骨隧道定位。

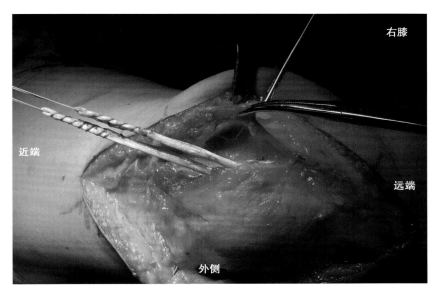

图 18-24　股骨滑车成形后,进行 MPFL 重建

图中所示为自体半腱肌腱移植物,已经完成髌骨侧固定,准备将移植物的两个游离端经内侧软组织隧道引入股骨隧道。

（六）功能康复

术后不需要石膏固定,佩戴膝关节支具即可。术后即刻可以开始进行膝关节屈伸活动度的锻炼,可以使用持续被动活动机(continuous passive motion,CPM)辅助膝关节屈伸锻炼。如果没有进行胫骨结节截骨术,术后在佩戴支具的情况下允许部分负重。早期功能康复的目的是膝关节消肿和恢复膝关节活动度;如果术后 6~8 周,患者股四头肌力量恢复,可以开始去除支具部分负重行走;术后 2~3 个月进行行走、上下楼梯等锻炼;术后 4~6 个月进行慢跑和恢复股四头肌肌力锻炼;术后 6 个月开始恢复体育运动。

三、典型病例

病例 1

患者女性,16 岁。右膝关节复发性髌骨脱位,术前膝关节纯侧位像和 CT 评估为股骨滑车发育不良 D 型(图 18-25A),CT 测量 TT-TG 为 22mm(图 18-25C),进行股骨滑车成形、MPFL 重建、胫骨结节内移截骨。股骨滑车成形术中骨软骨瓣使用门形钉固定,术后股骨滑车形态由 D 型改善至 A 型(图 18-25B、D~G)。术后 2 年,患者在取出内固定时进行关节镜检查(图 18-25H、I),关节镜由膝关节外上入路进入关节观察,可以看到股骨滑车入口恢复正常的 V 字形,同时可以看到 2 枚门形钉,与髌骨没有摩擦或撞击。成形后的股骨滑车关节软骨没有坏死或破坏表现,轻度屈膝时,髌骨能够顺利进入股骨滑车。

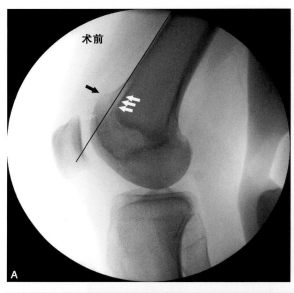

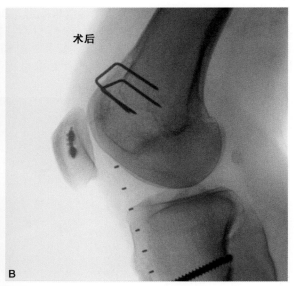

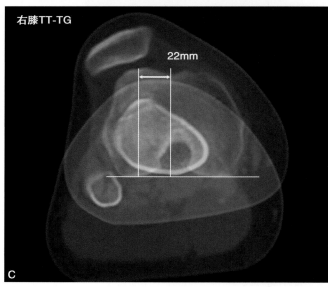

图 18-25　右膝复发性髌骨脱位、股骨滑车发育不良,行股骨滑车成形术
患者女性,16 岁,主因"右膝关节复发性髌骨脱位"入院。A. 术前膝关节纯侧位 X 线片可以看到交叉征和凸起征(黑色箭头)、双线征(白色箭头),符合 D 型股骨滑车发育不良的诊断;B. 股骨滑车成形术后膝关节纯侧位 X 线片显示股骨滑车形态改善为 A 型;C. 术前 CT 测量 TT-TG 为 22mm,需要进行胫骨结节内移截骨。

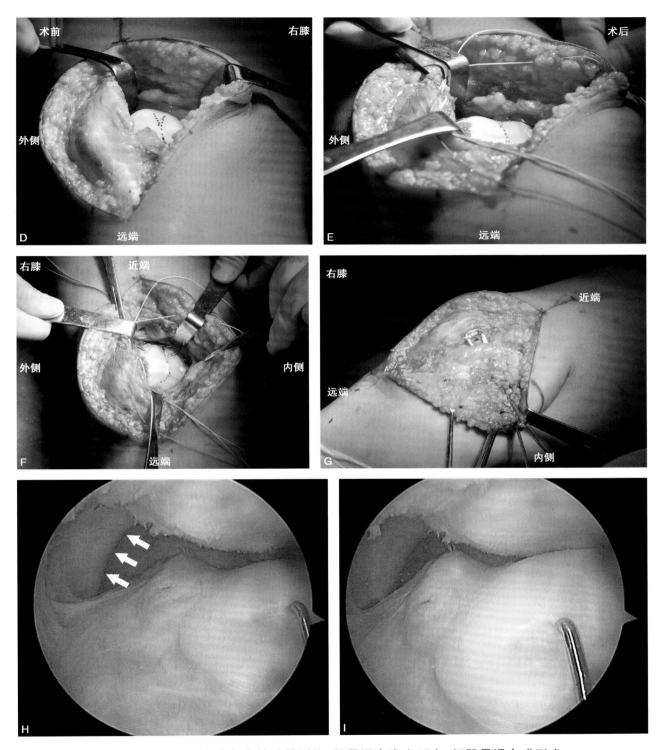

图 18-25(续) 右膝复发性髌骨脱位、股骨滑车发育不良，行股骨滑车成形术

D. 此例患者术前股骨滑车沟入口为凸面形态，没有正常的股骨滑车沟；E. 股骨滑车成形术后，股骨滑车入口恢复浅沟的形态；F. 此例患者股骨滑车成形后使用 2 枚门形钉固定骨软骨瓣；G. 同时进行 MPFL 重建手术；H. 术后 2 年，患者在取出内固定时进行关节镜检查，外上入路进入关节镜下观察，可以看到股骨滑车入口恢复正常的 V 字形，同时可以看到 2 枚门形钉，与髌骨没有摩擦或撞击，股骨滑车关节软骨没有坏死或破坏表现，白色箭头所示为重建的 MPFL 在关节囊形成的压痕；I. 轻度屈膝时，髌骨能够顺利进入股骨滑车。

病例 2

患者女性，17 岁。主因"右膝复发性髌骨脱位"入院。术前评估：右膝关节纯侧位 X 线片（图 18-26A）和三维 CT（图 18-26C）显示该病例为股骨滑车发育不良 B 型（存在交叉征、凸起征）。对此例患者的治疗，进行切开手术，股骨滑车成形（图 18-26E）、MPFL 重建、胫骨结节内移截骨，恢复髌股关节正常的对合关系，术后膝关节纯侧位 X 线片（图 18-26B）和三维 CT（图 18-26D）显示股骨滑车形态恢复正常。术后 2 年，取内固定时进行二次关节镜检查，可见滑车成形后软骨正常，没有软骨缺损或者坏死表现（图 18-26F）；从内上入路观察髌骨与股骨滑车恢复正常的对合关系（图 18-26G）。

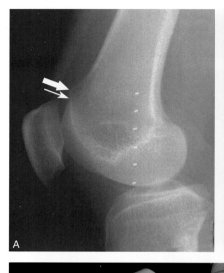
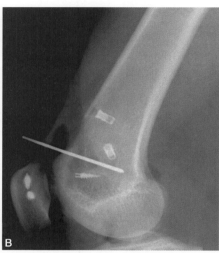
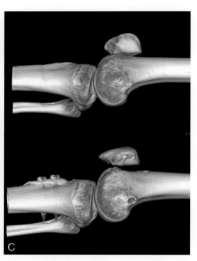

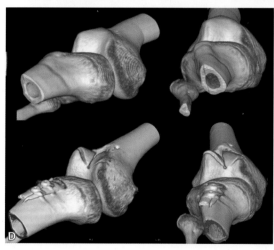
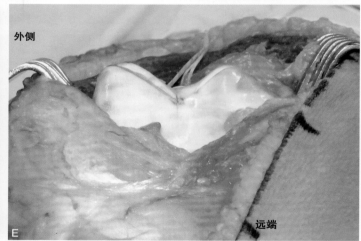

图 18-26　右膝复发性髌骨脱位、股骨滑车发育不良 B 型，行股骨滑车成形术

患者女性，17 岁。主因"右膝复发性髌骨脱位"入院。A. 术前膝关节纯侧位 X 线片显示交叉征（白色细箭头）和凸起征（白色粗箭头），符合股骨滑车发育不良 B 型的诊断；B. 进行股骨滑车成形后，股骨滑车形态恢复正常；C. 术前 CT 三维重建不同角度观察，显示右膝股骨滑车发育不良，为 B 型；D. 股骨滑车成形术后三维 CT 重建显示改善为正常股骨滑车的 V 字形凹槽形态；E. 股骨滑车成形术后，由远端向近端观察切线位，可以看到股骨滑车入口恢复了正常的凹槽形态。

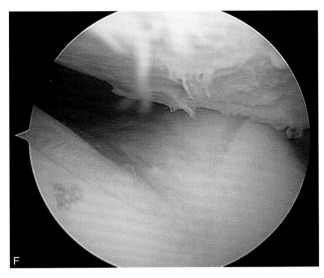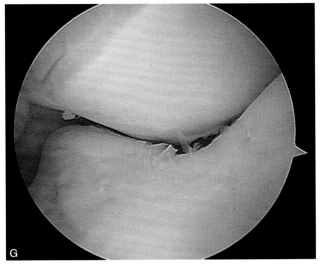

图 18-26(续)　右膝复发性髌骨脱位、股骨滑车发育不良 B 型,行股骨滑车成形术

F. 术后 2 年,取内固定时进行二次关节镜检查,可见滑车成形后软骨正常,没有软骨缺损或者坏死表现;G. 从内上入路观察髌骨与股骨滑车恢复正常的对合关系。

【小结】

1. 股骨滑车成形术的适应证是 B 型或者 D 型的股骨滑车发育不良。

2. 股骨滑车成形术可以与 MPFL 重建、胫骨结节移位等术式联合进行,需要术者根据患者存在的异常选择所需要的手术方案。

3. 股骨滑车成形术的核心是加深高于股骨前方皮质的异常的滑车中心,因此去除股骨滑车近端的骨性凸起是关键步骤。

4. 股骨滑车成形术操作复杂,可能出现股骨滑车软骨坏死、软骨损伤、髌股关节不适合等并发症。

5. 目前,无论是生物力学研究还是临床研究,很多作者的文章都显示了股骨滑车成形术能够获得令人满意的结果,证实了股骨滑车发育不良在病因学上是一种与众不同的病理类型,不应该被忽略,股骨滑车成形术应该被所有膝关节手术医师所知晓。

（张　辉）

参 考 文 献

［1］ DEJOUR H,WALCH G,NOVE-JOSSERAND L,et al. Factors of patellar instability:an anatomic radiographic study［J］. Knee Surg Sports Traumatol Arthrosc,1994,2(1):19-26.

［2］ AMIS A A,OGUZ C,BULL A M,et al. The effect of trochleoplasty on patellar stability and kinematics:a biomechanical study in vitro［J］. J Bone Joint Surg Br,2008,90(7):864-869.

［3］ ALBEE F. The bone graft wedge in the treatment of habitual dislocation of the patella［J］. Med Rec,1915,88:257-259.

［4］ TROCHLEOPLASTY M Y. Restoration of the intercondylar groove in subluxations and dislocations of the patella［J］. Rev Chir Orthop Reparatrice Appar Mot,1978,64(1):3-17.

［5］ BEREITER H,GAUTIER E. Die trochleaplastik als chirurgische Therapie der rezidivierenden Patellaluxation bei Trochleadysplasie des Femurs[J]. Arthroskopie,1994,7:281-286.

［6］ BLOND L,HAUGEGAARD M. Combined arthroscopic deepening trochleoplasty and reconstruction of the medial patellofemoral ligament for patients with recurrent patella dislocation and trochlear dysplasia[J]. Knee Surg Sports Traumatol Arthrosc,2014,22(10):2484-2490.

［7］ GOUTALLIER D,RAOU D,VAN DRIESSCHE S. Retro-trochlear wedge reduction trochleoplasty for the treatment of painful patella syndrome with protruding trochleae. Technical note and early results[J]. Rev Chir Orthop,2002,88:678-685.

［8］ LONGO U G,VINCENZO C,MANNERING N,et al. Trochleoplasty techniques provide good clinical results in patients with trochlear dysplasia[J]. Knee Surg Sports Traumatol Arthrosc,2018,26(9):2640-2658.

［9］ BEAUFILS P,THAUNAT M,PUJOL N,et al. Trochleoplasty in major trochlear dysplasia:current concepts [J]. Sports Med Arthrosc Rehabil Ther Technol,2012,4:7.

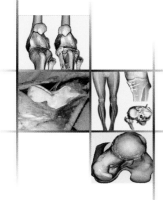

第十九章
胫骨结节截骨术

第一节 概 述

髌股关节的对合关系直接关系到其稳定性和生理功能。胫骨结节截骨术(tibial tuberosity osteotomy,TTO)是人为调节髌股关节在矢状面和冠状面对合关系的有效方法之一,是髌股关节疾患的常用治疗手段。适应证包括:髌骨不稳定、髌骨和股骨滑车局部软骨损伤以及髌股关节炎等。胫骨结节截骨术的个性化设计可以改变髌骨运动轨迹和/或髌股关节应力,矫正髌骨高度异常、优化髌骨力线、改善髌股关节力学环境,最终达到稳定髌骨、减轻局部或弥漫性软骨病灶负荷的目的。众多临床研究也报道了TTO在多种髌股关节疾患的治疗中获得了优良的临床疗效。

胫骨结节截骨术后的移位方向可分为远、近、内、外、前(抬高)五个方向。其中远、近端移位对于髌骨高度的调节效果较为肯定;外侧移位临床上少见,用于医源性过度内移后的翻修手术;内侧移位常用于矫正结节过度外偏;抬高术是减少髌股关节压力的有效方法。

胫骨结节移位常为单一方向,有时也需要同时进行,如近端和内侧移位、前移(抬高)加内移等组合。

胫骨结节截骨术可以单独进行,更常见于联合软组织手术、软骨修复手术和骨性手术同时进行。生物力学试验已经证实了TTO在降低髌股关节负荷和矫正力线方面的重要作用。

通过严格筛选手术适应证、个体化规划手术方案、实施标准化的手术操作、量化移位的程度,使得TTO成为一种恢复伸膝装置力线异常的安全、有效的手术技术。

第二节 高位髌骨与胫骨结节远端移位术

一、概述

1. 高位髌骨(patella alta)定义 指髌骨在矢状面的垂直高度增加,是一种先天性异常,与内侧髌股韧带损伤、滑车发育不良、胫骨结节外偏、股骨前倾角增大、胫骨外旋等被认为是不稳定和关节疼痛、退变的高危致病因素，这些异常的矫正历来都是髌股关节外科治疗中不可或缺的重要组成部分。

2. 高位髌骨对稳定性的影响　由于髌骨位置较正常更偏近端，髌骨在屈膝早期阶段（30°以内，是复发性脱位的发生角度）延迟进入股骨滑车沟，髌骨与股骨滑车的接触面减少，骨性稳定作用减弱，更容易发生脱位。直到屈膝60°以上，髌骨才能完全与股骨滑车完全契合。

3. 高位髌骨对髌骨轨迹的影响　膝关节伸直时，髌骨位于滑车关节面的近端，两者分离，无法形成对合关系，髌骨向近端和外侧脱位，形成近端轨迹不良，又称为 J 形征。

4. 高位髌骨对疼痛的影响　非生理性的对合关系产生异常的力学环境，使得髌股关节承受应力发生改变，导致疼痛和软骨过早退变。

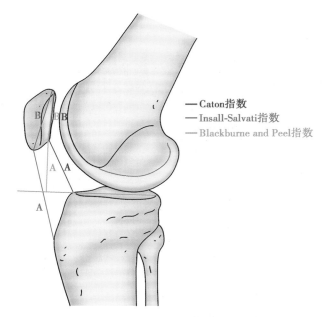

图 19-1　髌骨高度的常用测量方法
蓝色线为 Caton 指数，红色线为 Insall-Salvati 指数，绿色线为 Blackburne and Peel 指数，三种指数均为 A/B。

5. 高位髌骨的影像学诊断　髌骨高度的常用测量方法有以下三种（图 19-1、表 19-1）。

表 19-1　三种常用髌骨高度测量方法的正常值和阈值

方法	正常值	低位髌骨	高位髌骨
Caton 指数测量方法	1.0	<0.6	>1.2
Insall-Salvati 指数测量方法	1.0	<0.8	>1.2
Blackburne and Peel 指数测量方法	0.8	<0.5	>1.0

（1）Caton-Deschamps（简称 Caton 指数）测量方法：髌骨关节面的最低点到胫骨平台轮廓前上角的距离为 A，髌骨关节面的长度为 B，A/B 即为 Caton 指数。正常值为 1.0，>1.2 意味着高位髌骨（patella alta），而<0.6 意味着低位髌骨（patella baja）。

1）优点：非常容易用于规划和评估胫骨结节移位的效果。例如术前测量 A=40mm，B=25mm，由此计算的 Caton 指数=40/25=1.6，意味着高位髌骨。如果希望通过胫骨结节向远端移位矫正高位髌骨，我们只需要计算移位的距离=40-25=15mm，这就是需要将胫骨结节向远端移位的最大距离。移位后的 A 减小为 25mm，B 仍然为 25mm（髌骨关节面的长度），所以胫骨结节向远端移位后的 Caton 指数=25/25=1。需要注意，这种计算是基于理论值的术前规划，建议在实际操作中，将胫骨结节向远端移位后，使用克氏针临时固定截骨块，透视或拍摄膝关节侧位 X 线片，测量移位后的髌骨位置，避免过度移位造成医源性低位髌骨。

2）缺点：根据笔者的经验，约10%的患者难以分辨胫骨前上缘。另外，如果患者进行髌腱止点移位，Caton 指数可能无法评估。对于全膝关节置换术后的患者，也无法使用 Caton 指数进行评估。

（2）Insall-Salvati 指数测量方法:在侧位 X 线片上,分别测量髌韧带长度(A)和髌骨的长度(B),二者比值(B/A)就是 Insall-Salvati 指数。正常值为 1.0,<0.8 意味着低位髌骨,>1.2 意味着高位髌骨。

1）优点:不受屈膝角度影响,容易操作:在屈膝 20°~70°,保持髌腱张力,拍摄膝关节侧位 X 线片就能够测量。

2）缺点:①需要依赖髌骨下极和胫骨结节的解剖位置进行测量。因此,髌骨下极和胫骨结节的病变(例如 Osgood-Schlatter's 病),都会干扰测量的结果。②不能用于评估胫骨结节向近端或远端移位的效果。因为该指数测量使用的标记(也就是髌骨的长径和髌腱长度)在胫骨结节术后均未发生变化,Insall 指数也不会变化。

（3）Blackburne and Peel 指数测量方法:在膝关节侧位 X 线片上进行测量,A 线是髌骨关节面的最低点到胫骨平台延长线的垂直距离,B 线是髌骨关节面的长度,A/B 即为 Blackburne and Peel 指数。正常值为 0.8,>1.0 意味着高位髌骨,<0.5 意味着低位髌骨。

1）优点:这种方法同样不受屈膝角度的影响,同样可以评估胫骨结节移位或胫骨高位截骨(如果胫骨后倾角度没有变化)术后的髌骨高度。

2）缺点:①部分患者的髌骨形态异常,难以分辨髌骨关节面的长度;②描记胫骨平台的延长线也需要较高的精度;③胫骨平台后倾角度越大,相应的髌骨关节面的最低点到胫骨平台延长线的垂直距离就越短,因此如果手术改变了胫骨平台的后倾角度,可能会出现 Blackburne and Peel 指数的测量偏差。

笔者推荐使用 Caton 指数评估髌骨高度,测量和操作相对比较容易。而且,Caton 指数也适用于胫骨结节移位的术前规划和术后效果评估。

二、手术技术与术后处理

（一）术前规划与术中控制

确定髌骨高度指数,精确计算截骨后需要移位的距离。通常情况下,Caton 指数为 1.2 左右时,移位距离为 5mm;Caton 指数为 1.4 时,移位距离为 10mm(图 19-2)。

（二）术后处理

不需要进行额外的固定和制动,遵从内侧髌股韧带重建的康复计划:术后支具制动 4 周;术后立即开始髌骨被动活动及股四头肌功能训练;膝关节屈膝活动可根据患者肿胀消退情况尽早开始,通常术后 1 周内即可达到 90°,术后 4 周 110°,术后 8 周完全恢复正常;术后 4 周部分负重,术后 6 周完全负重。

（三）并发症

1. 过度移位 胫骨结节向远端过度移位造成医源性低位髌骨,导致屈膝受限(图 19-3)。

2. 内固定失效 胫骨结节截骨块过小、过薄容易导致内固定失效(图 19-4A)。

3. 骨折 通常为术后意外摔倒导致胫骨结节周围骨折(图 19-4B)。

4. 感染 翻修病例或局部软组织条件不佳时容易出现(图 19-4C)。

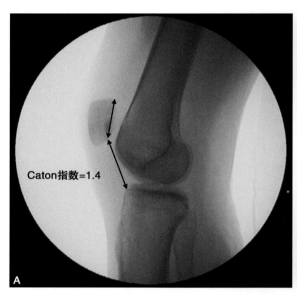
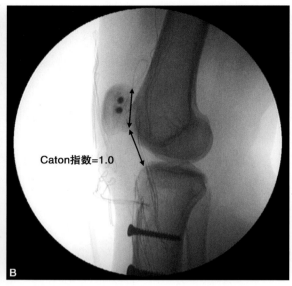

图 19-2　髌骨高度的术前测量与术中监测

复发性髌骨脱位的患者,术前拍摄膝关节侧位 X 线片,测量髌骨高度 Caton 指数为 1.4,符合高位髌骨的诊断;B. 将胫骨结节向远端移位 10mm,使用 2 枚皮质骨螺钉固定,再次拍摄膝关节侧位 X 线片,测量髌骨高度 Caton 指数减小为 1.0,此例患者同时进行了内侧髌股韧带重建。

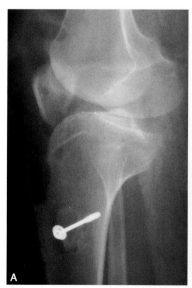
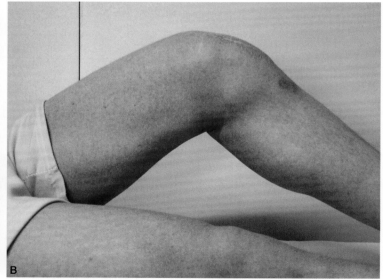

图 19-3　髌骨脱位胫骨结节过度移位手术并发症示例

A. 胫骨结节远端移位术后 X 线片显示髌骨低位;B. 屈膝功能明显受限。

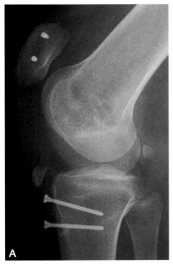
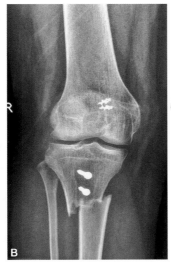
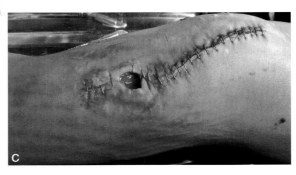

图 19-4　胫骨结节截骨术后常见并发症

A.骨块过小,固定失效;B.胫骨结节截骨术后意外摔倒导致截骨周围骨折;C.髌骨脱位翻修手术后伤口感染。

第三节　低位髌骨与胫骨结节近端移位术

一、概述

（一）定义

低位髌骨（patella infera,patella baja）是指髌骨在矢状面的垂直高度降低,是一种临床中常见的综合征。有先天性和获得性两种成因。与高位髌骨的先天性成因有所不同,获得性低位髌骨较为常见,有多种形成原因（图 19-5）。

（二）病因学分类

1. 先天性　生理性的低位髌骨、习惯性髌骨脱位。

2. 创伤性　膝关节周围骨折、伸膝装置损伤。

3. 制动性　长时间石膏固定、延迟功能锻炼。

4. 麻痹性　小儿麻痹症患者、止血带导致的股四头肌麻痹。

5. 医源性　远端过度移位、结节近端的张开式高位截骨。

（三）按照受累解剖结构分类

1. 胫骨结节源性　常见于胫骨结节过度移位手术后。

2. 髌韧带源性　韧带长期存在炎性反应、挛缩,严重者组织变性、纤维结构被破坏。

3. 股四头肌源性　麻痹性和挛缩性。后者见于先天性和习惯性髌骨脱位。

4. 复合源性。

（四）临床症状

除生理性低位髌骨之外,大部分获得性低位髌骨均有临床

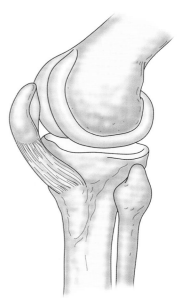

图 19-5　低位髌骨示意

症状。表现为关节粘连、不同程度的屈膝受限和膝前疼痛,呈烧灼样痛,活动后加重。

Wojtys 等曾描述了一种"低位髌骨综合征",包括低位髌骨、髌旁组织及脂肪垫挛缩、股四头肌萎缩、关节粘连、活动度受限、骨关节退变。

(五) 临床诊断

Caton 指数≤0.6,Insall 指数<0.8 即可明确诊断(表 19-1)。

二、治疗

(一) 预防

获得性低位髌骨的预防要重于治疗。针对临床常见的病因(如上所述)进行预防,可以有效阻止低位髌骨的形成。如避免不必要的长时间制动、术后早期活动、移位程度量化、避免医源性成因等。

(二) 保守治疗

早期发现对于低位髌骨的治疗具有积极的意义。在低位髌骨形成的早期(前驱期)及时进行有效的康复治疗,有可能不通过手术即可达到恢复正常或可接受的关节活动度的目的,尤其是对于韧带源性的低位髌骨更加有效。即使是胫骨结节源性的低位髌骨,早期功能锻炼也可以在一定程度上改善膝关节屈膝活动度。

麻醉下推拿松解(manipulation under anesthesia,MUA)是临床中常用的非手术治疗手段。在 6~8 周的前驱期内实施,可以有效地促进关节活动度的恢复。

对于疼痛不明显、膝关节屈膝活动度在可接受的合理范围内的患者,不需要手术治疗(图 19-6)。

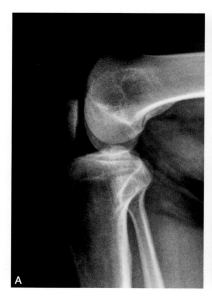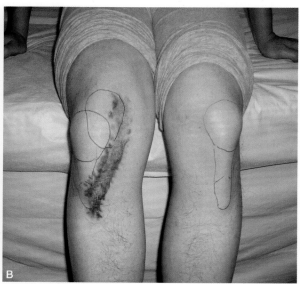

图 19-6　前交叉韧带重建术后低位髌骨患者
A. 由于术后石膏制动时间过长导致低位髌骨形成;B. 双膝外观,右膝髌骨目前的位置和正常位置(黑色圈)对比,显示髌骨低位。左膝髌骨为正常位置。患者疼痛轻微,活动度大致正常,不需要手术治疗。

（三）手术治疗

需要根据病因进行针对性治疗。

1. 胫骨结节源性　对于胫骨结节过度移位形成的低位髌骨,可重新进行胫骨结节截骨、移位和再固定,同时进行关节松解。

（1）髌骨旁内侧或外侧切口,显露胫骨结节和髌韧带全长。松解髌韧带两侧,探查并松解髌下脂肪垫区域。如同时存在关节内粘连,可同时松解内、外侧支持带并进行关节镜下髌上囊和两侧隐窝松解。

（2）用骨刀将胫骨结节截骨并完全游离。

（3）用轻柔持续的手法松解膝关节(MUA),恢复屈膝功能。

（4）根据术前的髌骨高度指数计算出胫骨结节需要向近端移位的距离,将骨块向近端移位并用克氏针临时固定,术中进行侧位 X 线透视,再次确认髌骨高度指数。

（5）髌骨高度恢复满意后,用 2~3 枚直径 4.5mm 皮质骨螺钉固定。

（6）术后屈膝 45°位临时制动。拔出引流管及消肿后开始积极进行屈膝和伸膝功能锻炼。术后 6 周内支具伸直位制动,避免过早负重。

（7）移位的距离:目前尚没有统一的标准。Caton 曾报道将胫骨结节向近端移位 1~3cm。O' Donnell 建议(未发表),移位的程度应以屈膝 90°时的股骨髁间窝顶作为参照标准,髌骨下极应不低于 Blumensaat 线。通常可参考健侧膝关节的髌骨高度。有时还需要有意增加髌骨高度,甚至形成高位髌骨,目的是改善屈膝活动度。

2. 髌韧带源性　创伤性、长时间制动及继发于前交叉韧带重建术后所形成的低位髌骨,多为髌韧带组织挛缩或炎性改变。对于挛缩明显者,在充分的髌韧带松解基础上进行髌韧带 Z 形延长(图 19-7);对于髌韧带有明显组织变性、组织质量差者,可考虑进行髌韧带重建(图 19-8);对于单纯炎性改变者,可进行髌韧带周围松解。

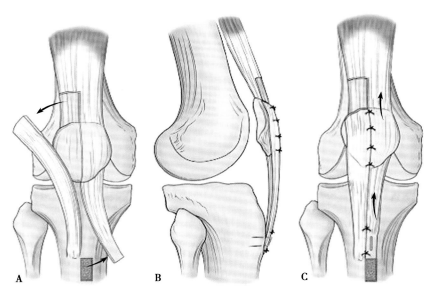

图 19-7　髌韧带 Z 形延长术示意

A. 髌腱从正中劈开,保留髌腱外侧半的胫骨止点,向近端游离,在髌骨骨膜下剥离并进一步向近端游离至股直肌腱外侧半,将股直肌腱外侧半切断;然后将髌腱内侧半的胫骨结节止点骨块切下; B. 将髌腱内侧半连同髌骨向近端移位;C. 近端移位后,将髌腱内外侧半、髌前腱膜、股直肌内侧半进行边-边缝合,胫骨结节止点使用门形钉固定在胫骨前方。

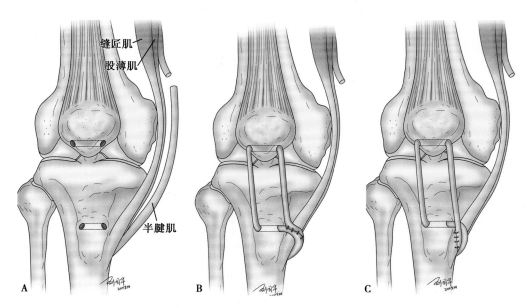

图 19-8 髌韧带重建手术示意

A.使用开口取腱器切取半腱肌腱,保留半腱肌腱的鹅足止点;在髌骨下极和胫骨结节分别制备骨隧道;B.将半腱肌腱的游离端依次穿过胫骨结节和髌骨下极骨隧道后,环绕重建髌韧带,半腱肌腱的游离端拉回至鹅足,与半腱肌腱的鹅足止点缝合固定;C.或者游离端直接与鹅足进行缝合固定。

3. **股四头肌源性** 股四头肌挛缩,导致整个伸膝装置短缩,屈膝位张力过大,髌骨向外侧脱位,形成低位髌骨。见于先天性和习惯性髌骨脱位。对于成人,治疗上首选胫骨结节近端移位术(图 19-9A),儿童可以进行股四头肌 V-Y 或 Z 形延长术(图 19-9B)。

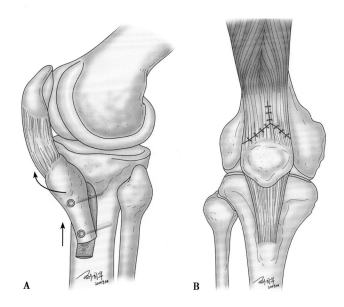

图 19-9 伸膝装置延长手术

A.胫骨结节截骨、近端移位手术;B.股四头肌 V-Y 延长术。

4. **复合源性**

(1) 常见于胫骨结节过度移位形成的医源性低位髌骨。前次手术胫骨结节向远端移位通常都在 3cm 以上, 胫骨结节、髌韧带、粘连构成复合性病理因素, 临床治疗非常棘手。由于长期处于非生理位置, 髌韧带挛缩且组织严重变性, 同时胫骨结节及胫骨近端骨质疏松, 都为再次手术带来困难。

（2）髌韧带长度和组织质量判断。术前常规行 MRI 检查, 观察髌韧带状况。髌韧带长度和质量允许者, 可行胫骨结节移位术; 髌韧带短缩严重但组织质量好者, 可考虑行髌韧带延长术; 长度和质量都不理想者, 需要髌韧带重建术。

（3）判断粘连范围。由于膝关节活动度受限, 低位髌骨多合并关节粘连。关节内粘连, 需要松解内、外侧支持带、髌上囊和两侧隐窝及髌下脂肪垫; 关节外粘连需要剥离髌上囊近侧的关节外部分, 包括股直肌和股中间肌与股骨干的粘连。

第四节　胫骨结节过度外偏与胫骨结节内移截骨术

一、历史回顾

1888 年, Roux 首先描述了胫骨结节内移截骨的手术技术（图 19-10A）。1938 年, Hauser 描述了胫骨结节内移加远端移位截骨术（图 19-10B）, 有效地解决了髌骨不稳定的问题, 优良率达 67% ~ 74%。然而, 随着时间的推移, 发现 Hauser 术式会继发较高的髌股关节炎发生率。1964 年, Elmslie 和 Trillat 不约而同地发明了胫骨结节内移截骨技术, 保留了截骨远端骨性合页, 是一种不全截骨术（图 19-11）, 称为 Elmslie-Trillat 截骨术, 也称为 Roux-Elmslie-Trillat 术式。

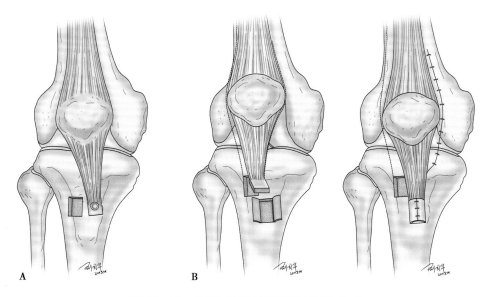

图 19-10　两种早期的胫骨结节截骨术

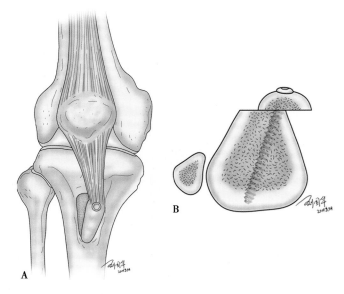

图 19-11　Elmslie-Trillat 内移截骨术

A. 分离髌韧带的内、外侧缘，显露髌韧带的胫骨结节止点，沿髌韧带止点的上缘、内缘和外缘进行截骨，宽度与髌韧带止点相同，向远端逐渐缩窄，保留远端的骨膜合页，骨块长度为 4~6cm，截骨深度因不同患者而异，需要避免截骨块过薄；以远端骨膜合页为轴，将骨块向内侧旋转，保证髌骨位于滑车中央，使用皮质骨螺钉固定截骨块；B. Elmslie-Trillat 截骨术的轴位观，显示截骨的方向、胫骨结节骨块内移和螺钉固定。

二、手术适应证

1. 复发性髌骨脱位。
2. 年轻患者。
3. 骨骺闭合。
4. 无髌股关节痛，无Ⅲ~Ⅳ度软骨损伤。
5. 胫骨结节过度偏外（TT-TG>20mm）（图 19-12）。

三、手术技术

笔者习惯于采用 Elmslie-Trillat 技术。其原理是将胫骨结节单纯向内侧平移，不做抬高，保持截骨远端合页完整（图 19-13）。

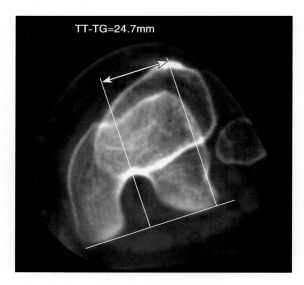

图 19-12　胫骨结节内移手术适应证：TT-TG>20mm

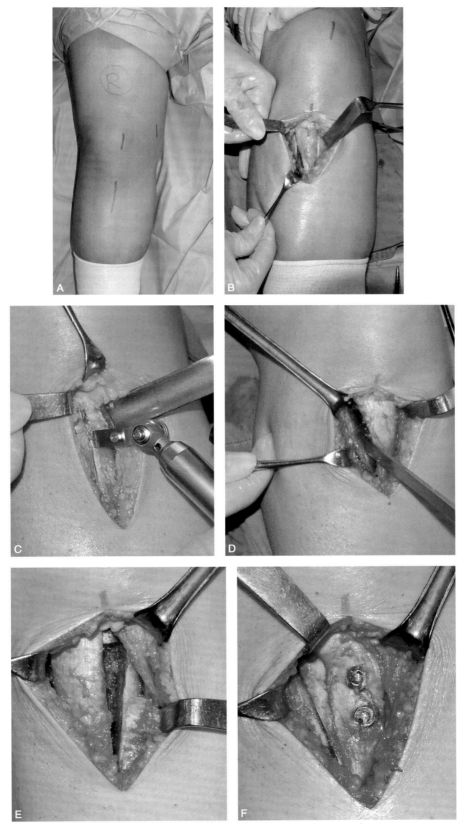

图 19-13 胫骨结节内移截骨手术步骤
A.手术切口(右膝);B.截骨区域显露;C.微型摆据截骨;D.骨刀撬动截骨块,保护远端骨性合页完整;E.根据内移距离进行受区截骨;F.内移并固定,受区截骨块移植于外侧。

第五节　髌股关节退变与胫骨结节前移（抬高）术

胫骨结节前移（抬高）手术可以有效地减轻髌股关节压力，据研究，胫骨结节抬高 10~15mm，髌股关节压力可减小 20%。

1976 年，Maquet 发表了胫骨结节抬高手术用于治疗髌股关节痛的报道。该技术是通过取自体髂骨骨块将胫骨结节单纯抬高 2.0~2.5cm（图 19-14）。

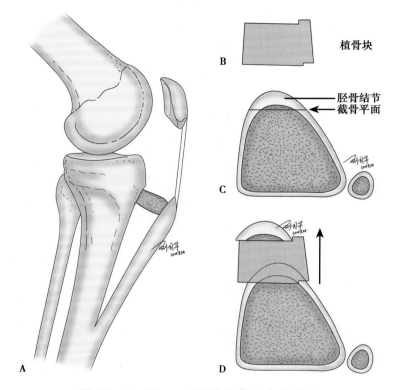

图 19-14　Maquet 胫骨结节抬高术示意
A. 胫骨结节内侧切口，使用扁平的骨刀进行胫骨结节连同胫骨嵴截骨，截骨面位于冠状面，截骨块厚度约 8mm，长度约 15cm，将截骨块撬起，在截骨块近端后方置入 2cm 厚的骨块，其他截骨间隙可以使用自体髂骨填充；B. 植骨块厚度 2cm；C. 轴位影像显示截骨面位于冠状面；D. 轴位影像显示植骨后的效果，胫骨结节单纯前移（抬高），并不伴有内移。

20 世纪 80 年代，Fulkerson 设计了一种斜行截骨术，将胫骨结节内移的同时进行抬高，不需要植骨。该技术由于操作简便而被广泛使用。虽然手术设计的初衷是用于治疗髌股关节疼痛，但也常用于髌骨不稳定合并软骨损伤的治疗。又称为 Fulkerson 技术（图 19-15）。

该手术适合于股骨滑车外侧、髌骨外侧和下极较大面积软骨病灶，而对于内侧、上极和广泛的软骨损伤不适用（图 19-16、图 19-17）。

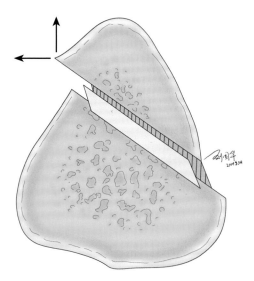

图 19-15 Fulkerson 胫骨结节内移抬高手术示意

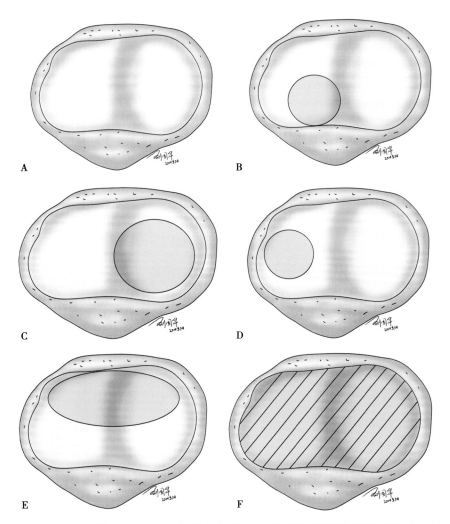

图 19-16 适合做 Fulkerson 截骨术的 Ficat Ⅰ型和Ⅱ型髌骨软骨损伤示意
A. 正常髌骨(内侧:左侧;外侧:右侧);B. Ficat Ⅰ型,髌骨下极软骨损伤;
C. Ficat Ⅱ型,髌骨外侧面软骨损伤;D. Ficat Ⅲ型,髌骨内侧面软骨损伤;
E. Ficat Ⅳ型,髌骨上极软骨损伤;F. Ficat Ⅴ型,髌骨广泛软骨损伤。

247

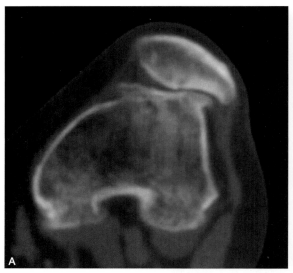
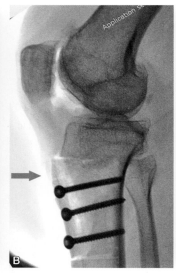
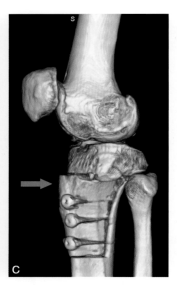

图 19-17　Fulkerson 截骨术治疗髌股关节炎示例

该病例为年轻女性患者,髌前区慢性疼痛。A. CT 显示髌股关节外侧面严重退变;B、C. 胫骨结节抬高加内移手术(红色箭头),即 Fulkerson 截骨术。

第六节　胫骨结节翻修手术

一、骨折术后继发低位髌骨与习惯性髌骨脱位

多种创伤原因均可导致伸膝装置挛缩,形成低位髌骨和习惯性髌骨脱位,常见于股骨远端骨折术后或髌骨骨折术后。针对性的治疗方法是延长伸膝装置,北京积水潭医院的做法是通过胫骨结节截骨、向近端移位达到延长的目的(图 19-18)。

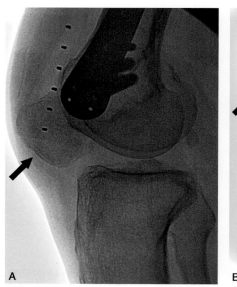
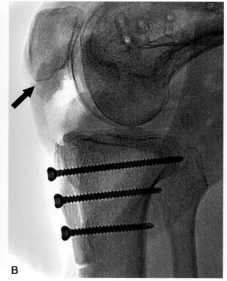

图 19-18　股骨远端骨折术后继发低位髌骨、习惯性脱位

A. 髌骨低位(黑色箭头),股骨远端可见前次手术的内固定接骨板;B. 再次手术进行胫骨结节截骨、向近端移位,恢复髌骨正常高度(黑色箭头),髌骨脱位得以纠正。

二、儿童习惯性髌骨脱位髌腱转位术后翻修

由于一些儿童病例的伸膝装置短缩纠正得不完全,部分患者术后仍残留脱位,再次接受手术时往往骨骺已经发育成熟,可按照成人术式进行翻修,需要进行胫骨结节近端移位手术。在翻修时需要考虑前次手术是否进行了髌腱转位手术。

儿童术式中的髌腱转位是常用手术。转位后的肌腱固定于胫骨结节内侧区域,固定方式包括缝线缝合及缝线锚钉固定。

如果初次手术时转位后的髌腱固定点较为靠近胫骨结节,在截骨时可适当扩大截骨范围,将该止点包括在骨块内(图 19-19)。

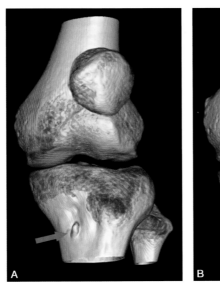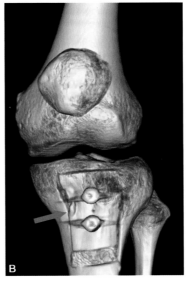

图 19-19　习惯性髌骨脱位儿童期髌腱转位术后翻修示例
A. 前次手术进行髌腱转位后固定于胫骨前内侧(红色箭头);B. 翻修时将截骨范围适当扩大、将原固定点包含在截骨块内(红色箭头)。

如果前次手术的固定点偏内侧较多,受截骨范围的限制,截骨块无法包含该止点,需要切断原转位的肌腱部分,原固定锚钉可不必取出。如果原转位的髌腱较窄,不影响髌韧带主体强度,简单切断即可(图 19-20);如果转位部分占原有髌腱宽度>1/2,则需要切断后与主体髌腱部分再编织缝合。

三、胫骨结节过度移位术后翻修

常见的过度移位类型包括:过度远端移位和过度内侧移位。

1. 过度远端移位　远端移位>1cm、造成伸膝装置短缩、导致屈膝受限者,保守治疗无效,需要进行翻修手术(图 19-21A、B)。

2. 过度内侧移位　内侧移位 1cm 以上造成伸膝装置内侧偏移,导致髌骨内侧脱位和内侧室骨关节炎提前发生,需要尽早进行翻修手术(图 19-21C、D)。

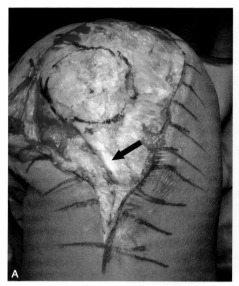
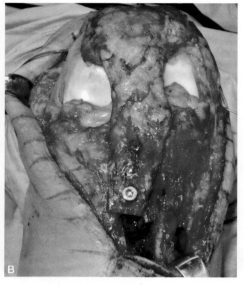

图 19-20　习惯性髌骨脱位、儿童期髌腱转位术后翻修示例

A. 该患者于儿童期行手术,包括髌韧带转位手术(黑色箭头所示为转位后的髌腱部分);B. 翻修时切除转位的髌腱部分,同时行胫骨结节截骨术和近端移位术。

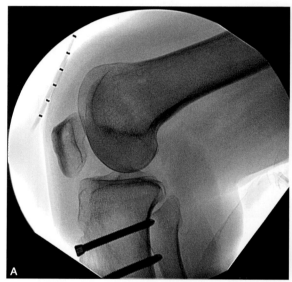
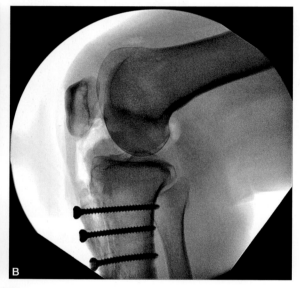

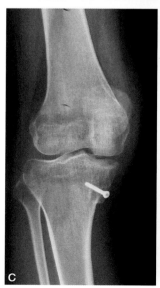
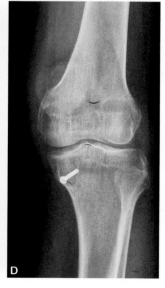

图 19-21　胫骨结节过度移位术后翻修示例

A. 胫骨结节远端移位过度,髌骨低位,屈膝受限;B. 翻修手术将胫骨结节重新近端移位;C、D. 双膝胫骨结节内移过度,翻修时应将胫骨结节外移,使 TT-TG 处于 10~15mm。

胫骨结节截骨术后实施翻修手术最大的顾虑是胫骨结节骨块强度和再固定强度问题。如果原截骨块过小,加重骨质吸收,术中难以达到有效的固定,会影响术后早期功能锻炼。

四、胫骨结节移位不足术后翻修

此种情况见于习惯性髌骨脱位、通过胫骨结节近端移位延长伸膝装置的手术。移位不足使得伸膝装置延长不充分,术后仍残留脱位。为达到髌骨完全复位,需要进行翻修手术(图 19-22)。

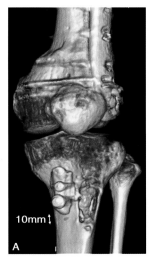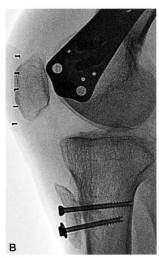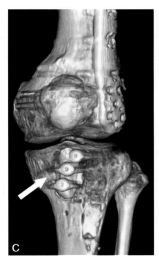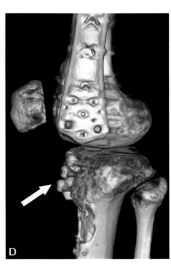

图 19-22　胫骨结节移位不足翻修示例
A、B. 习惯性髌骨脱位患者,于外院进行了胫骨结节近端移位术(10mm)和股骨远端旋转截骨术;
C、D. 翻修手术时将原截骨块(白色箭头所指)截下,向近端移位 20mm,并重新固定。

第七节　胫骨结节内侧偏置与外侧移位截骨术

正常情况下胫骨结节处于膝关节中线偏外侧位置,TT-TG 为正值。内侧偏置通常为医源性所致,见于胫骨结节内移过度,TT-TG 测量为负值(图 19-23)。

过度内移对于髌股关节和股胫关节均有较大影响,不仅会导致膝关节内侧室承受过度应力、过早出现退变,还会导致医源性髌骨固定性内侧脱位。

胫骨结节内侧偏置应及早发现并进行翻修手术。单纯的内侧偏置可进行截骨术和外侧移位手术,将 TT-TG 值恢复至 10~15mm。

对于髌骨固定性内侧脱位的病例,除进行上述结节外移手术外,还要进行髌股关节、膝关节内、外联合松解手术,重新复位髌骨。复位后检查髌骨的稳定程度,根据残留的不稳定的方向决定是否需要进行内侧髌股韧带和/或外侧髌股韧带重建手术(图 19-24)。

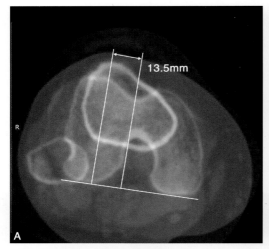
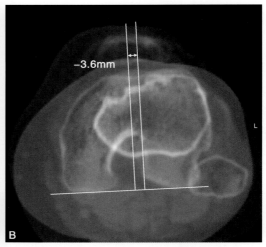
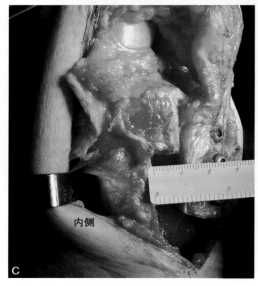

图 19-23　胫骨结节过度内移翻修示例
A. 右膝（健侧）TT-TG 值为 13.5mm，即胫骨结节最高点位于股骨滑车最低点外侧；B. 左膝（患侧）TT-TG 值为 −3.6mm。结节中点位于滑车最深点内侧；C. 翻修手术中将胫骨结节截骨、向外侧推移 10mm 并重新固定。

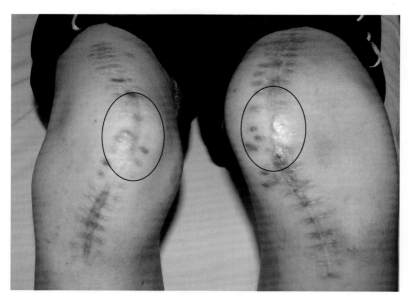

图 19-24　胫骨结节过度内移术后导致医源性髌骨内侧脱位示例

第八节　术后处理和并发症预防

一、术后处理

早期活动:术后佩戴可调节支具 6 周。拔出引流管及消肿后进行膝关节早期活动度及肌力训练。术后 4 周可部分负重,6~8 周可完全负重。按照规范进行手术操作,胫骨结节截骨块固定通常很牢靠,不需要术后额外制动。

术后 6 个月之内防止意外摔倒导致结节周围骨折。

二、并发症的预防

(一) 防止过度移位

1. 量化　胫骨结节向内侧和远端移位可以通过术中透视进行确认。通常情况下,胫骨结节向内侧移位的距离很少>10mm;向远端移位很少>10mm。向近端移位需要根据术中情况确定,无法预测。习惯性脱位病例术中需要根据完全屈曲膝关节时髌骨是否残留脱位决定胫骨结节向近端移位的距离,低位髌骨术中需要根据屈膝活动度,来判断移位距离。

2. 监测　术中透视进行监测。

(二) 防止固定失效

1. 截骨块　避免骨块过小。

2. 固定　使用 2~3 枚 4.5mm 直径皮质骨螺钉固定,避免应用小直径螺钉固定。

(三) 预防术后感染

1. 翻修病例　胫骨结节局部软组织条件不佳,更容易出现感染。

2. 术后血肿　充分引流,术后密切观察局部血肿和皮肤张力并及时处理。

(四) 预防术后结节区骨折

术后 6 个月内截骨周围区域骨质未恢复正常,应强调避免意外摔倒。

【小结】

1. 掌握适当的手术适应证　胫骨结节截骨术后可以有 5 个移位方向,各自有其适应证。

2. 强调量化　建议术中透视确认髌骨高度。

(冯　华)

参 考 文 献

[1] NOYES F R,WOJTYS E M,MARSHALL M T. The early diagnosis and treatment of developmental patella infera syndrome[J]. Clin Orthop Relat Res,1991(265):241-252.

[2] ROUX C. The classic. Recurrent dislocation of the patella:operative treatment[J]. Clin Orthop Relat Res,1979(144):4-8.

[3] CATON J,DESCHAMPS G,CHAMBAT P,et al. Patella infera. Apropos of 128 cases[J]. Rev Chir Orthop

Reparatrice Appar Mot,1982,68(5):317-325.

[4] HAUSER E D. Total tendon transplant for slipping patella—a new operation for recurrent dislocation of the patella[J]. Surg Gynecol Obstet,1938(66):199-214.

[5] TRILLAT A,DEJOUR H,COUTTE A. Diagnosis and treatment of recurrent dislocations of the patella[J]. Rev Chir Orthop Reparatrice Appar Mot,1964(50):813-824.

[6] COHEN Z A,HENRY J H,MCCARTHY D M,et al. Computer simulations of patellofemoral joint surgery. Patient-specific models for tuberosity transfer[J]. Am J Sports Med,2003,31(1):87-98.

[7] MAQUET P. Advancement of the tibial tuberosity[J]. Clin Orthop Relat Res,1976(15):225-230.

[8] FULKERSON J P. Anteromedialization of the tibial tuberosity for patellofemoral malalignment[J]. Clin Orthop Relat Res,1983(177):176-181.

[9] 冯华.髌股关节不稳定:临床评估与治疗[M].北京:人民军医出版社,2014:97-150.

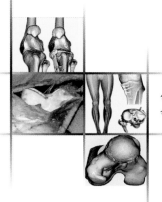

第二十章
胫骨结节近端移位术治疗习惯性髌骨脱位

习惯性髌骨脱位是指膝关节每次屈膝时均发生髌骨向外侧脱位,完全伸膝时有复位的趋势,髌骨能够复位到膝关节中线或者接近中线。对于习惯性髌骨脱位,如长时间不能复位,会导致髌股关节疼痛、响声、髌股关节骨关节炎和伸膝无力。因此,习惯性髌骨脱位即使没有症状也应治疗。对于习惯性髌骨脱位,如果手法强行限制髌骨脱位,则会出现膝关节屈膝受限。习惯性髌骨脱位可在儿童开始行走时出现症状,表现出蹲下后无法站起及不能跑、跳等症状。成人习惯性髌骨脱位的症状出现时间相对较晚,在髌骨脱位的疾病谱中,成人习惯性髌骨脱位比较罕见。

成人习惯性髌骨脱位的主要病因是伸膝装置挛缩和髌骨外侧结构挛缩,而胫骨结节外偏、股骨和胫骨扭转畸形、股骨滑车发育不良等,均可加重习惯性髌骨脱位的程度。

成人习惯性髌骨脱位的治疗原则与儿童不同,对于儿童习惯性髌骨脱位,由于儿童骨骺未闭,多可采用股四头肌延长来治疗伸膝装置挛缩和低位髌骨,而对于成人习惯性髌骨脱位,如果采用该方法,则手术风险和并发症发生率相对较高。目前,成人习惯性髌骨脱位治疗的相关文献很少,以个案报道为主,缺乏大宗病例的临床结果。文献报道的手术治疗技术包括外侧松解、股四头肌肌腱延长、伸膝装置近端和远端重排、胫骨结节内移、股骨截骨等。文献认为,单一的手术技术不能有效地治疗习惯性髌骨脱位,通常需要多种手术技术的联合应用。

笔者提出成人习惯性髌骨脱位的发病机制是伸膝装置挛缩和髌骨外侧结构挛缩,依据习惯性髌骨脱位的严重程度,提出了"轻度、中度和重度"的临床分型,使用以胫骨结节近端移位为核心技术的成人习惯性髌骨脱位"四合一"治疗方案,获得比较满意的临床疗效。

第一节　成人习惯性髌骨脱位的临床分型

1994 年 Dejour 等将髌股关节疾患分为髌骨脱位、潜在不稳定和髌股关节疼痛综合征三种类型;其中,髌骨脱位又分为习惯性髌骨脱位或固定性髌骨脱位(每次屈膝均发生髌骨向外侧脱位)、复发性脱位(膝关节近伸直位脱位,屈膝复位,偶尔发作)两个亚型。对于习惯性髌骨脱位,并没有进一步的分型。

255

　　笔者在工作中发现,习惯性髌骨脱位的严重程度和治疗方法并不相同,因此,依据髌骨发生脱位的屈膝角度和手法内推复位髌骨的难易程度,将习惯性髌骨脱位进行分型,并指导手术(表 20-1)。

表 20-1　成人习惯性髌骨脱位的临床分型方法和治疗策略

分型	临床表现	治疗策略
轻度	屈膝>90°时出现髌骨向外侧脱位,而且强行将髌骨复位后,患者屈膝能够超过 90°	外侧松解+MPFL 重建
中度	屈膝 60°～90°时出现髌骨向外侧脱位	外侧广泛松解、股外侧肌切断延长和 MPFL 重建
重度	屈膝<60°即可出现髌骨向外侧脱位,强行复位髌骨也无法将髌骨复位至中线位置,或者虽然髌骨能够复位,但是会导致患者无法屈膝	外侧广泛松解、股外侧肌切断延长、胫骨结节近端移位和 MPFL 重建

第二节　髌骨高度的评估

　　习惯性髌骨脱位的患者常合并低位髌骨,因此,术前需要评估髌骨高度。常用的评估髌骨高度的方法包括 Caton-Deschamps 指数(简称 Caton 指数)、Insall-Salvati 指数和 Blackburne and Peel 指数(图 20-1)。由于 Caton 指数很容易进行术前规划和评估胫骨结节移位的效果,因此,北京积水潭医院推荐使用 Caton 指数来评估髌骨高度,详见第十九章第二节。但是,对于重度习惯性髌骨脱位的患者,可能出现髌骨完全脱位,即使借助外力内推髌骨,也无法复位的情况,在膝关节侧位像上表现为股骨前方没有髌骨(图 20-2A)或者髌骨与股骨重叠(图 20-2B),这种情况,需要术中进行充分的外侧松解后,借助外力复位髌骨,然后术中拍摄膝关节侧位像,评估髌骨高度。

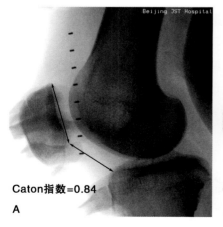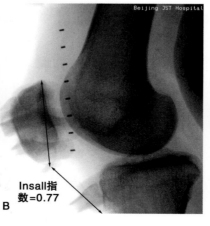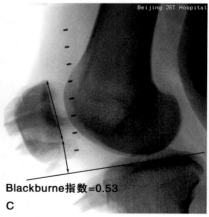

图 20-1　髌骨高度的测量方法

同一习惯性髌骨脱位的膝关节侧位像,采用不同的测量方法评估髌骨高度:A. Caton 指数的测量方法;B. Insall-Salvati 指数的测量方法;C. Blackburne and Peel 指数的测量方法。注意,此例患者在屈膝 30°髌骨已经向外侧完全脱位,因此需要术者将髌骨内推复位,才能维持髌骨位置,拍摄膝关节侧位 X 线片。

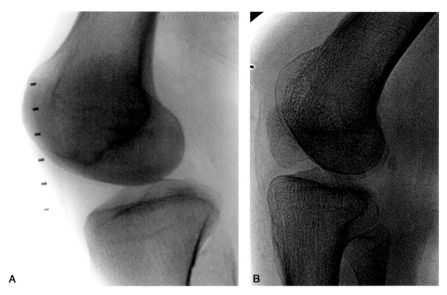

图 20-2　重度习惯性髌骨脱位患者的侧位影像
A. 由于髌骨向外侧完全脱位,表现为侧位像股骨前方没有髌骨;B. 髌骨与股骨重叠。

第三节　以胫骨结节近端移位为核心的治疗方法

一、手术策略

　　轻度习惯性髌骨脱位的特点是通过单纯髌骨外侧支持带松解,即可获得全范围屈膝时的髌骨稳定,然后再行 MPFL 重建。

　　中度习惯性髌骨脱位的特点是需要进行广泛的髌骨外侧软组织松解,松解范围从髌韧带外侧缘到髌骨外侧缘,再到股外侧肌的外侧缘;然后进行股外侧肌切断延长,以上操作完成后,患者即可获得全范围屈膝时的髌骨稳定,最后再行 MPFL 重建。

　　重度习惯性髌骨脱位的特点是即使采用外侧松解+股外侧肌切断延长后,仍然无法获得全范围屈膝时的髌骨稳定,需要进行胫骨结节近端移位术,其间可能需要反复调整胫骨结节的位置,直至全范围屈膝时髌骨能够维持复位,最后行 MPFL 重建。

二、手术步骤

　　1. 麻醉及体位　椎管内麻醉或全麻后患者取平卧位,患侧大腿上止血带。

　　2. 切口及显露　笔者建议无论轻度还是中、重度习惯性髌骨脱位患者,都应采用膝关节前正中直切口(图 20-3)。对于轻度习惯性髌骨脱位患者,可以先做小范围切开,如果单纯松解不能复位髌骨,可以很方便地延长切口并进行其他术式,例如股外侧肌切断延长,胫骨结节移位等。如果需要同时进行截骨矫形,可以适当延长切口。膝关节前正中直切口,从髌骨上极至胫骨结节,长度为 15～20cm。向外侧游离皮瓣,显露髌骨外侧的股外侧肌止点和髂胫

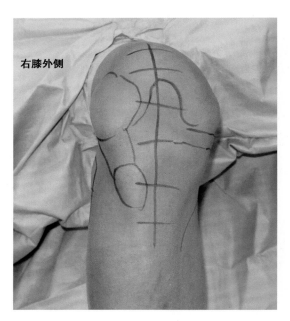

图 20-3 右膝习惯性髌骨脱位的切口设计
可见屈膝 90°时,髌骨向外侧完全脱位,术中使用膝前正中直切口,从髌骨上极至胫骨结节。

束,进行外侧松解;向内侧适度游离皮瓣,显露髌骨内缘,后续进行 MPFL 重建;显露胫骨结节,分离髌腱的内外侧边缘,向远端游离至胫骨结节下方 5~7cm 处,准备进行胫骨结节移位;显露鹅足,切取半腱肌腱,用于 MPFL 重建。

三、外侧软组织广泛松解

除了松解髌骨外侧支持带,还包括髌骨外侧与髂胫束之间的异常连接、股外侧肌腱,甚至包括瘢痕化的髌前脂肪垫和髌骨内侧结构。松解需要逐步进行,按照"髌骨外侧支持带→髂胫束→股外侧肌腱→髌前脂肪垫→髌骨内侧结构"的顺序进行松解(图 20-4),每松解一个结构,都需要评估髌骨的复位情况,决定是否需要继续松解下一个结构。

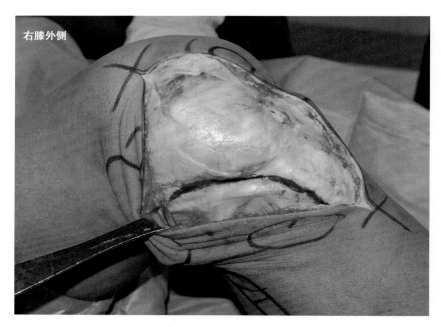

图 20-4 右膝髌骨外侧软组织结构松解的范围
使用记号笔标记髌腱外侧缘-髌骨外侧缘-髂胫束,准备按照髌骨外侧支持带→髂胫束→股外侧肌腱的顺序进行松解。

四、股外侧肌腱切断延长

仔细触摸分辨股外侧肌腱与股中间肌腱之间的界线,将股外侧肌腱在髌骨上缘进行 L 形切断(图 20-5、图 20-6A);切断后向近端分离至股外侧肌的肌腹,最终将切断的股外侧肌在松弛位置与股中间肌腱缝合(图 20-6B),达到延长股外侧肌的目的。

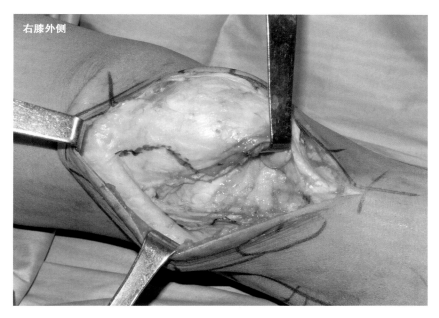

图 20-5　股外侧肌建切断延长

仔细触摸分辨股外侧肌腱与股中间肌腱之间的界线,将股外侧肌腱在髌骨上缘进行 L 形切断,向近端松解延长。

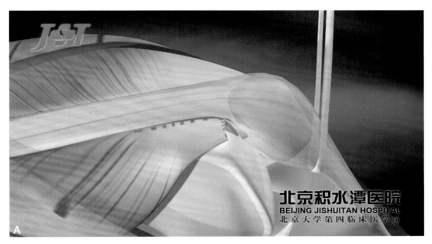

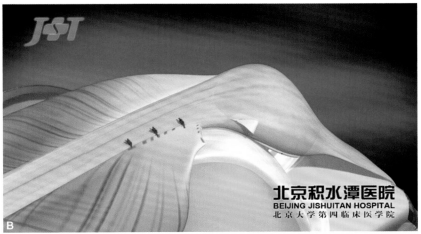

图 20-6　股外侧肌切断延长示意

A. 股外侧肌腱在髌骨上缘进行 L 形切断,沿外侧肌与中间肌的间隙向近端松解;B. 最终将切断的股外侧肌在松弛位置与股中间肌缝合,完成股外侧肌延长。

五、胫骨结节近端移位

这是习惯性髌骨脱位手术治疗的关键步骤。使用电刀沿髌腱在胫骨结节止点标记,根据髌腱止点的宽度,确定胫骨结节截骨的范围,一般胫骨结节截骨块宽度约 3cm,长度为 5~7cm,使用微动摆锯沿胫骨结节的上、下缘和内、外侧缘截骨,切下梯形的胫骨结节骨块(图20-7A)。在骨槽近端使用电刀标记移位后的位置,通常向近端移位的距离为 10mm。胫骨结节向近端移位后,可使用克氏针临时固定截骨块(图 20-7B),屈伸膝关节评估髌骨复位情况,如果大角度屈膝时仍会出现髌骨向外侧脱位,则可能与胫骨结节向近端移位距离不足或外侧结构松解不足有关,需要进一步向近端移位(图 20-8B)或松解外侧结构。确认髌骨在膝关节全范围屈伸活动时均不会脱位后,使用 2~3 枚皮质骨螺钉固定胫骨结节的截骨块(图 20-8C)。

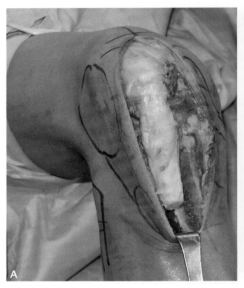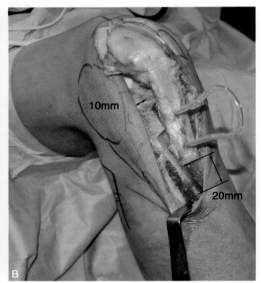

图 20-7　胫骨结节截骨术
A. 用微动摆锯进行胫骨结节截骨,截下的骨块要足够大,一般宽度约 3cm,长度为 5~7cm;B. 此例患者进行胫骨结节移位,向近端移位 20mm,同时内移 10mm。

六、胫骨结节截骨内侧移位

根据术前 CT 测量的 TT-TG 决定胫骨结节是否需要向内侧移位及移位的程度。对于 TT-TG>20mm 的患者,需要进行胫骨结节内移截骨,移位距离=(术前 TT-TG 值)-10mm,通常可以与近端移位同时进行(图 20-7B)。在进行胫骨结节内移时,需要参考屈膝 90°位股骨滑车中线的位置,内移后的胫骨结节中心,不要置于股骨滑车中心线的内侧,否则术后可能会出现严重的髌骨内视。

七、内侧髌股韧带重建

确认髌骨在膝关节全范围屈伸活动时处于中立位后,行 MPFL 重建。

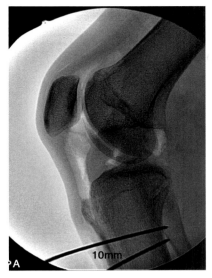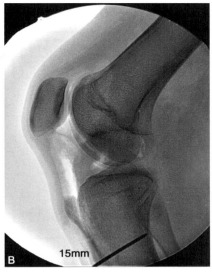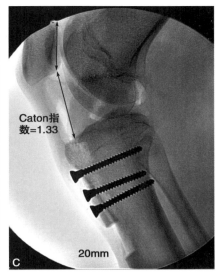

图 20-8 习惯性髌骨脱位的患者进行胫骨结节近端移位,可能需要多次调整
A.第一次向近端移位 10mm,屈膝仍然会出现髌骨脱位;B.再次向近端移位至 15mm,仍然不能复位;C.最终向近端移位至 20mm,能够获得全范围屈伸膝活动髌骨不再脱位,使用皮质骨螺钉固定,最终髌骨高度 Caton 指数为 1.33。

八、关闭切口

松止血带后,充分止血,放置引流管,修补外侧关节囊,逐层缝合,关闭切口。术后使用膝关节支具固定。

第四节 术后康复方案

术后使用伸直位支具固定 6 周,术后第 2 天开始进行股四头肌主动收缩训练、膝关节伸直和弯曲训练。膝关节活动度要求在术后即刻达到完全伸直,术后 1 个月屈膝达到 90°,术后 2 个月屈膝达到 120°,如果术后 3 个月屈膝仍然不能超过 90°,需要进行松解手术。术后 2 个月开始部分负重,术后 3 个月完全负重,并且锻炼上下楼梯,术后 6 个月逐渐达到慢跑等轻量级体育活动。

第五节 临 床 结 果

北京积水潭医院回顾性分析了 2011 年 1 月至 2016 年 1 月,治疗习惯性髌骨脱位并随访 2 年以上的 36 例患者资料,男 12 例,女 24 例;年龄 15~44 岁,平均 24.0 岁;翻修手术 10 例,初次手术 26 例。所有患者均获得随访,随访时间 23~78 个月,平均随访 38.6 个月。无一例发生髌骨再次脱位。

一、术后临床表现及影像学检查

36 例患者术后均未出现再次髌骨脱位,大角度屈膝至深蹲时髌骨不会向外侧脱位。

依据习惯性髌骨脱位临床分型标准,本组病例中轻度患者 1 例(详细资料请见下文典型病例),术后膝关节影像学检查结果示髌骨适合角由术前的 72°改善为术后的 5°,Caton 指数为 0.82,TT-TG 为 28mm,股骨滑车沟角 150°。因患者未进行胫骨结节移位术和股骨滑车成形术,故 Caton 指数、TT-TG、股骨滑车沟角均未变化。Lysholm 评分由术前的 59 分改善为术后的 100 分,Kujala 评分由术前的 55 分改善为术后的 83 分。

中度习惯性髌骨脱位患者 6 例,进行外侧广泛松解、股外侧肌切断延长和 MPFL 重建术,其中 2 例患者进行胫骨结节内移,平均内移距离为 12.5mm,6 例患者均未进行胫骨结节近端移位。术后所有患者髌骨均恢复稳定性和正常对合关系,没有再脱位的病例。术前与术后膝关节影像学检查结果和主观评分详见表 20-2。

表 20-2　中度习惯性髌骨脱位的患者(6 例)术前与术后对比

项目	术前	术后	P 值	说明
髌股适合角/°	82.2±11.7	6.9±26.4	0.027	
Caton 指数	0.77(0.64~1.14)	0.78(0.75~1.14)	0.109	未近端移位
TT-TG/mm	18.8±2.2	15.7±5.9	0.423	2 例内移,平均 12.5mm
股骨滑车沟角/°	153.7±8.8	153.6±8.5	0.042	未进行滑车成形术
Lysholm 评分/分	61(59~70)	93(87~100)	0.027	
Kujala 评分/分	55.0±4.1	83.8±1.9	0.000	

注:表中 Caton 指数和 Lysholm 评分使用中位数(均值)表示。

重度习惯性髌骨脱位患者 29 例,所有患者均进行外侧广泛松解、股外侧肌切断延长、胫骨结节近端移位和 MPFL 重建,术前与术后膝关节影像学检查和主观评分结果详见表 20-3。

表 20-3　重度习惯性髌骨脱位的患者(29 例)术前与术后对比

项目	术前	术后	P 值	说明
髌股适合角/°	75.0±27.3	0.0±21.0	0.000	平均减少 75.0°
Caton 指数	0.76±0.24	1.06±0.24	0.000	平均近端移位 9.9mm
TT-TG/mm	22.9±5.1	6.0±4.9	0.000	平均内移 11.6mm
股骨滑车沟角/°	155.9±11.1	148.5±11.1	0.093	3 例滑车成形
Lysholm 评分/分	66.0±8.0	93.7±3.0	0.000	
Kujala 评分/分	52.3±3.7	83.4±3.7	0.000	

二、膝关节活动度

轻度和中度组的习惯性髌骨脱位患者术后均未出现膝关节活动受限。6 例重度习惯性髌骨脱位患者在术后 2 年随访时发现存在屈膝受限 10°~30°,平均(17.5±7.6)°,但未存在伸膝受限,未进行进一步处理。其余 23 例习惯性髌骨重度脱位患者均未出现膝关节活动受限。

三、术后并发症

29 例重度习惯性髌骨脱位患者中有 4 例出现术后并发症,包括 2 例行胫骨结节移位术后出现胫骨骨折,其中1例采用切开骨折复位接骨板内固定术,另1例骨折无移位行支具固定治疗,2例患者骨折均愈合,膝关节活动度和功能未受影响;1例一期行股骨远端截骨术矫正膝外翻,二期取接骨板的同时行外侧松解、胫骨结节移位、滑车成形和MPFL重建术的患者,术后摔倒致股骨截骨处再骨折,行骨折复位内固定后6个月骨折愈合,患者最终膝关节活动度正常;1例患者术后切口近端出现血肿,穿刺显示为活动性出血,二次手术探查发现股外斜肌松解的肌肉断端内有活动性出血,彻底止血后出血停止。

本组36例患者无一例发生伤口感染、血管及神经损伤。

四、典型病例

(一) 病例1　轻度习惯性髌骨脱位

患者女性,44岁。主因"双膝习惯性髌骨脱位"入院。患者双膝屈膝角度>100°时,髌骨向外侧脱位(图20-9A、B)。由于患者右侧明显膝外翻,行股骨远端内侧闭合截骨术(图20-9C、D)。截骨术后,髌骨恢复正常的对合关系,全范围屈伸膝活动髌骨不再脱位。此例患者术后2年取内固定时检查,全范围屈膝右膝髌骨位置正常,左膝(未手术)仍然是习惯性髌骨脱位(图20-9E、F)。

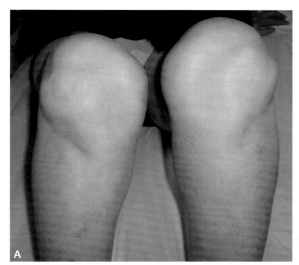
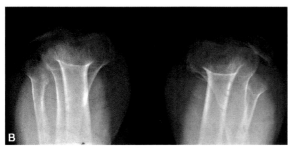
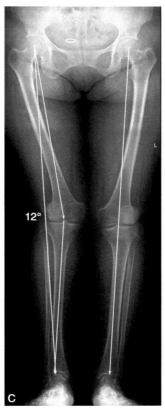
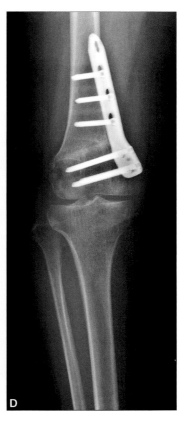

图20-9　双膝轻度习惯性髌骨脱位病例

患者女性,44岁。A.患者双膝屈膝角度>100°时髌骨向外侧脱位;B.屈膝120°时髌骨切线位X线片,显示双侧髌骨向外侧脱位;C.术前下肢负重位全长X线片显示右膝外翻12°;D.进行右膝股骨远端内侧闭合截骨术纠正膝外翻。

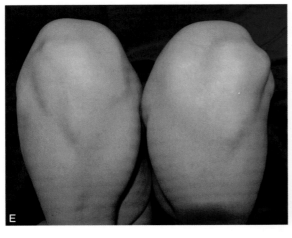

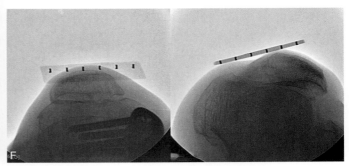

图 20-9(续)　双膝轻度习惯性髌骨脱位病例

E. 术后 2 年取内固定时检查可见屈膝 130°时右膝(术后)髌骨位置正常,左膝(未手术侧)髌骨向外侧脱位;F. 术后 2 年屈膝 120°时髌骨切线位 X 线片,可见右膝(术后)髌骨对合关系正常,左膝(未手术侧)髌骨向外侧脱位。

(二) 病例 2　中度习惯性髌骨脱位

患者女性,17 岁。主因"左膝中度习惯性髌骨脱位"入院。入院查体可见屈膝超过 60°时髌骨向外侧脱位(图 20-10A~C)。术中广泛松解髌骨外侧结构,切断股外侧肌并向近端松解延长,胫骨结节内移截骨,重建 MPFL。术后髌股关节的对合关系恢复正常,屈膝不再出现髌骨向外侧脱位(图 20-10D~G)。由于没有进行胫骨结节近端移位,因此术前与术后髌骨高度没有变化(图 20-10H、I)。

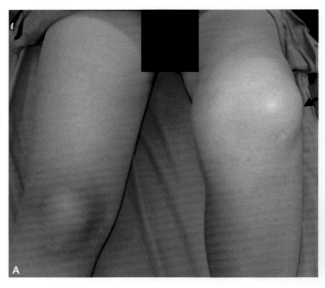

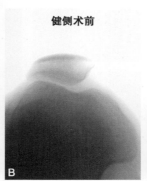

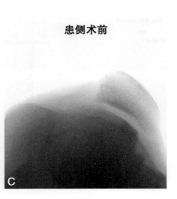

健侧术前　　　　患侧术前

图 20-10　左膝中度习惯性髌骨脱位病例

患者女性,17 岁。A. 左膝屈膝超过 60°髌骨向外侧脱位(黑色箭头);B、C. 此例患者术前大角度屈膝的髌骨切线位 X 线片,可见右膝(健侧)髌股关节对合关系正常(B),左膝髌骨向外侧脱位(C),符合习惯性髌骨脱位的诊断。

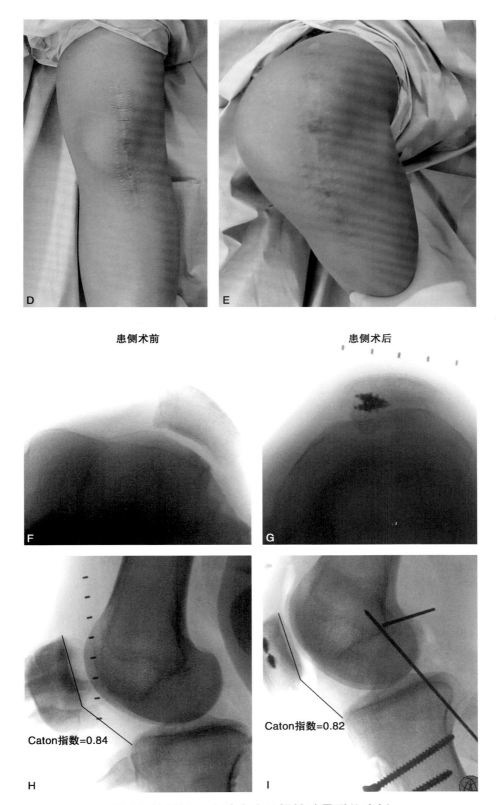

图 20-10(续)　左膝中度习惯性髌骨脱位病例

D、E. 术后 2 年取出内固定物,检查髌骨轨迹恢复正常,从伸直位到屈膝位髌骨不再向外侧脱位;
F、G. 术前(F)与术后(G)膝关节 X 线片对比,大角度屈膝的髌骨切线位 X 线片可见患侧术前髌骨
向外侧脱位,术后髌股关节的对合关系恢复正常;H、I. 由于此例患者未进行胫骨结节向近端移位,
因此术前(H)与术后(I)髌骨高度相同,Caton 指数=0.8。

（三）病例 3　重度习惯性髌骨脱位

患者男性,18 岁。主因"双膝关节重度习惯性髌骨脱位"入院(图 20-11A、B)。此例患者进行了右膝手术,术中进行了广泛的外侧松解、股外侧肌腱切断、Z 字延长,胫骨结节向近端和内侧移位,其中向近端移位是此例手术的关键步骤;全范围活动膝关节检查髌骨不再脱位后,最后行 MPFL 重建(图 20-11C~J)。术后 2 年复查,患者髌股关节对合关系正常,没有再次脱位(图 20-11K~N)。

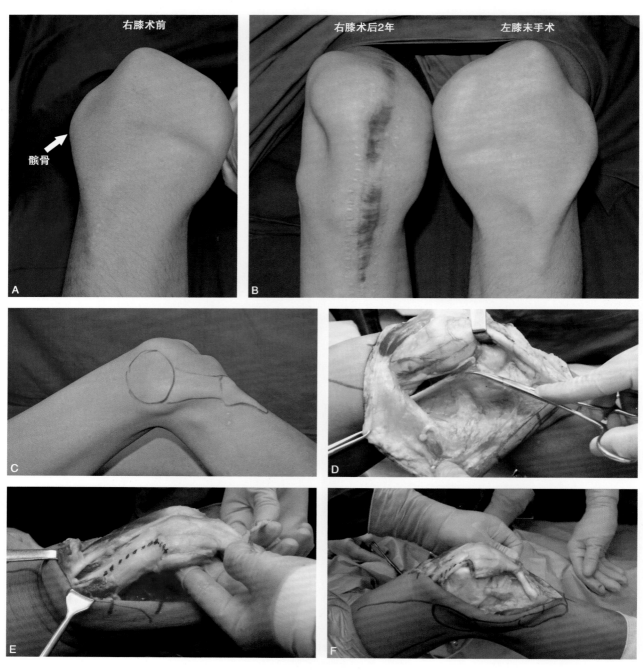

图 20-11　双膝重度习惯性髌骨脱位病例

患者男性,18 岁。A. 右膝术前屈膝位髌骨向外侧完全脱位;B. 术后 2 年,可见屈膝位右膝髌骨位置正常,左膝(未手术侧)仍然脱位。C~J. 手术流程。C. 右膝屈膝 60°左右髌骨完全脱位;D. 术中首先进行广泛的外侧松解,松解髌骨外缘与髂胫束之间的异常连接;E. 触摸探查股外侧肌与股中间肌的间隙,标记股外侧肌 L 形切断的位置;F. 将股外侧肌腱切断并向近端松解,最终进行 Z 字延长。

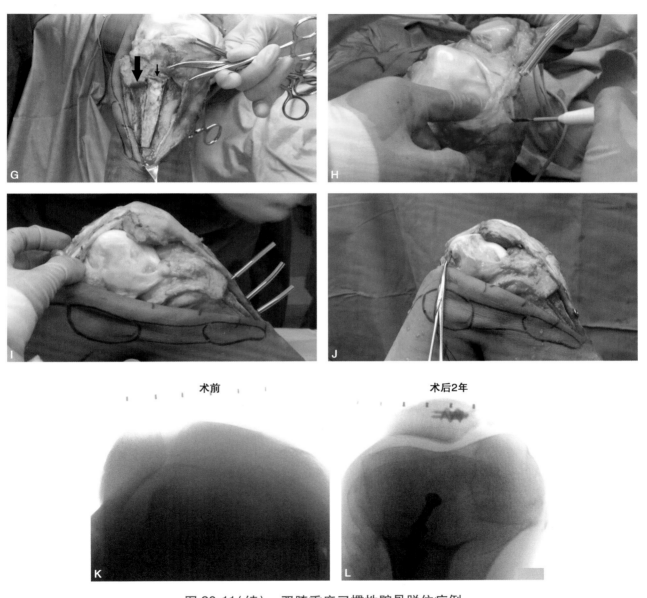

术前　　　　　　　　　　术后2年

图 20-11(续)　双膝重度习惯性髌骨脱位病例

G.胫骨结节向近端和内侧移位,图中可见胫骨结节原始位置(黑色粗箭头)和移位后的位置(黑色细箭头),向近端移位是此类手术的关键步骤;H.进一步松解挛缩的髌前脂肪垫和内侧关节囊,恢复髌骨高度;I.胫骨结节移位后,使用克氏针临时固定胫骨结节,检查髌骨稳定性;J.全范围活动膝关节,髌骨不再脱位后,最后行 MPFL 重建;K.术前大角度屈膝的髌骨切线位显示:髌骨向外侧完全脱位;L.术后 2年,大角度屈膝的髌骨切线位可见髌骨恢复正常的对合关系。

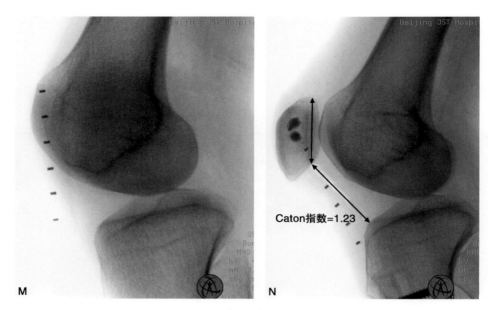

图 20-11(续)　双膝重度习惯性髌骨脱位病例

M. 术前因为髌骨完全脱位在外侧,膝关节侧位 X 线片在股骨滑车前方看不到髌骨,无法评估髌骨高度;N. 术后膝关节侧位 X 线片可见髌骨位置恢复正常,测量 Caton 指数 = 1.23。

第六节　习惯性髌骨脱位的治疗要点

一、习惯性髌骨脱位的分度和治疗方案

对于轻度习惯性髌骨脱位的患者,特点是大角度脱位,髌骨向外侧脱位的屈膝角度往往超过 90°,强行将髌骨复位后,患者也能够屈膝超过 90°。对于此类患者,一般外侧松解就能够使髌骨复位,再联合 MPFL 重建就能获得髌骨稳定。文献报道的那些通过外侧松解联合内侧紧缩或 MPFL 重建治疗成功的习惯性髌骨脱位的病例,可能就属于轻度习惯性髌骨脱位病例。轻度习惯性髌骨脱位比较少见,也容易与复发性髌骨脱位混淆,需要鉴别。

中度习惯性髌骨脱位患者的特点是中等角度脱位,一般在屈膝超过 60°左右髌骨出现向外侧脱位,对于此类患者,一般需要外侧松解联合股外侧肌切断,才能使髌骨复位。

重度习惯性髌骨脱位患者的特点是小角度脱位,即患者在屈膝<60°时就已经出现髌骨向外侧脱位,甚至有些患者在伸直位髌骨就已经脱位(即固定性脱位),强行复位髌骨会导致无法屈膝,或者即使在伸直位髌骨也无法强行复位至中线位置。对于此类患者,除了广泛松解和股外侧肌切断以外,重要的步骤是将胫骨结节向近端移位,恢复伸膝装置的长度,才能复位髌骨。重度习惯性髌骨脱位在临床比较常见,治疗的难度最大。

根据习惯性髌骨脱位患者的脱位角度和复位的难易程度,将习惯性髌骨脱位分为轻、中、重三度,不但能够反映习惯性髌骨脱位的严重程度,而且能够指导不同的治疗方案。临床医师可以根据这种分度方法,评估手术治疗的难易程度和风险。另外,从本组病例的分度可以看出,轻度的病例数最少,仅占 2.8%(1/36),重度的患者最多,占 80.6%(29/36),说明

绝大多数习惯性髌骨脱位的患者是复杂病例,无法通过单纯外侧松解和 MPFL 重建达到复位的目的。

二、手术技巧

术前根据习惯性髌骨脱位的分度,确定需要松解的范围,术中需要按步骤逐步松解。每松解一个结构,需要评估髌骨的复位情况,决定是否需要继续松解下一个结构。首先松解髌骨外侧支持带和髌骨与髂胫束之间的异常连接,评估松解后髌骨脱位的角度是否得到改善,如果无法复位,继续切断股外侧肌腱。这两个步骤完成后,多数病例能够获得 0°~90°屈膝范围的髌骨稳定性,但是,继续屈膝会出现髌骨脱位。接下来需要进行伸膝装置的延长,北京积水潭医院的经验是通过胫骨结节近端移位来延长伸膝装置,这是习惯性髌骨脱位治疗的关键步骤。在胫骨结节近端移位的过程中,可以使用克氏针临时固定胫骨结节截骨块,方便反复调整截骨块的位置。胫骨结节近端移位后,需要进一步松解瘢痕化的髌前脂肪垫和髌骨内侧结构,才能完全恢复髌骨的高度。再次评估屈膝时髌骨的稳定性,如果全范围屈膝时髌骨仍然脱位,需要重复松解和胫骨结节近端移位的步骤。最终需要达到全范围屈膝时,髌骨都能够维持复位。

对于延长伸膝装置,北京积水潭医院的经验是首选胫骨结节近端移位,矫正低位髌骨,恢复正常的髌骨高度。有文献报道,可以使用股四头肌延长术治疗儿童习惯性髌骨脱位。但是对于成人,股四头肌延长术导致关节粘连的可能性很大,效果与儿童有很大区别,应慎重选择。

总之,习惯性髌骨脱位的临床治疗可以采用"四合一"技术,包括外侧广泛松解(主要指髌骨外侧广泛松解)术、股外侧肌腱切断延长术、胫骨结节近端移位术和 MPFL 重建术。临床医师根据患者的不同类型,选择合适的手术技术,才能有效恢复习惯性髌骨脱位的髌骨对合关系。

【小结】

1. 习惯性髌骨脱位需要与复发性髌骨脱位相鉴别,两种疾患的临床表现和治疗方法不同,应避免误诊,鉴别方法见表 20-4。

表 20-4　复发性髌骨脱位与习惯性髌骨脱位的鉴别

项目	复发性髌骨脱位	习惯性髌骨脱位
年龄	青少年,年轻患者	青少年,年轻患者
性别	女性多见	无差别
脱位的角度	膝关节近伸直位可能发生脱位	屈膝位脱位
脱位的频度	偶尔脱位	每次屈膝都会脱位
可复性	自动复位	伸膝复位
可能的发病机制	内侧过松(MPFL 损伤)	伸膝装置挛缩+外侧挛缩
髌骨位置	可能高位髌骨	低位髌骨常见
合并症	高位髌骨、滑车发育不良、胫骨结节外偏、膝外翻、前倾角、胫骨外旋、关节松弛	低位髌骨、滑车发育不良、胫骨结节外偏、膝外翻、前倾角、胫骨外旋、关节松弛

2. 对于习惯性髌骨脱位,重要的发病机制是伸膝装置挛缩和外侧结构挛缩,因此广泛的外侧松解(主要指髌骨外侧广泛松解)和伸膝装置延长是治疗的重点。

3. 通过外侧松解和伸膝装置延长,保证髌骨在全范围屈伸膝活动过程中不再脱位,最终才能进行 MPFL 重建,不能依靠 MPFL 牵引髌骨复位。

(张　辉)

参 考 文 献

[1] SONG G Y,ZHANG H. ,ZHANG J,et al. Tibial tubercle proximalization as quadriceps lengthening in treating severe habitual patellar dislocation in adults[J]. Knee,2019. 26(6):1437-1444.

[2] SONG G Y,ZHANG H,ZHANG J,et al. Tibial Tubercle Proximalization:A Novel Technique to Lengthen the Extensor Mechanism in Skeletally Mature Patients With Lateral Habitual Patellar Dislocations[J]. Orthop J Sports Med,2019. 7(3):2325967119831642.

[3] 张辉,冯华,刘心,等. 成人习惯性髌骨脱位的分型与治疗[J]. 中华骨科杂志,2018,38(5):272-279.

[4] 张辉,冯华,刘心,等. 成人重度习惯性髌骨脱位的手术治疗[J]. 骨科临床与研究杂志,2018,3(1):2-6.

[5] 李岳,张辉,宋关阳,等.胫骨结节近端移位手术治疗重度习惯性髌骨脱位:一项回顾性临床研究[J]. 中国运动医学杂志,2017,36(11):945-949.

[6] 李岳,张辉,宋关阳,等.外侧结构松解治疗轻、中度习惯性髌骨脱位:一项回顾性临床研究[J]. 中国运动医学杂志,2017,36(10):847-851.

[7] 宋关阳,张辉,冯华. 治疗成年人重度习惯性髌骨脱位的新方法:以胫骨结节近端移位术为核心的"四合一"联合手术[J]. 中国运动医学杂志,2018,37(12):983-988.

[8] CATON J H,DEJOUR D. Tibial tubercle osteotomy in patello-femoral instability and in patellar height abnormality[J]. Int Orthop,2010,34(2):305-309.

[9] BATRA S,ARORA S. Habitual dislocation of patella:A review[J]. J Clin Orthop Trauma,2014,5(4):245-251.

[10] 吕学敏,闫桂森,郭源,等. 复合软组织手术对儿童习惯性髌骨脱位髌股关节适应性的影响[J]. 中华骨科杂志,2010,30(9):870-875.

[11] ROUGRAFF B T,REECK C C,ESSENMACHER J. Complete quadriceps tendon ruptures[J]. Orthopedics,1996,19(6):509-514.

[12] SARAGAGLIA D,PISON A,RUBENS. DUVAL B. Acute and old ruptures of the extensor apparatus of the knee in adults(excluding knee replacement)[J]. Orthop Traumatol Surg Res,2013,99(1 Suppl):S67.

[13] SHEN H C,CHAO K H,HUANG G S,et al. Combined proximal and distal realignment procedures to treat the habitual dislocation of the patella in adults[J]. Am J Sports Med,2007,35(12):2101-2108.

[14] CHEN H,ZHAO D,XIE J,et al. The outcomes of the modified Fulkerson osteotomy procedure to treat habitual patellar dislocation associated with high. grade trochlear dysplasia[J]. BMC Musculoskelet Disord,2017,18(1):73.

[15] BOHU Y,THAUNAT M,LEFEVRE N,et al. Treatment of habitual patellar dislocation in an adult by isolated medial patellofemoral ligament reconstruction[J]. Case Rep Orthop,2014,2014:647272.

[16] MATSUSHITA T,KURODA R,ARAKI D,et al. Medial patellofemoral ligament reconstruction with lateral soft tissue release in adult patients with habitual patellar dislocation[J]. Knee Surg Sports Traumatol Arthrosc,2013,21(3):726-730.

［17］　KWON J H，KIM J I，SEO D H，et al. Patellar dislocation with genu valgum treated by DFO［J］. Orthopedics，2013，36（6）：840-843.

［18］　DEJOUR H，WALCH G，NOVE-JOSSERAND L，et al. Factors of patellar instability：an anatomic radiographic study［J］. Knee Surg Sports Traumatol Arthrosc，1994，2（1）：19-26.

［19］　LYSHOLM J，GILLQUIST J. Evaluation of knee ligament surgery results with special emphasis on use of a scoring scale［J］. Am J Sports Med，1982，10（3）：150-154.

［20］　KUJALA U M，JAAKKOLA L H，KOSKINEN S K，et al. Scoring of patellofemoral disorders［J］. Arthroscopy，1993，9（2）：159-163.

［21］　LAI K A，SHEN W J，LIN C J，et al. Vastus lateralis fibrosis in habitual patella dislocation：an MRI study in 28 patients［J］. Acta Orthop Scand，2000，71（4）：394-398.

［22］　DEIE M，OCHI M，SUMEN Y，et al. Reconstruction of the medial patellofemoral ligament for the treatment of habitual or recurrent dislocation of the patella in children［J］. J Bone Joint Surg Br，2003，85（6）：887-890.

［23］　GAO G X，LEE E H，BOSE K. Surgical management of congenital and habitual dislocation of the patella ［J］. J Pediatr Orthop，1990，10（2）：255-260.

［24］　BERGMAN N R，WILLIAMS P F. Habitual dislocation of the patella in flexion［J］. J Bone Joint Surg Br，1988，70（3）：415-419.

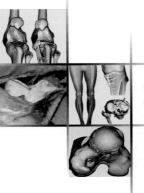

第二十一章
髌骨脱位合并膝外翻畸形的手术治疗

第一节 概 述

髌骨脱位是一种发育不良综合征,常合并多种下肢骨性畸形,包括膝关节局部畸形和下肢力线异常。前者如滑车发育不良和胫骨结节外偏,后者如股骨和/或胫骨旋转畸形以及膝外翻。

无论是复发性还是习惯性髌骨脱位,合并膝外翻畸形都是较为常见的。严重膝外翻畸形(>10°)导致髌骨承受过度的外向应力,髌骨脱位的易患性增高。忽略严重畸形的矫正可影响髌骨脱位的手术疗效,因而受到广泛关注。

矫正单纯的外翻畸形时,经典的股骨远端和胫骨近端截骨术已经得到广泛应用。然而当外翻畸形合并髌骨脱位时,呈现出一些新的特点,值得进行重新考量和手术设计。

本章节将通过一些典型病例进行展示和分析,有助于术者寻找到对患者和手术实施更为有利的治疗方案。

第二节 髌骨脱位和股骨远端截骨术

一、外侧张开式截骨术

该术式由于存在截骨端延迟愈合或不愈合的潜在风险以及需要植骨、术后出血量相对较多等顾虑,对于矫正单纯的膝外翻畸形,相比于内侧闭合式截骨术较少被采用。然而,当膝外翻合并髌骨脱位时,外侧张开式截骨术的优势较为突出:接骨板位于外侧,不干扰 MPFL 重建,可以一期完成膝外翻矫正和髌骨稳定手术,避免多次手术。张开截骨术后的伤口引流量较闭合式截骨术要多,但通常在合理范围内,矫正<10°的畸形也不需要植骨。作者的病例系列中尚未出现延迟愈合及不愈合,也未出现关节粘连等并发症。

(一) 习惯性、固定性髌骨脱位

选择外侧张开式截骨术,使得一次手术可以完成畸形矫正、胫骨结节截骨和 MPFL 重建三个手术步骤(图 21-1、图 21-2)。如果选择内侧闭合式截骨术,则至少需要两次手术才能完成(一期截骨术,二期取接骨板的同时进行韧带重建和胫骨结节移位)。

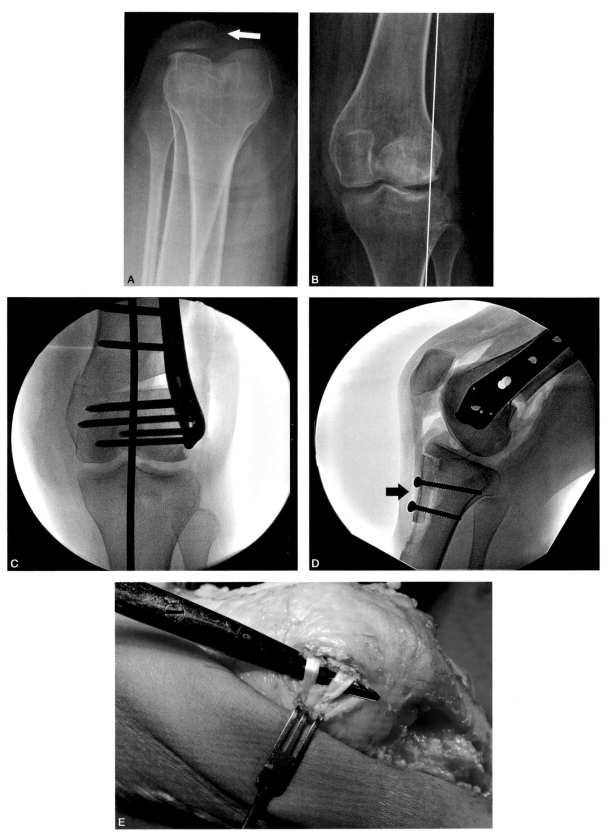

图 21-1　习惯性髌骨脱位合并膝外翻同期手术示例
A.高屈膝角度髌骨切线位 X 线片显示髌骨向外侧脱位(白色箭头),诊断为习惯性髌骨脱位;B.下
肢力线 X 线片显示患膝存在明显外翻畸形;C.术中透视显示股骨远端外侧张开式截骨;D.术中透视
显示胫骨结节截骨、近端移位(黑色箭头);E.术中同期进行 MPFL 重建。

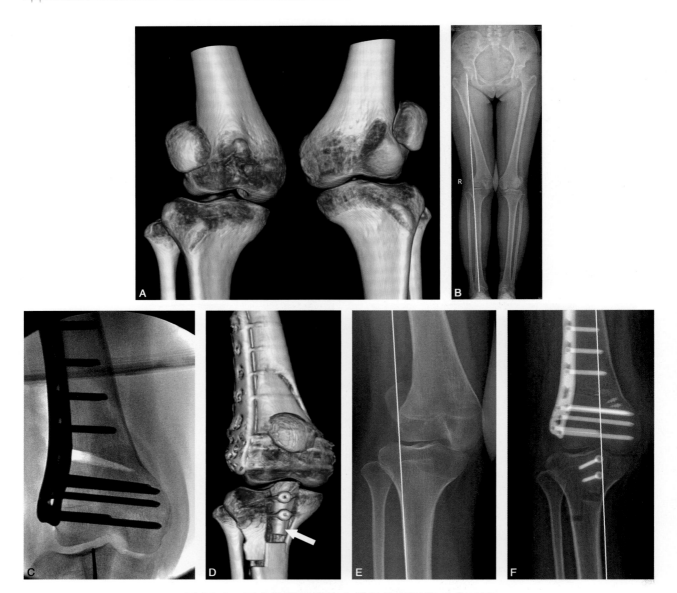

图 21-2　固定性髌骨脱位合并膝外翻同期手术示例
A. 术前三维 CT 显示双膝髌骨呈固定性脱位；B. 术前下肢全长 X 线片显示右膝存在明显外翻畸形；
C. 术中透视显示股骨远端外侧张开式双平面截骨术，未进行植骨；D. 胫骨结节截骨及近端移位术
（白色箭头）后三维 CT 所见；E. 术前下肢力线位于 65% 位点；F. 截骨术后力线位于 50% 位点。

（二）复发性髌骨脱位

与上述病例类似，选择外侧张开式截骨术可以一次完成畸形矫正和髌骨稳定手术（图
21-3）。

二、内侧闭合式股骨远端截骨术

内侧闭合式股骨远端截骨术对于矫正单纯的膝外翻畸形具有较大的优势，其截骨端容
易愈合、术后出血量少，是很多医师的首选。然而，当合并髌骨脱位、强调需要进行 MPFL 重
建以获得更可靠的髌骨稳定性时，这种术式的利弊得失值得进行重新考量。

内侧放置的接骨板远端与内侧髌股韧带重建所必需的股骨隧道位置相互重叠，重建的

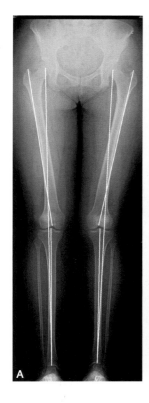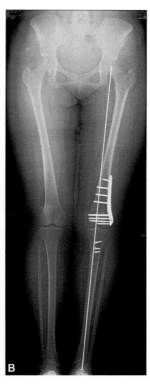

图 21-3　复发性髌骨脱位合并膝外翻同期手术示例

A.术前下肢全长 X 线片显示左膝存在外翻畸形;B.同期进行外侧张开式股骨远端截骨术、MPFL 重建及胫骨结节内移截骨术,术后下肢力线片显示力线位于 50% 位点。

韧带移植物在伸膝位置时与接骨板相互撞击,导致磨损甚至失效,成为进行同期手术的最大障碍。

针对这一问题,目前有两种解决方法:①进行二期手术:一期截骨术,二期取内固定物并进行韧带重建手术;②一次手术完成,用股内侧肌前移或髌内侧结构重叠缝合术式取代韧带重建术式(图 21-4)。与韧带重建相比,肌肉移位和韧带重叠缝合术式对于髌骨的稳定效果较弱,有可能导致脱位复发。也有医师顾虑内固定物取出时会遗留骨质疏松、钉孔过大等问题影响韧带重建时股骨端的固定效果,将韧带重建与内固定取出手术分期进行,即总共需要进行三次手术来完成髌骨和畸形矫正手术。虽然分期手术安全有效,但多次手术对于患者是个不容忽视的负担,也需要被考虑。有些患者在经历过第一次截骨术后就不愿意再接受后期的髌骨稳定手术,导致整个治疗计划不能完全实施。虽然畸形得以矫正,但髌骨不稳定依然存在。

(一) 习惯性髌骨脱位

习惯性髌骨脱位可合并严重的膝外翻(>10°)。髌骨复位是手术的原发目标,膝外翻矫正的目的是改善力学环境。首先要进行胫骨结节截骨、近端移位,当髌骨完全复位后可进行膝外翻截骨矫形术(图 21-4)。

(二) 复发性髌骨脱位

复发性髌骨脱位可合并严重的膝外翻畸形(>10°)。手术目的是稳定髌骨,需要进行 MPFL 重建。如果一期采用内侧闭合式股骨远端截骨技术进行膝外翻截骨矫形术,则需要进行二期手术,即在取接骨板的同时进行韧带重建(图 21-5)。

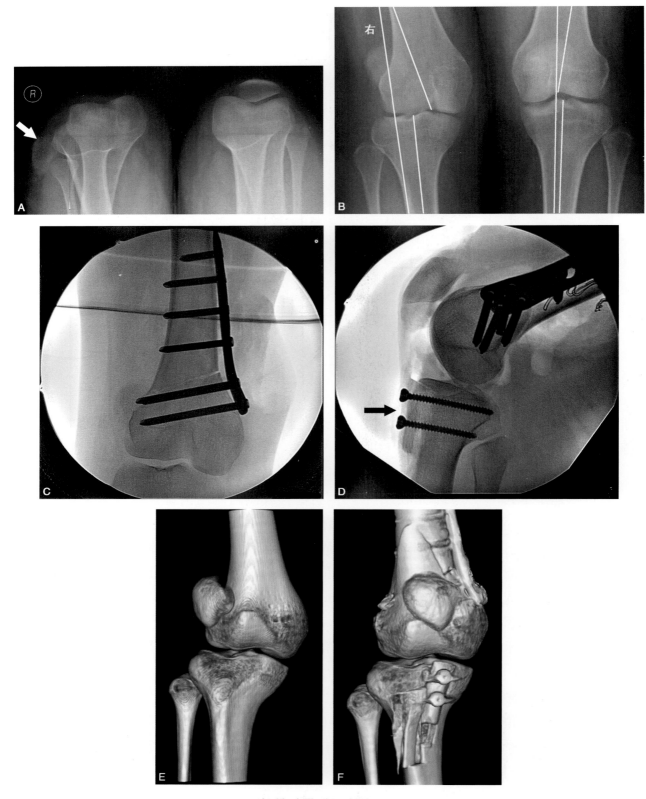

图 21-4　习惯性髌骨脱位合并严重膝外翻病例

A. 该病例右膝高屈曲切线位 X 线片显示髌骨外侧脱位（白色箭头），诊断为习惯性髌骨脱位；B. 术前下肢力线 X 线片显示右膝力线位于 62.5% 位点；C. 为纠正膝外翻行股骨远端内侧闭合式截骨术，术中透视所见；D. 术中 X 线透视可见，胫骨结节截骨、向近端移位手术（黑色箭头）进行髌骨复位；E、F. 术前（E）和术后（F）三维 CT 图像对比显示截骨端、髌骨位置及胫骨结节截骨。该病例由于无法做 MPFL 重建，进行了髌骨内侧结构紧缩缝合术。

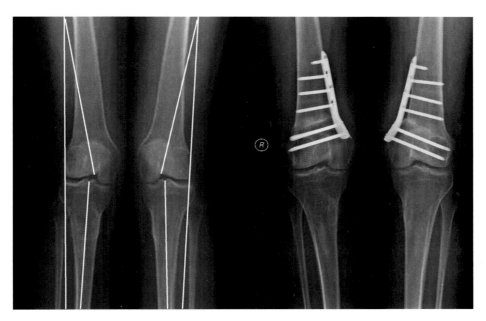

图 21-5　复发性髌骨脱位股骨内侧闭合截骨术示例

术前和术后力线 X 线片对比显示膝外翻得到很好矫正,但无法同期进行 MP-FL 重建手术。患者未接受二期韧带重建手术,髌骨仍存在不稳定。

第三节　髌骨脱位与双阶段截骨术

习惯性髌骨脱位常合并严重膝外翻畸形,有时为股骨和胫骨双阶段畸形,需要同时进行股骨远端和胫骨近端截骨矫正(图 21-6、图 21-7)。与此同时,进行胫骨结节截骨术和近端移位以完成髌骨复位。为此,截骨术方案的制订不仅要考虑畸形矫正及髌骨复位两个原发手术目的,还需要考虑一些其他因素,如张开的角度与愈合问题、植骨问题、术后出血量问题。

1. 股骨外侧张开式截骨术,接骨板放置于外侧,不干扰内侧髌股韧带重建的进行。

2. 张开式截骨术尽量不要选择畸形过大的病例,否则张开角度大,需要进行植骨。

3. 尽量避免股骨和胫骨同时进行张开式截骨术,以防止术后出血量过大。

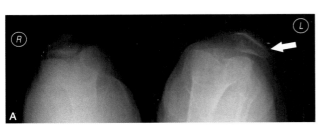

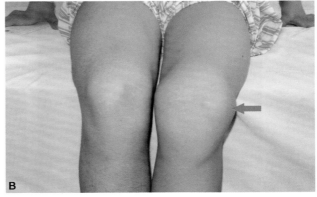

图 21-6　习惯性髌骨脱位合并严重膝外翻畸形病例

A. 双膝高屈曲切线位 X 线片显示左侧髌骨向外侧脱位(白色箭头),诊断为习惯性髌骨脱位;B. 查体显示左膝屈曲 90°时髌骨向外侧脱位(红色箭头)。

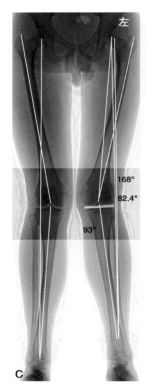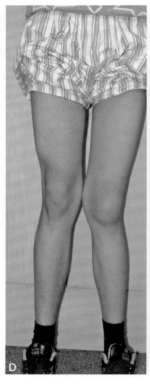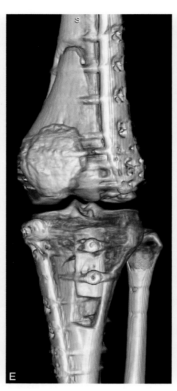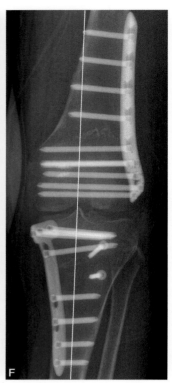

图 21-6（续）　习惯性髌骨脱位合并严重膝外翻畸形病例

C. 下肢全长力线 X 线片显示左膝力线（白色线）位于关节间隙外侧，外翻角 = 180 − 168 = 12°。测量股骨远端外侧角 82.4°，胫骨近端内侧角 93°，表明股骨远端和胫骨近端同时存在外翻畸形；D. 站立位外观显示双膝外翻，左膝为著；E. 术后三维 CT 可见股骨和胫骨双阶段截骨术、胫骨结节截骨术、近端移位、MPFL 重建同期完成；F. 术后力线经过膝关节 50% 位点，可见股骨远端外侧张开式截骨及胫骨近端内侧闭合式截骨术。

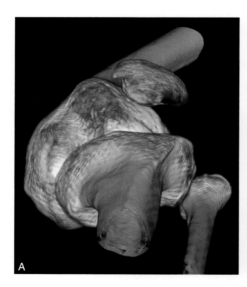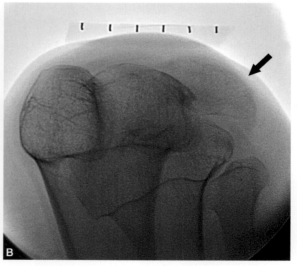

图 21-7　固定性髌骨脱位合并严重膝外翻畸形病例

A. 术前三维 CT 显示伸膝位时髌骨外侧脱位；B. 屈膝 90° 切线位 X 线片显示髌骨外侧脱位（黑色箭头），诊断为固定性髌骨脱位。

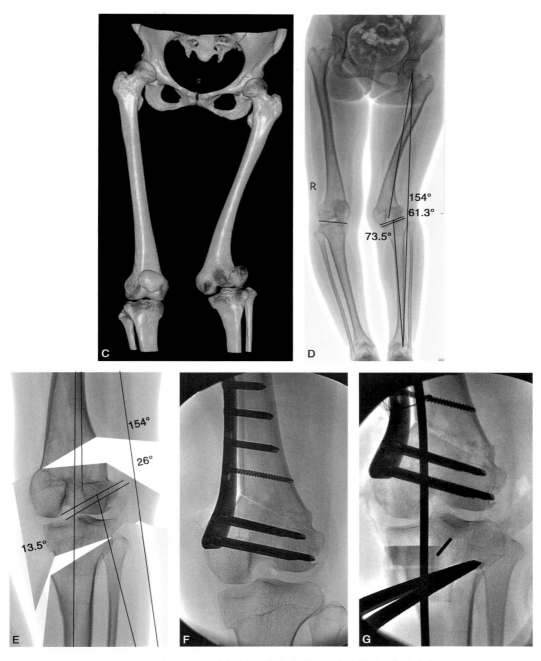

图 21-7(续)　固定性髌骨脱位合并严重膝外翻畸形病例

C. 下肢三维 CT 显示左膝外翻、髌骨外侧脱位;D. 下肢全长 X 线片显示左膝力线位于关节间隙外侧。测量股骨远端外侧角 61.3°(外翻约 26°),胫骨近端内侧角 73.5°(内翻约 14°),表明股骨远端和胫骨近端同时存在畸形;E. 截骨术设计方案一:股骨张开式、胫骨张开式截骨术。考虑股骨侧张开角度大,需要进行植骨;股骨和胫骨同时进行张开式截骨术,术后出血量大,因此这种截骨术组合并不适合。F、G. 截骨术设计方案二(实际实施):股骨闭合式截骨术+胫骨张开式截骨术,力线调整至 49%。对髌骨内侧结构进行了重叠缝合术式,达到初步稳定。根据术后随访情况决定是否需要再次行韧带重建手术。

第四节　术 后 处 理

术后佩戴可调节支具 6 周。拔出引流管及消肿后进行膝关节早期活动度及肌力训练。术后 4 周可部分负重,6~8 周可完全负重。

张开式截骨术或同时进行胫骨结节截骨术时,术后要密切观察引流量。

【小结】

1. 股骨远端外侧张开式截骨术可以不干扰 MPFL 重建的进行。

2. 同期手术方案具有优势　畸形的矫正、髌骨稳定手术(MPFL 重建)、髌骨复位手术(胫骨结节截骨术近端移位)一次完成,患者接受度高。

3. 其他需要考虑的问题　张开角度的大小、截骨间隙是否需要植骨,以及术后出血量。

(冯　华)

参 考 文 献

[1] SONG G Y,ZHANG H,FENG H,et al. Tibial tubercle proximalization as quadriceps lenghening in treating severe habitual patellar dislocation in adults[J]. The Knee,2019,26(6):1437-1444.

[2] SONG G Y,ZHANG H,FENG H,et al. Tibial tubercle proximalization:a novel technique to lengthen the extensor mechanism in skeletally mature patients with lateral habitual patellar dislocations[J]. Orthop J Sports Med,2019,7(3):2325967119831642.

[3] VAN HEERWAARDEN R J W,HOFFMAN F S. Double osteotomies of the femur and the tibia,in Osteotomies around the knee:indications-planning-surgical techniques using plate fixators[M]. Georg Thieme Verlag:Stuttgart,2008:167-184.

[4] 冯华. 髌股关节不稳定:临床评估与治疗[M]. 北京:人民军医出版社,2014. 177-206.

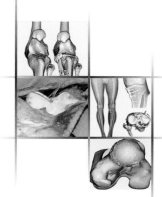

第二十二章
髌骨轨迹异常与力线不良

第一节　概　　述

一、髌骨轨迹不良的定义

在膝关节屈伸过程中,髌骨的运动轨迹呈非直线表现,即为轨迹不良。

正常情况下,当膝关节处于伸直位时,髌骨位于髌股关节外上方(近端偏外)。随着屈膝角度的不断加大,髌骨逐渐向远端和内侧移动,在屈膝 30°～40° 位置时髌骨进入股骨滑车,随即完成中央化,形成髌股关节契合,一直到完全屈膝。正常膝关节在伸屈过程中,肉眼观察髌骨几乎是沿直线在近端和远端间移动,仅在伸膝的终末期向外侧轻度滑移,常无法察觉。因此非直线的运动轨迹即为轨迹不良。

二、髌骨轨迹不良的分类

1. 近端轨迹不良　在膝关节屈膝早期阶段(或近伸直阶段,0°～30°)髌骨运动轨迹发生外侧偏移,30°至完全屈膝呈直线轨迹,又称为J形征(J-sign)。患者坐位,小腿悬垂于床边,检查者要求患者主动最大限度伸直膝关节,检查者从前方观察髌骨运动轨迹。如果髌骨出现突然向外侧跳动或明显向外侧滑动,即为J形征阳性,又称为近端轨迹不良。

2. 远端轨迹不良　膝关节由伸直至屈膝早期阶段呈直线轨迹,大角度屈膝时髌骨向外侧脱位,轨迹外偏,见于习惯性髌骨脱位。

临床中还可见到近端内侧轨迹不良,即膝关节在近伸直阶段时髌骨向内侧发生偏移,见于医源性髌骨内侧脱位。这种轨迹不良为医源性,与下肢固有力线无关。

三、轨迹不良的机制

(一) 近端轨迹不良
J形征的发病机制为多重因素,包括以下几方面。
1. 动力因素　股内、外侧肌力不平衡,或股外侧肌收缩方向异常。

2. 静力因素　包括骨性和软组织因素。骨性因素包括：扭转畸形（股骨前倾角过大和/或胫骨外旋角过大）、外翻畸形、高位髌骨、胫骨结节外偏。软组织因素主要为内侧髌股韧带（medial patellofemoral ligament，MPFL）损伤。

（二）远端轨迹不良

主要由于伸膝装置短缩和外侧结构挛缩引起。

四、轨迹不良的临床意义

1. 诊断意义　近端轨迹不良属于复发性髌骨脱位，远端轨迹不良为习惯性髌骨脱位，两者分属髌骨脱位的两种类型，从诊断到治疗差异较大，不能混淆。复发性髌骨脱位合并严重J形征应与轨迹正常的脱位予以识别。

2. 治疗意义　轨迹正常的复发性髌骨脱位的治疗以 MPFL 重建为核心，严重的轨迹不良会对 MPFL 产生不良影响，需要进行纠正。单纯 MPFL 重建不能纠正轨迹不良，需要联合其他手术方法纠正轨迹异常。

3. 预后意义　严重的近端轨迹不良术后可能残留 J 形征，对 MPFL 移植物的稳定性构成负面影响。远端轨迹不良如果伸膝装置延长不充分，在高角度屈膝时会残留外侧脱位。

第二节　近端轨迹不良的临床诊断

一、临床查体

1. J 形征　患者取坐位，小腿悬垂于床边。检查者要求患者主动最大限度伸直膝关节，检查者从前方观察髌骨运动轨迹。如果髌骨出现突然向外侧跳动或明显向外侧滑动，即为 J 形征阳性。也可以要求患者从完全伸直位开始检查，屈膝至 30°～45°时可以看到髌骨由外侧向内侧滑移至中线的过程（图 22-1、视频 8）。

视频 8　J 形征的检查方法（2）

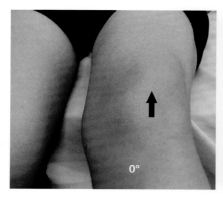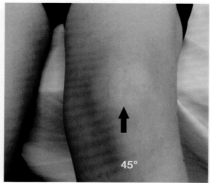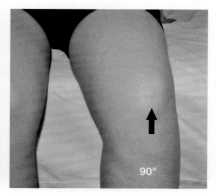

图 22-1　J 形征的检查方法
膝关节从伸直至屈膝过程中，髌骨位置（黑色箭头）由外上方逐渐向中线靠拢并中央化。

　　根据伸直髌骨外移的程度,可分为 3 度:1 度,轻度滑移;2 度,明显滑移;3 度,完全脱位、一过性交锁(从伸直到屈膝时)、伸膝恐惧。

　　2. 远端轨迹不良　患者主动或被动屈膝,从某个屈膝角度开始髌骨向外侧脱位,屈膝角度越大,脱位越明显(图 22-2)。

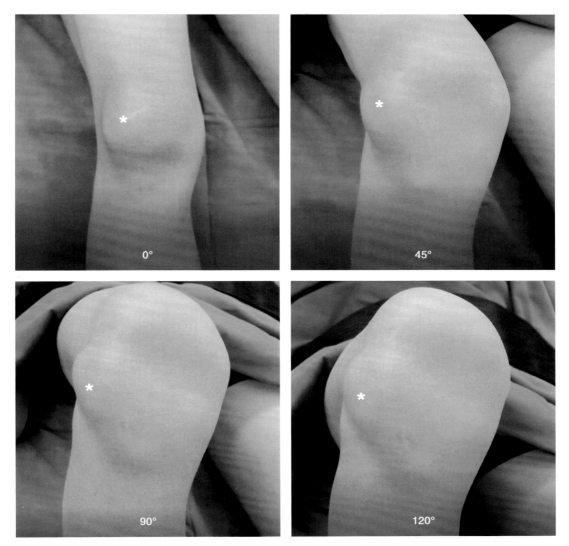

图 22-2　远端轨迹不良的检查方法
膝关节从伸直至屈膝过程中,髌骨(白色 ＊)逐步向外侧脱位,屈膝角度越大,脱位越严重。

二、关节镜诊断

　　关节镜下观察到的髌骨被动运动轨迹与清醒状态下不完全相同,由于失去肌肉的动力作用而使得 J 形征减弱甚至消失。尽管如此,仍然可以观察到髌骨由伸直位半脱位至屈膝中央化的轨迹特点(图 22-3)。在截骨术完成后再次进行观察,可以即刻发现截骨术对髌骨轨迹的改善效果。

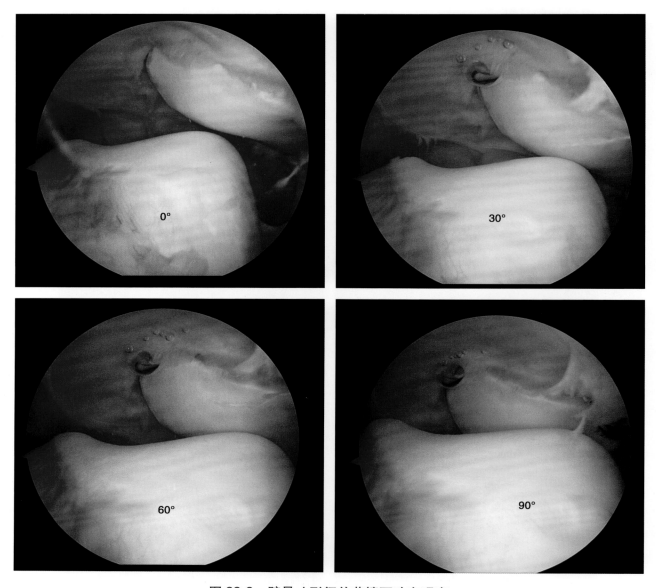

图 22-3　髌骨 J 形征关节镜下动态观察

关节镜自内上入路观察,可见膝关节伸直时髌骨处于外侧半脱位位置且倾斜,屈膝 30°时髌股外侧面开始接触,屈膝 60°时髌骨逐渐进入股骨滑车,屈膝 90°时完全进入股骨滑车,达到髌骨中央化,倾斜度逐渐减轻。

三、影像学检查

1. 三维 CT　评估髌股关节对合关系并进行分度,轨迹不良与对合程度有明显相关性(图 22-4)。

2. 下肢扭转评估　见图 22-5。

3. 髌骨高度评估　见图 22-6。

4. 胫骨结节外偏程度评估　见图 22-7。

5. 膝外翻畸形程度评估　见图 22-8。

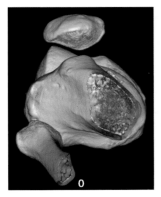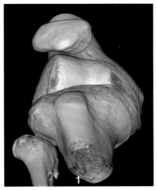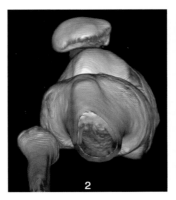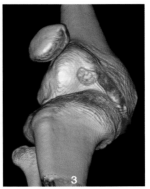

图 22-4　J 形征髌股关节对合关系的三维 CT 评估
0 为正常；1 度为轻度外倾外偏；2 度为半脱位；3 度为完全脱位。

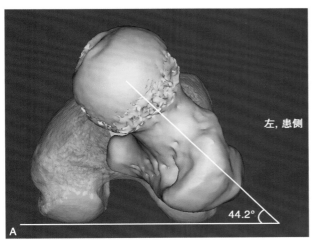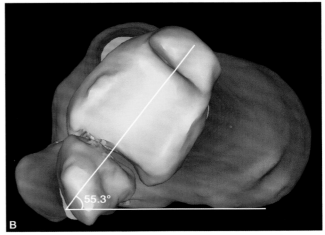

左，患侧

44.2°

55.3°

图 22-5　J 形征下肢扭转评估
A. 测量股骨前倾角，股骨近端与股骨远端叠加；B. 测量胫骨外旋角度，胫骨近端与踝关节层面叠加。

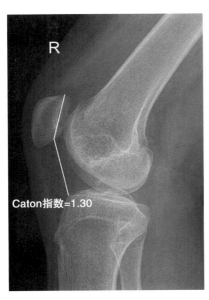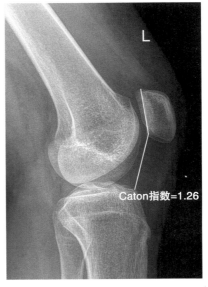

R

L

Caton指数=1.30

Caton指数=1.26

图 22-6　J 形征髌骨高度评估
使用 Caton 指数评估髌骨高度，右侧 Caton 指数＝1.30，左侧 Caton 指数＝1.26。

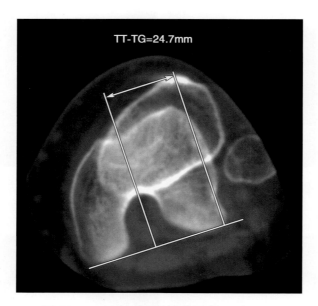

图 22-7　J 形征胫骨结节外偏程度评估

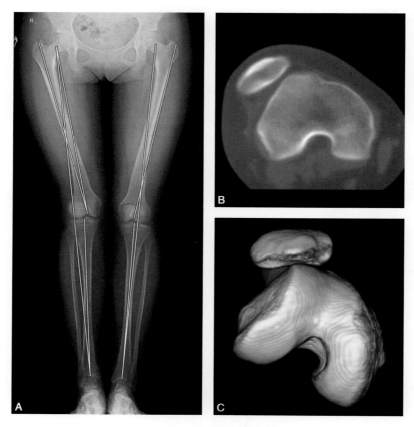

图 22-8　J 形征膝外翻畸形程度评估

A. 下肢全长力线 X 线片显示右膝存在明显膝外翻；B、C. 二维 CT 及 CT 三维重建显示髌骨完全脱位，提示为严重的轨迹不良。

第三节　轨迹不良的临床治疗

一、近端轨迹不良

纠正扭转畸形、降低髌骨高度（图 22-9）。

二、远端轨迹不良

患者女性，39 岁，右膝习惯性髌骨脱位，进行伸膝装置延长（胫骨结节近端移位）手术（图 22-10）。

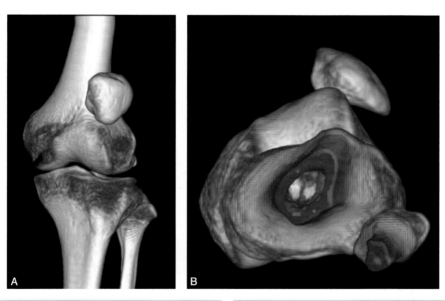

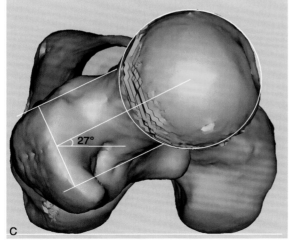
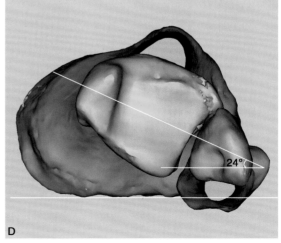

图 22-9　严重 J 形征手术治疗病例
患者男性，16 岁，左膝复发性髌骨脱位，合并 3 度 J 形征。A、B. 术前三维 CT 显示伸直位髌骨完全脱位，为严重轨迹不良；C、D. 术前下肢扭转评估提示股骨侧存在扭转畸形。

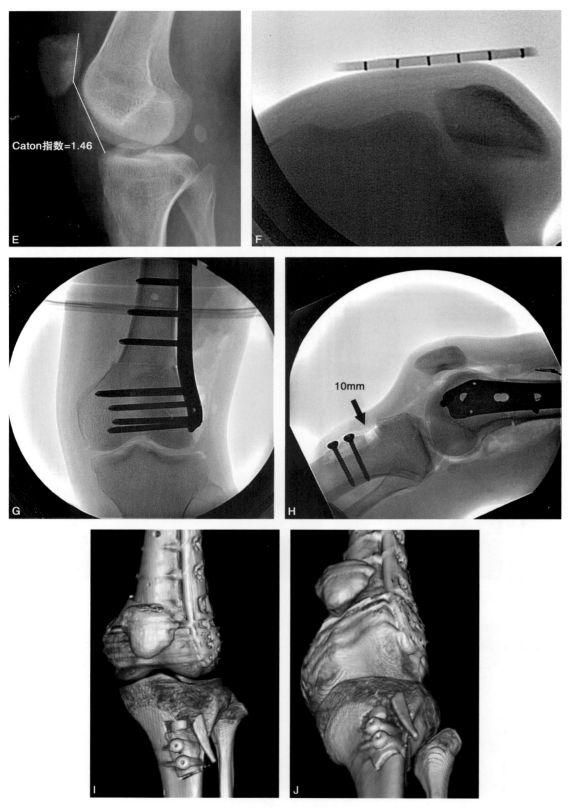

图 22-9(续)　严重 J 形征手术治疗病例

E. 术前测量 Caton 指数=1.46,存在高位髌骨;F. 麻醉下应力 X 线片(屈膝 30°)证实髌骨脱位的诊断;G、H. 行股骨远端旋转截骨术、胫骨结节截骨术及远端移位术降低髌骨高度,术中透视所见;I、J. 术后三维 CT 显示髌股关节对合关系恢复正常,J 形征得以矫正。

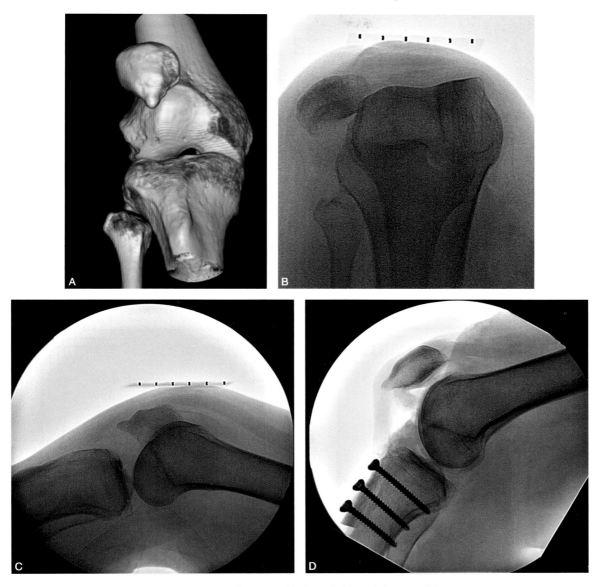

图 22-10 髌骨远端轨迹不良的手术矫正示例
A. 术前三维 CT 显示伸直位髌骨向外侧脱位；B. 术中 X 线片显示膝关节高角度屈膝时髌骨外侧完全脱位；手术前（C）、后（D）对比显示伸膝装置延长手术恢复了髌骨正常高度，使髌骨轨迹不良得以纠正。

【小结】

1. 近端轨迹不良有不同的临床和影像学表现。

2. 严重的 J 形征会对髌骨的术后稳定性产生影响，应该进行识别。

3. 在常规的 MPFL 重建基础上，需要一些其他骨性手术以矫正 J 形征。

4. 单纯的 MPFL 重建手术对于大多数复发性髌骨脱位可获得满意疗效，但不适合合并严重 J 形征的脱位。

（冯 华）

参 考 文 献

［1］ XUE Z,SONG G Y,LIU X,et al. Excessive lateral patellar translation on axial computed tomography indicates positive patellar J sign［J］. Knee Surg Sports Traumatol Arthrosc,2018,26(12):3620-3625.

［2］ FROSCH K H,SCHMELING A. A new classification system of patellar instability and patellar maltracking ［J］. Arch Orthop Trauma Surg,2016,136(4):485-497.

［3］ DICKSCHAS J,HARRER J,PFEFFERKORN R,et al. Operative treatment of patellofemoral maltracking with torsional osteotomy［J］. Arch Orthop Trauma Surg,2012,132(3):289-298.

［4］ BIYANI R,ELIAS J J,SARANATHAN A,et al. Antomical factors influencing patellar tracking in the unstable patellofemoral joint［J］. Knee Surg Sports Traumatol Arthrosc,2014,22(10):2334-2341.

［5］ TANAKA M J,ELIAS J J,WILLIAMS A A,et al. Characterization of patellar maltracking using dynamic kinematic CT imaging in patients with patellar instability［J］. Knee Surg Sports Traumatol Arthrosc,2016,24(11):3634-3641.

［6］ SONG G Y,FENG H,ZHANG H,et al. Tibial tubercle proximalization:a novel technique to lengthen the extensor mechanism in skeletally mature patients with lateral habitual patellar dislocations［J］. Orthop J Sports Med,2019,7(3):2325967119831642.

［7］ 冯华. 髌股关节不稳定:临床评估与治疗［M］. 北京:人民军医出版社,2014:207-216.